Karen Fischer

HAUT VON INNEN HEILEN

Über die Autorin

Die angesehene australische Ernährungsberaterin Karen Fischer ist Autorin von fünf Büchern, darunter die preisgekrönten Titel The Healthy Skin Diet *und* The Eczema Diet, *das in der australischen Presse als »Diät-Durchbruch für Ekzempatienten« gefeiert wurde. Karen Fischer betreibt in Sydney die private Eczema Life Clinic. Sie hat zwei Kinder. Ihre Tochter litt früher an Ekzemen.*

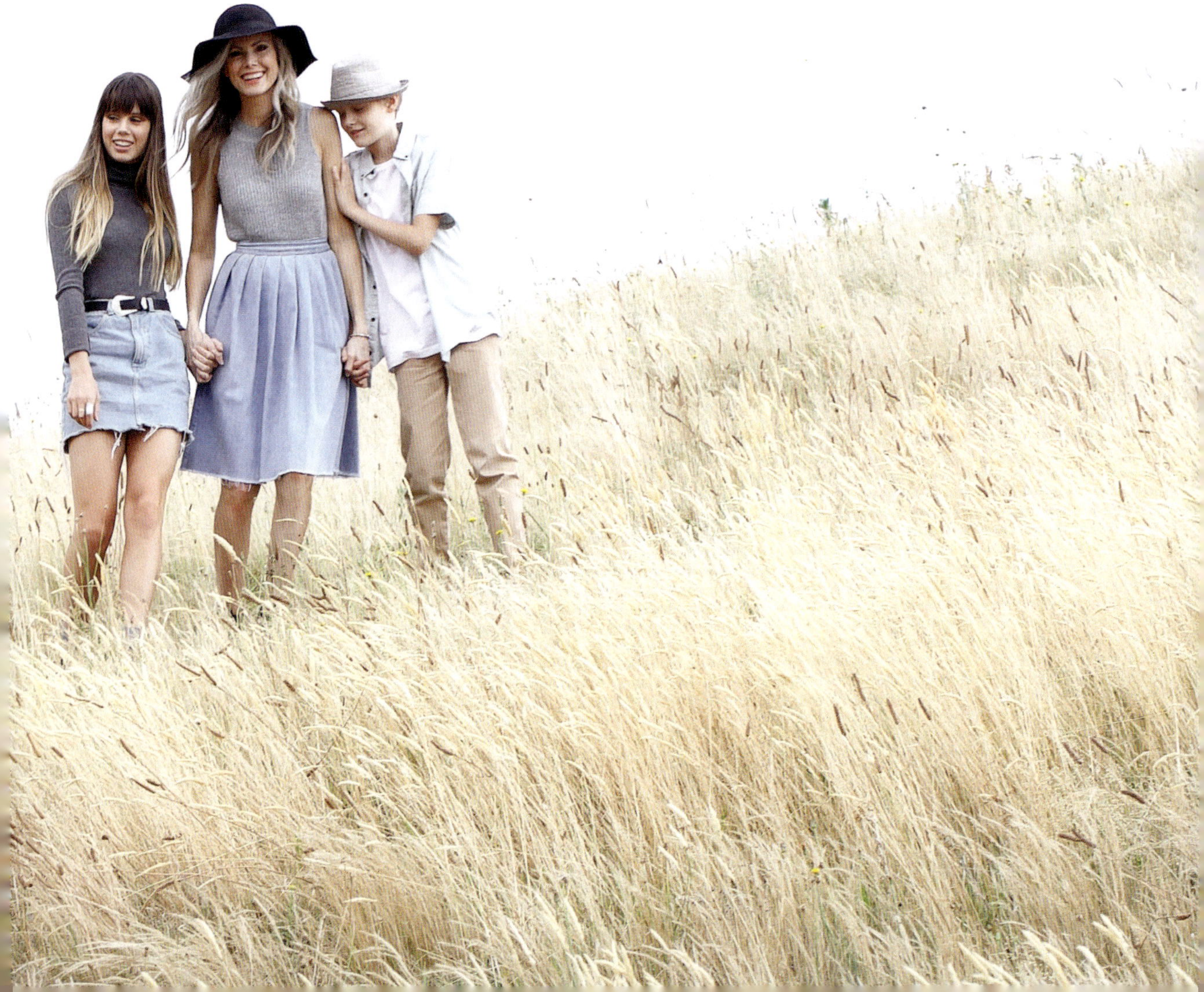

Karen Fischer

HAUT VON INNEN HEILEN

Das Anti-Entzündungs-Kochbuch gegen Schuppenflechte, Dermatitis, Rosazea und andere Hautkrankheiten

riva

»Diese Diät und die Ergänzungsmittel heilen meine Ekzeme und verändern mein Leben. Zum ersten Mal in meinem Leben bin ich frei von Schmerzen und Juckreiz.«

RHIA, USA

»Unsere Tochter Georgie litt an Ekzemen und wollte nur noch, dass der Schmerz aufhört. Die Ärzte konnten ihr nicht helfen und sagten nur: ›Komm wieder, wenn du 15 bist, das wächst sich aus.‹ Das war für Georgie keine Option. Die Ekzeme fingen an zu bluten, und sie konnte die Schmerzen nicht mehr ertragen, wollte sich nur noch verstecken oder sogar sterben. Also machten wir einen Termin bei Karen. Sie setzte Georgia auf die Ekzem-Diät, ergänzt durch Skin Friend. Nach ein paar Wochen konnten wir Verbesserungen sehen. Jetzt sind acht Monate vergangen, seit Georgia mit dem Programm begonnen hat, und inzwischen führt sie ein normales Leben. Heute würde man gar nicht mehr glauben, dass sie mal an Ekzemen gelitten hat.«

KEITH, AUSTRALIEN

»Mit 57 Jahren erstmals mit sehr belastenden Ekzemen an den Händen zu tun zu haben hat mich sehr entmutigt. Das letzte Jahr war für mich eine einzige Tortur, geprägt von der verzweifelten Suche nach Linderung. Allergietests brachten keine Erkenntnisse. Unzählige Cremes und Salben und Öle waren teure, aber vergebliche Experimente. Eines Tages stieß ich auf einen Artikel über *The Eczema Diet* und kaufte das Buch auf der Stelle ... Ich las über die Skin-Friend-Nahrungsergänzungen und bestellte sie sofort! Ich hielt mich, so gut es ging, an die Diät und die Einnahme der Ergänzungen und sah schon innerhalb einer Woche erste Erfolge. Jetzt sind einige Monate vergangen ... und meine Hände sind praktisch schmerzfrei und ohne Verband, und ich kann wieder ein normales Leben führen.«

GINGER, USA

»Hallo Karen, nachdem ich sieben Jahre an Dermatitis herpertiformis leide und unzählige erfolglose Besuche beim Hautarzt hinter mir hatte, habe ich Ihre Diät ausprobiert. Zum ersten Mal in Jahren bin ich fast ohne Symptome, und die grässlichen Narben heilen!«

LORRAINE

»Bitte leiten Sie mein DANKESCHÖN an Karen Fischer und das gesamte Eczema-Life-Team weiter! Nach sechs Monaten heftiger Ekzeme an Armen, Rumpf und Oberschenkeln sehe ich nun endlich Erfolge. Ich habe mein Leben lang nie an Ekzemen gelitten. Ich bin 62, und deshalb traf es mich wie ein Blitzschlag.

Nach und nach wurde es besser. Jetzt, sechs Monate nach Beginn der Diät, kann ich wieder mehr Lebensmittel essen und trage sogar wieder kurze Ärmel! Ihre Philosophie, dass alles in der Leber beginnt, traf bei mir absolut zu wie vermutlich bei vielen anderen. Ich danke Ihnen von Herzen für Ihre Arbeit. Ich bin so glücklich, wieder gesund zu sein!«

QUIN, AUSTRALIEN

»Ich stillte mein Tochter, und mit drei Monaten (heute ist sie sechs Monate) bekam sie Ekzeme. Die Ärzte meinten, es läge vermutlich an Seife oder Waschmittel, und gaben mir eine Creme. Nach zwei Wochen Eincremen sah es immer noch genauso schlimm aus. Ich war frustriert und fing an nachzuforschen, ob es vielleicht mit meiner Ernährung zu tun haben könnte. Ihr Buch hat mir das Leben gerettet. Die Aufgabe, bei null anfangen zu müssen, um herauszufinden, was die Ekzeme meines Babys auslöst, war eine erdrückende Last. Aber Karen Fischer hatte all das für mich recherchiert, sagte mir, wo ich anfangen und auf welche Lebensmittel ich verzichten sollte. Nach nur zwei Wochen Diät war die Haut meiner Tochter so gesund, es war unglaublich!«

KRISTEN, USA

»Ich bin 50, habe immer Wert auf Fitness und Gesundheit gelegt, aber mein Leben lang unter Ekzemen und Allergien gelitten. Ich gebe zu, ich war skeptisch, denn ich hatte schon alles ausprobiert! Aber Ihr Buch hat mein Leben verändert. Ich bin nicht gläubig, aber es ist meine Bibel geworden. Nach drei Wochen war meine Haut viel besser, und nach sechs Wochen waren meine Ekzeme völlig verschwunden. Das ist ein absolutes Wunder! Heute, nach fünf Monaten, halte ich mich weiter an die Diät, wenn auch nicht strikt, und nehme weiterhin täglich Skin Friend. Ich kann Ihnen nicht genug danken, dass ich ekzemfrei bin!«

PAULA, AUSTRALIEN

Bibliografische Information der Deutschen Nationalbibliothek
Die Deutsche Nationalbibliothek verzeichnet diese Publikation in der Deutschen Nationalbibliorafie; detaillierte bibliografische Daten sind im Internet über http://d-nb.de abrufbar.

Für Fragen und Anregungen
info@rivaverlag.de

Wichtiger Hinweis
Dieses Buch ist für Lernzwecke gedacht. Es stellt keinen Ersatz für eine individuelle medizinische Beratung dar und sollte auch nicht als solcher benutzt werden. Wenn Sie medizinischen Rat einholen wollen, konsultieren Sie bitte einen qualifizierten Arzt. Der Verlag und der Autor haften für keine nachteiligen Auswirkungen, die in einem direkten oder indirekten Zusammenhang mit den Informationen stehen, die in diesem Buch enthalten sind.

1. Auflage 2019

Nymphenburger Straße 86
D-80636 München
Tel.: 089 651285-0
Fax: 089 652096

Die australische Originalausgabe erschien 2018 bei Exisle Publishing unter dem Titel *Eczema Detox*.

Satz und Redaktion: Karin Leonhart für bookwise GmbH, Münchenffl
Übersetzung aus dem Englischen: Scriptorium GbR, Köln
Umschlaggestaltung: Manuela Amode, Laura Osswald
Umschlagabbildung: Shutterstock/pimlena
Layout: Tracey Gibbs
Druck: Firmengruppe APPL, aprinta Druck, Wemding
Printed in Germany

ISBN Print 978-3-7423-1137-5
ISBN E-Book (PDF) 978-3-7453-0794-8
ISBN E-Book (EPUB, Mobi) 978-3-7453-0795-5

Inhalt

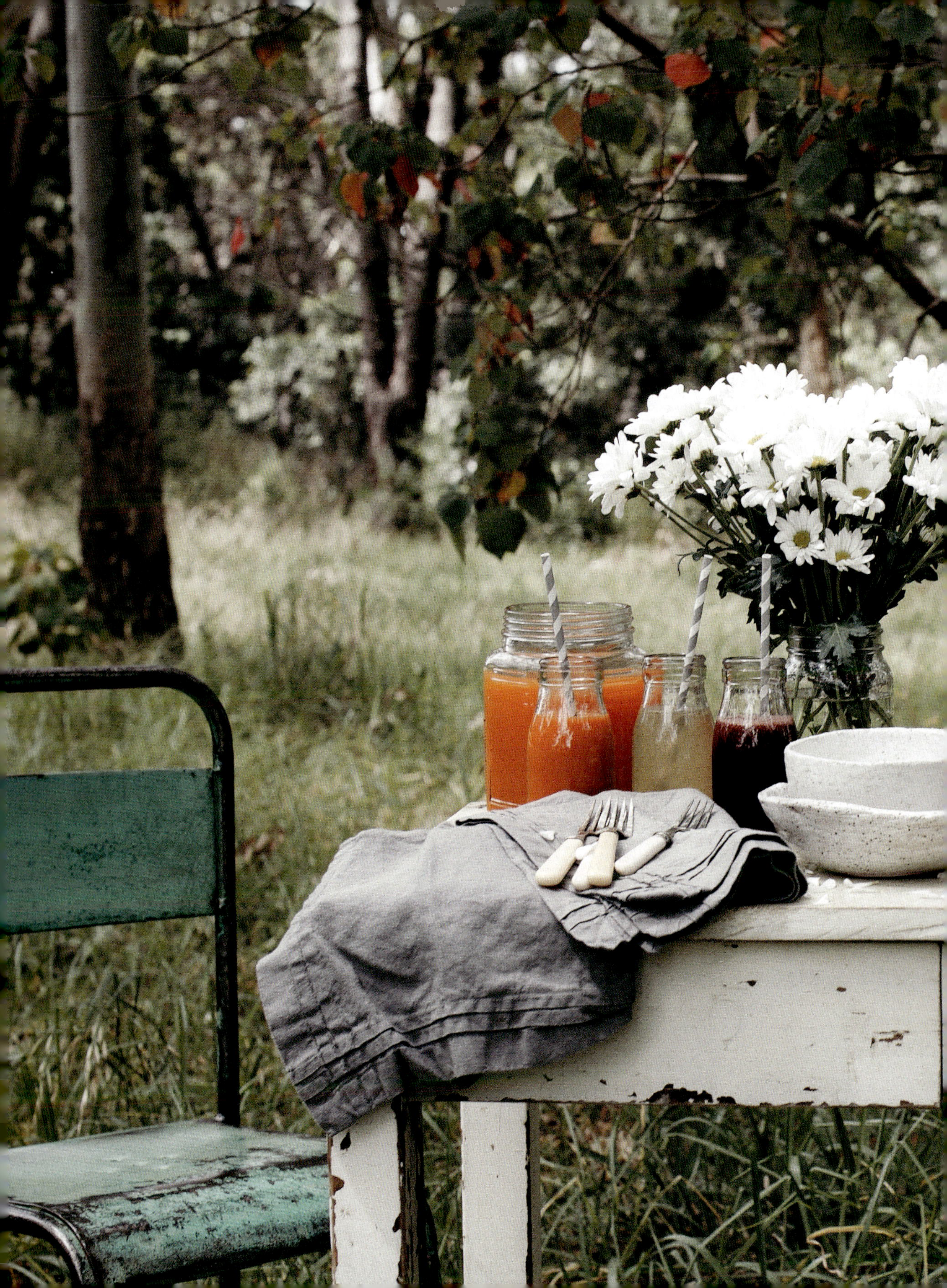

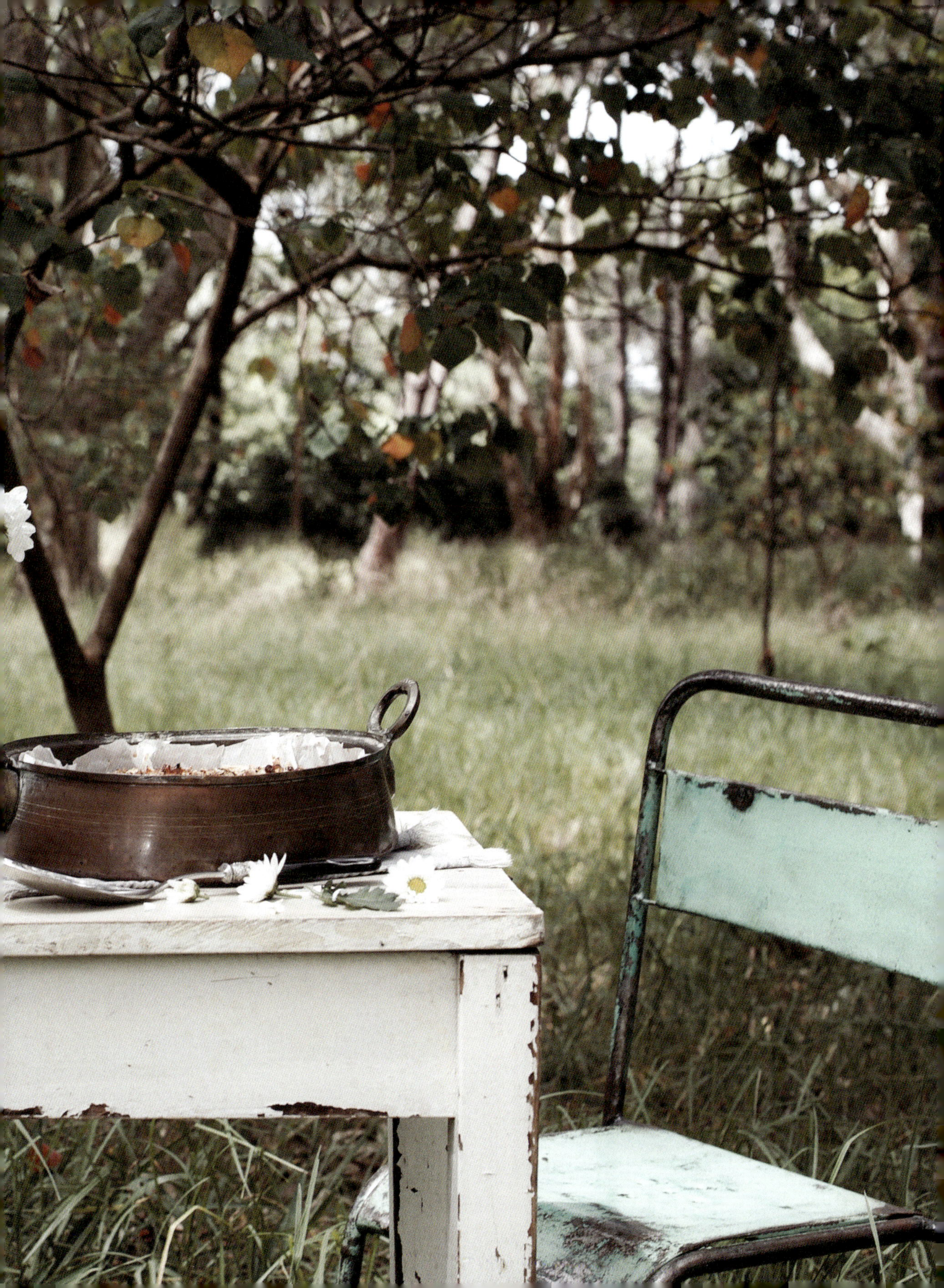

TEIL 1
Erste Schritte

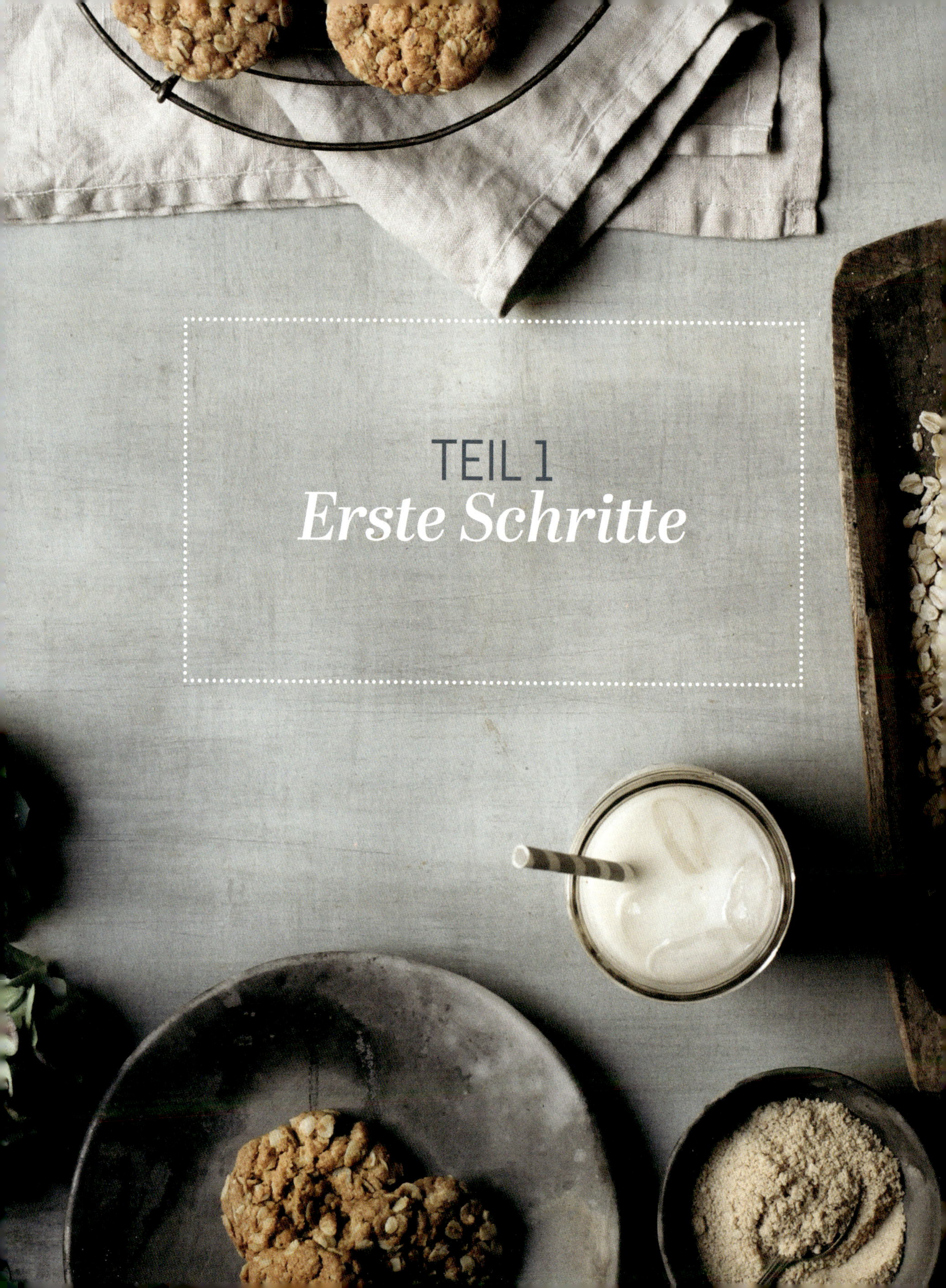

Einleitung

In unserem Haushalt leben ein Veganer, ein Pescetarier und ein Fleischesser mit Intoleranz für Salicylate, Milch- und Sojaprodukte. Ich weiß also, wovon Sie sprechen, und weiß auch, wie schwierig es ist, wenn jemand die Diagnose Ekzeme und Lebensmittelunverträglichkeit erhält. Mir ist bewusst, wie schwer es ist, auf Lebensmittel, die man liebt, zu verzichten, weil sie einem schaden. Das Kochen wird zur Herausforderung ... bis man den Dreh raushat. Die Ernährungsumstellung hat dazu geführt, dass wir als Familie nicht länger an und unter Hautproblemen leiden und meine Kinder ausgeglichener und glücklicher sind.

Meine Teenagerjahre waren zermürbend, und ich schämte mich häufig, da ich Dermatitis unter anderem auch an den Händen hatte. Ich war die meiste Zeit müde und gereizt. Mir war nicht klar, dass die Dinge, die ich aß, dafür verantwortlich waren. Für mich bedeutete gesunde Ernährung, täglich einen Liter Milch zu trinken und schüsselweise Fruchtjoghurt zu löffeln. Ich war ein wählerisches Kind und lebte hauptsächlich von Milchshakes, Toast, Fleisch mit drei Gemüsen und Spaghetti bolognese. Dazu gab es jeden Abend Eis als Dessert. Tee und Schokolade (Koffein) verursachten mir Schmerzen. Ich war laktoseintolerant und litt an diversen Nährstoffmängeln, aber das wusste ich damals nicht.

Als ich fast 30 war, löste eine Flohbombe bei mir Psoriasis aus, die sich über meinen halben Körper ausbreitete. Ich reagierte also auf bestimmte chemische Stoffe. Später, als mir nach dem Gurgeln mit Aspirin der Hals zuschwoll und ich mit dem Notarzt ins Krankenhaus kam, erfuhr ich, dass ich auf Salicylate reagiere. Nach vielen Tests schlug mein Arzt wiederholt vor, ich solle mich gesünder ernähren und Sport treiben. Erst war ich skeptisch. Ich brauche immer wissenschaftliche Beweise, und zwar viele, bevor ich einer Gesundheitsbewegung folge. Also wurde ich qualifizierte Ernährungsberaterin, machte einen Abschluss in Gesundheitswissenschaften, las jedes Diät- und Naturheilkundebuch, das ich finden konnte, und stellte schließlich meine Ernährung um. Anfangs war das schwer, denn ich hatte noch nie Salat gegessen. Aber es war erstaunlich, wie viel Energie ich plötzlich hatte und wie meine Haut zum ersten Mal in meinem Leben strahlte.

Während des Studiums hatte ich ein Aha-Erlebnis, das ich nie vergessen werde. In einem Kurs über Lebensmittelchemie fand ich die Lösung für meine Salicylatunverträglichkeit, die nicht nur mir, sondern später auch meinem Kind half.

Meine Tocher Ayva bekam im Alter von knapp zwei Wochen Ekzeme. Als sie zehn Monate alt war, regte sich eine Krankenschwester in der Kinderklinik, die sie ein paar Monate früher gesehen hatte, auf: »Hat Ihr Kind etwa *immer noch* Ekzeme?« Ich dachte, wie ungehobelt, schließlich sind Ekzeme genetische Veranlagung, *was konnte ich tun?* Ich war Ernährungsberaterin und hatte zur Behandlung meines Babys nur an Kortisoncreme und dicke Salben gedacht. Aber als die Krankenschwester meinte, Ayva könnte eine Salicylatintoleranz haben, ging mir ein Licht auf, und ich dachte: *Ich weiß, wie man damit umgeht.*

Da Ayva noch kein Jahr alt war, habe ich ihr keine Nahrungsergänzungen gegen die Salicylatunverträglichkeit gegeben, sondern auf wenig Salicylate in der Nahrung geachtet. Ayva war es irgendwann leid, anders zu sein als ihre Freunde, und aß eines Tages etwas bei einer Geburtstagsfeier, das ihre Ekzeme an Armen, Beinen und im Gesicht zurückbrachte. Diesmal wollten sie nicht verschwinden. Sie war zwei Jahre alt, und ich dachte, es ist Zeit, einen Ernährungsplan für sie zu entwickeln, der salicylatarm und gesund ist. Mein Ziel: ihren Körper zu stärken und resistenter zu machen, sodass sie mehr Lebensmittel würde essen können. Zu meiner Überraschung und Freude sah Ayvas Haut zwei Monate später wunderschön aus, und sie brauchte keine Kortisonsalben mehr.

Freunde und Familie meinten, die Ekzeme hätten sich ausgewachsen. Ich dachte, vielleicht haben sie recht, und brach die Diät ab. Ayvas Ekzeme kehrten zurück. Also stellte ich ihre Ernährung erneut um, und die Ekzeme verschwanden. Mit Zeit und Geduld konnten wir Ayvas Ernährung so gestalten, dass sie viele Dinge essen konnte, ohne Ekzeme zu bekommen. Aber vor allem reagierte sie nicht mehr auf Hausstaubmilben oder Walnüsse, konnte unsere Katze streicheln und in gechlortem Wasser schwimmen, alles ohne Folgen.

Eczem Detox

Was ich Ihnen hier rate, läuft vermutlich konträr zu allem, was Sie im Internet gelesen haben. Und teilweise wird es auch das genaue Gegenteil von dem sein, was Sie für Ihre Haut für gut halten. Sie werden aber feststellen, dass dieses Programm wie für Sie gemacht ist. Ich gebe die wissenschaftlichen Grundlagen zu allem an, sodass Sie die Quellen prüfen können.

Wenn Sie also schon verschiedene Ernährungsprogramme getestet und immer noch Ekzeme haben, bitte ich Sie nur, *offen zu sein für etwas anderes.* Ich bitte Sie ebenfalls, dieses Programm nicht mit anderen Programmen oder Nahrungsergänzungen zu kombinieren, da dies das Ergebnis verfälschen kann. Wenn Sie Ihr derzeitiges Programm erst

Ich weiß, dass Sie Ihre Hautprobleme und die damit verbundene Frustration und Scham möglichst schnell loswerden möchten. Aber befolgen Sie die Programme in diesem Buch mindestens drei Monate.

beenden müssen, tun Sie das. Wenn Sie dann noch Ekzeme haben, versuchen Sie es anschließend mit einem der Programme in diesem Buch.

Ich möchte klarstellen, dass die Ernährungsprogramme in diesem Buch nicht dazu dienen, Symptome temporär zu unterdrücken, wie Antihistaminika. Denn wenn man die Hilferufe des Körpers (mit Medikamenten oder Naturheilmitteln) unterdrückt, werden immer wieder Symptome auftauchen, wenn auch oft in anderer Form, wie etwa als Asthma oder Heuschnupfen. Solche Symptomwechsel nennt man auch »Allergiekarriere« oder »atopischer Marsch«. Statt sich auf Antihistaminika zu verlassen, nutzen Sie dieses Buch, um herauszufinden, was Ihre Haut irritiert. Geben Sie Ihrem Körper dann Zeit, von innen zu heilen. Wenn Sie danach immer noch an Hautproblemen leiden, lesen Sie Kapitel 12, »FAQs und Problemlösungen« (S. 122). Manchmal ist ein wenig Detektivarbeit nötig, um herauszufinden, ob nicht noch weitere Lebensmittel dahinterstecken.

Kinder mit Juckreiz sind mäkelige Esser

Wen Ihr Kind an Ekzemen leidet, machen Sie es zum »Essens-Detektiv«. Spornen Sie es an, »juckendes Essen« von »Wohlfühlessen« (das keinen Juckreiz auslöst) zu unterscheiden und aufzuschreiben. Machen Sie daraus ein Spiel. Ermutigen Sie Ihr Kind zu einem »Detektiv-Tagebuch«, sodass es aktiv an seinem Heilungsprozess beteiligt ist.

Es ist schwer, die Ernährung eines Kindes umzustellen. Mein Sohn ist neun und sehr willensstark. Aber wenn ich die Essgewohnheiten meiner beiden Mäkler ändern konnte, können Sie das bei Ihrem Kind auch. Sollte es schwer zu überzeugen sein, empfehle ich Ihnen, *Healthy Family, Happy Family* (englisch) zu lesen, damit Entspannung einkehrt.

Was ist mit Allergietests?

Wenn Sie sich auf Lebensmittelunverträglichkeiten haben testen lassen, ist das toll. Es ist ein guter Anfang, aber Allergietests sind oft unvollständig und decken einige Unverträglichkeiten nicht ab. Zudem können sie auch ungenau sein und zeigen oft nur die Lebensmittel, die Sie häufig essen, nicht die, auf die Sie reagieren. Dieses Buch möchte Ihnen helfen, genau jene Lebensmittel zu identifizieren, auf die Sie reagieren, damit Sie wissen, was Sie essen können und worauf Sie besser verzichten sollten.

Andere entzündliche Hauterkrankungen

Dieses Buch kann auch bei anderen Hauterkrankungen, wie Psoriasis, Rosazea und Erythrodermie, helfen. Ich werde daher öfter von Hautentzündungen oder entzündlichen Hauterkrankungen sprechen statt von Ekzemen. Wenn ich von Ekzemen spreche, liegt es daran, dass die wissenschaftlichen Untersuchungen an Ekzempatienten durchgeführt wurden. Aber auch bei anderen Hauterkrankungen können Ihnen diese Informationen helfen.

Es stehen drei Ekzem-Programme zur Auswahl: das Eczema-Detox-Programm, das Food-Intolerance-Diagnosis-(FID-)Programm und das Skin-Supplement-Programm (Nahrungsergänzungsmittelprogramm). Mehr dazu in Kapitel 1.

Nahrungsergänzungsmittel

Ich bin der Überzeugung, dass Menschen mit hartnäckigen Hauterkrankungen ihren Nährstoffhaushalt unterstützen sollten. Häufig gehen Ekzeme und Hautausschläge auf einen nicht diagnostizierten Nährstoffmangel zurück. Die Mangelerscheinungen werden mit Medikamenten wie Antihistaminika überdeckt. Bei Hautentzündungen und Stress brauchen wir aber noch mehr Nährstoffe als sonst, weshalb eine normale gesunde Ernährung oft nicht reicht, um die Haut zu beruhigen. Das kann an Verdauungsproblemen liegen, an genetischer Veranlagung, einer Fettleber oder anderen Gesundheitsproblemen. Daher können Nahrungsergänzungsmittel die Heilung beschleunigen.

Früher gaben viele meiner Leser an, es sei schwierig, die richtigen Ergänzungsmittel zu bekommen. Daher kauften sie häufig verschiedene andere Produkte, was viel Geld kostete. Als immer mehr Patienten danach verlangten, begann ich, Skin Friend zu empfehlen. Rund zehn Jahre später habe ich nach ausführlichen Tests nun meine eigene Palette an hautfreundlichen Nahrungsergänzungsmittlen herausgebracht, die mein Gesundheitsprogramm unterstützen. In diesem Buch empfehle ich daher diese Nahrungsergänzungen, aber auch andere, die nicht zu meiner Marke gehören. Ich hoffe, das erleichtert es Ihnen, dem Ernährungsprogramm zu folgen.

Hinweis: Wenn Sie an einer Krankheit leiden und/oder Medikamente nehmen, sprechen Sie eine Ernährungsumstellung und die Einnahme von Nahrungsergänzungsmitteln mit Ihrem Hausarzt ab.

Fortschritte dokumentieren

Wenn Ausschläge sich bessern, vergessen wir leicht, wie schlecht es unserer Haut vorher ging. Ich erinnere mich an den Fall einer Mutter, die mich nach einem Monat anrief und sich beschwerte, die Haut ihres Kindes sei nicht besser geworden. Ich nahm ein »Vorher-Foto«, das zeigte, dass das Kind rund 30 riesige rote Quaddeln auf dem Rücken hatte. Auf dem jüngsten Foto sah man etwa 20 kleine rote Punkte. Sie juckten noch, aber sie waren weniger und deutlich kleiner. Ich sagte der Mutter, *es könne länger als einen Monat dauern, bis das Kind ekzemfrei sei, und riet ihr, weiterzumachen, da es tolle Fortschritte mache.* Auf Seite 19 finden Sie Vorher-Nachher-Fotos, die zeigen, welche Verbesserung möglich ist.

Es ist sinnvoll, den Weg zur gesunden Haut zu dokumentieren. Machen Sie vor Beginn des Programms Fotos von Ihrer Haut (oder der Ihres Kindes), dann nehmen Sie jeden Monat neue Fotos auf, um den Fortschritt festzuhalten.

Hinweis: Um dieses Buch möglichst kurz zu halten – damit Sie so schnell wie möglich einsteigen können –, habe ich auf Informationen verzichtet, die sich meiner Meinung nach besser für Blog-Posts eignen. Daher treffen Sie im Buch immer wieder auf Verweise auf meine Website, wo Sie zu bestimmten Themen mehr Informationen finden können.
Ich wünsche Ihnen alles Gute. Wenn Sie weitere Informationen benötigen, besuchen Sie mich auf www.eczemalife.com oder www.skinfriend.com. Ich lade Sie zudem ein, meinen Newsletter zu abonnieren und sich in unserer achtsamen Community einzuschreiben. Dort erhalten Sie noch mehr Unterstützung auf Ihrer Reise zu gesunder Haut. Weitere Informationen finden Sie zudem unter »Quellen« (S. 230).

Danke, dass Sie mir vertrauen.
Alles Liebe,
Karen Fischer

FAQs

Wie lang dauert es, bis meine Haut sich bessert, wenn ich einem der Programme aus diesem Buch folge?

Wenn Sie erst seit Kurzem an Ekzemen leiden, sind es manchmal nur ein paar Wochen, aber besonders bei Patienten, die schon seit Jahrzehnten an Hautproblemen leiden, dauert es oft Monate. Menschen, die sich strikt an ein Programm halten, sehen oft schon nach acht bis zwölf Wochen Erfolge. Der einzige Weg, es herauszufinden, ist, es selbst auszuprobieren.

Als gute Faustregel hat sich Folgendes erwiesen: Rechnen Sie für jedes Jahr, das Sie an Hautproblemen leiden, mit einem Monat Heilungszeit. Wenn Sie also seit zehn Jahren unter Hautproblemen leiden, kann es bis zu zehn Monate dauern, bis Sie ekzemfrei sind. Wenn Sie seit weniger als einem Jahr an Psoriasis leiden, kann es sein, dass Ihre Haut nach einem Monat rein ist. Ein einjähriger Säugling, der vor Kurzem Ekzeme bekommen hat, kann schon nach einer oder zwei Wochen toll aussehen ... Es hängt natürlich auch davon ab, wie intensiv Sie den Ratschlägen dieses Buches folgen.

Ich hatte Patienten, die ein Leben lang an Ekzemen litten und ein Jahr und mehrere Konsultationen brauchten, um ekzemfrei zu werden. Wichtig ist aber: Sie wurden ekzemfrei und waren von ihrer neuen, weichen Haut begeistert. Das können Sie auch. Wichtig ist, dass Sie herausfinden, auf welche Nahrungsmittel und Stoffe Sie reagieren, sodass Sie Ihren Körper mit Nährstoffen versorgen und Ihre Leberfunktion normalisieren. Manchen Menschen gelingt das sehr schnell, andere müssen mehrere Programme testen und weiterforschen. Wer durchhält, findet die Linderung, die er sucht.

Was bedeutet »Detox«?

Mit Detox ist normalerweise ein Reinigungsprozess (wörtlich Entgiftung) gemeint, bei dem man eine Zeit lang auf bestimmte, ungesunde Nahrungsmittel und Getränke verzichtet, um weniger Giftstoffe, gesättigte Fettsäuren und Milchprodukte aufzunehmen. Dabei verzehrt man meist gesunde, entgiftende Gemüsesäfte und alkalisierende Lebensmittel, um den Säure-Basen-Haushalt des Körpers auszugleichen. Das Eczema-Detox-Programm tut dies ebenfalls, geht aber noch einen Schritt weiter, um Hautentzündungen ins Visier zu nehmen.

Durch das Eczema-Detox-Programm wird die Einnahme natürlicher Stoffe wie Salicylate und Amine reduziert, damit die Leber sich regenerieren kann. Denn wenn die Leber mit mehr chemischen Stoffen konfrontiert wird, als sie verarbeiten kann, kommt es zur Überlastung. Je stärker wir unseren Körper mit chemischen Verbindungen belasten (etwa durch Pflege- und Reinigungsmittel oder Ernährung), desto mehr Vitamine und Mineralien muss er aufnehmen, um die Leber dabei zu unterstützen, diese Giftstoffe abzubauen. Genau an diesem Punkt setzt das Eczema-Detox-Programm an.

Kapitel 1

Bissige Lebensmittel: Was ist MCS?

»Im Zweifel Obst und Gemüse essen.« Das klingt erst mal nach einem guten Rat, nur leider enthalten Obst und Gemüse natürliche Phytochemikalien, die sich Salicylate nennen. Genau wie andere Stoffe in Lebensmitteln, die zurückbeißen, sind Salicylate als Schutz gegen Fressfeinde entstanden. Viele Menschen haben eine so starke Salicylatintoleranz, dass sie nicht nur auf Medikamente, sondern auch auf salicylatreiches Obst und Gemüse reagieren.[1]

DR. WESTON A. PRICE

MCS steht für Multiple Chemikalien-Sensitivität oder Vielfache Chemikalienunverträglichkeit. Wer daran leidet, reagiert beispielsweise auf Duftstoffe, künstliche Aromen oder Konservierungsmittel. Viele gesundheitsbewusste Ekzempatienten meiden daher künstliche Zusatzstoffe und chemische Reinigungsprodukte, um möglichst chemiefrei zu leben. Manche verzichten zusätzlich auf Laktose, leiden aber trotzdem weiterhin an Ekzemen. Häufig sind dann natürliche Stoffe in unserer Nahrung die Ursache. Laut einer Studie des Allergiezentrums des Royal Prince Alfred Hospital in Sydney reagieren die meisten Ekzempatienten auf eine Stoffgruppe namens Salicylate sowie in geringerem Maß auf Konservierungsmittel, Lebensmittelfarben, Amine, Nitrate, MNG (Mononatriumglutamat) und andere Glutamate.[2]

Salicylatintoleranz (Salicylatunverträglichkeit)

Salicylate sind natürliche Stoffe, die Pflanzen zur Abwehr von Feinden bilden. Obst und Gemüse aus biologischem Anbau bilden mehr Salicylate aus, da sie nicht mit Pflanzenschutzmitteln behandelt werden. Zudem wirken Salicylate als natürliche Konservierungsmittel. Da wundert es kaum, dass Menschen auf sie reagieren! Eine durchschnittliche gesunde Ernährung kann bis zu 200 mg Salicylate aus Lebensmitteln wie Tomaten, Avocados, Zitrusfrüchten, Tees und Nüssen enthalten.[3] An Ekzemen und anderen Hautentzündungen erkrankte Patienten wissen oft nicht, dass sie empfindlich auf Salicylate reagieren, und leiden daher oft jahrelang.

Salicylatintoleranz wurde erstmals 1902 beschrieben, als Patienten ein neues Medikament namens Aspirin (mit einem Salicylat als Wirkstoff) einnahmen und mit anaphylaktischem Schock und Nesselsucht reagierten.[4] Asthmaattacken nach Salicylateinnahme wurden erstmals 1919 beschrieben, und in den 1920er-Jahren starben mehrere Asthmatiker nach der Einnahme von Aspirin (der Leben rettende EpiPen war noch nicht erfunden).[5] Dann entdeckte Dr. Ben Feingold in den 1970er-Jahren, dass Salicylate im Essen manche Kinder hyperaktiv machten, und seine Forschung belegte, dass dies zu schulischen Problemen führte.[6] Erst in den 1980er-Jahren konnten die australischen Forscher Loblay und Swain von der Royal Prince Alfred Hospital Allergy Unit eine Verbindung zwischen Salicylatintoleranz und Ekzemen nachweisen.[7]

Forschung zu Salicylatintoleranz

Die folgende Tabelle zeigt, wie viel Prozent an bestimmten Leiden erkrankter Personen bei Provokationstests auf Salicylate reagierten.[8, 9]

Leiden	Prozent
Ekzeme	52%
Nesselsucht	62–75%
Reizdarm (IBS)	69%
Migräne	62%
Verhaltensstörungen (z.B. ADHS, Aggressionen etc. – vorwiegend männliche Patienten)	74%
Systemische Erkrankungen (z.B. Lethargie, Kopfschmerzen, Dysbiose etc. – vorwiegend weibliche Patienten)	74%

Laut Dr. Price »werden Reaktionen [auf Salicylate] ausgelöst, wenn Arachidonsäure in Leukotriene genannte entzündungsauslösende Stoffe umgewandelt werden, die Blutgefäße und Bronchien verengen und die Schleimproduktion anregen. Salicylate wirken kumulativ, sammeln sich also mit der Zeit im Körper an. Daher fühlen sich einige Menschen zunächst gut, wenn sie eine vegane Rohkosternährung beginnen, entwickeln später aber eine Salicylatintoleranz.«[10]

Wenn Sie schon unzählige Ärzte konsultiert und Dutzende Mittel, Diäten und Cremes ausprobiert haben, aber immer noch an Ekzemen leiden, haben Sie vermutlich eine nicht diagnostizierte Multiple Chemikalien-Sensitivität. Bei einer Salicylatintoleranz versagen andere Behandlungsmethoden, bis eine salicylatarme Ernährung eingehalten wird.

Anzeichen und Symptome für Salicylatintoleranz und MCS

Nicht immer treten alle Symptome gleichzeitig auf. Von Individuum zu Individuum können Symptome und ihre Stärke stark variieren. Tinnitus ist bei Erwachsenen häufig das erste Anzeichen für eine Multiple Chemikalien-Sensitivität.

Zu den Symptomen zählen u. a.:

Haut:
Ekzeme/Dermatitis/Nesselsucht
Ausschläge
Verschlechterung von Ekzemen
empfindliche Haut
Gesichtsrötung
Rosazea
Psoriasis

Allergie/Atopie:
grippeähnliche Symptome
laufende Nase
verstopfte Nase
Niesen
Asthma
Parfümunverträglichkeit
anaphylaktische Reaktionen

Systemisch:
Tinnitus (Ohrklingen)
Brain Fog
Kopfschmerzen
Migräne
Erschöpfung
Beklemmungen
Depression
Panikattacken

Magen und Darm:
Reizdarm (IBS)
Durchfall
Magenschmerzen
Sodbrennen
Blähungen
Leaky Gut (durchlässiger Darm)
Bettnässen

Verhalten:
ADHS/ADS
aggressives Verhalten
Aufmerksamkeitsschwäche
u. v. m.

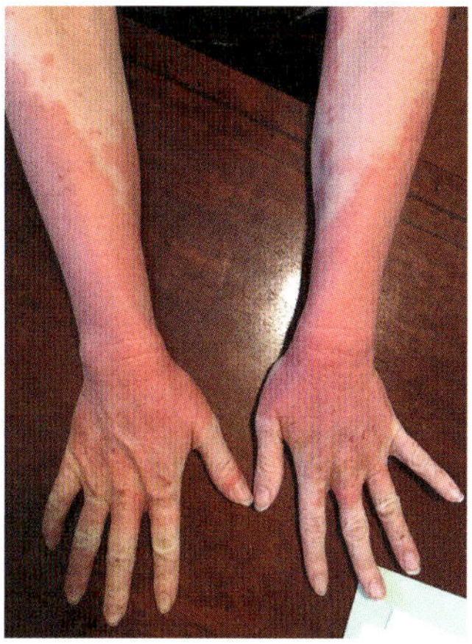

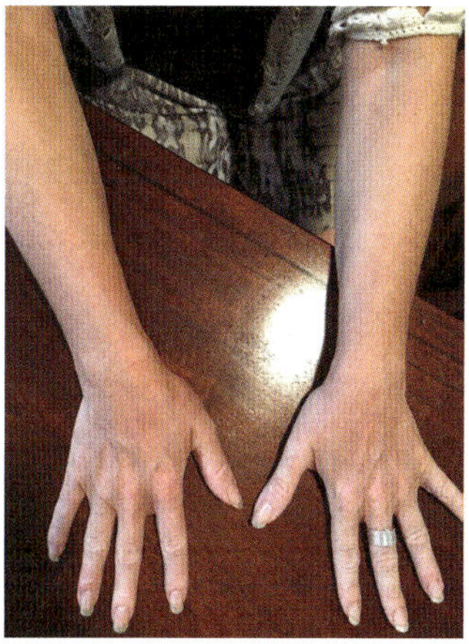

Anna: chronische Ekzeme aufgrund von Salicylatintoleranz. Das Foto zeigt ihre Hände vor der Behandlung und nach Umstellung auf salicylatarme Ernährung (FID-Programm).

In schweren Fällen kann MCS extreme Gefühle von Wut, Aggression, Suizidgedanken und körperliche Schmerzen auslösen.

Diese Symptome können aber auch andere Ursachen haben. Sprechen Sie im Zweifel mit Ihrem Arzt.

Fallstudie: Meine persönliche Geschichte mit Salicylatintoleranz

Mein neunjähriger Sohn hatte gelegentlich **starke Bauchschmerzen** *und fehlte daher oft in der Schule. Wir gingen mit ihm zu mehreren Gastroenterologen, man machte Röntgenaufnahmen, Stuhlanalysen und Allergietests. Alles war normal, bis auf eine leichte Verstopfung. Er bekam Abführmittel und trank Fruchtsäfte, aber die Symptome blieben. Ab und zu hatte er solche* **Angstzustände,** *dass er sich unter dem Bett versteckte und hyperventilierte. Häufig klagte er über* **Kopfschmerzen – alles verbreitete Anzeichen für Salicylatintoleranz.**

Nach sechs Monaten medizinischer Untersuchungen, um schwere Erkrankungen auszuschließen, testete ich ihn schließlich auf Salicylatintoleranz. Mein Sohn ist ein sanftes, intelligentes Kind, aber vor zwei Jahren war er das Kind, das in der Schule **nicht still sitzen konnte** *– der Zappelphilipp! Nach einer Woche salicylatarmer Ernährung las ich ihm abends etwas vor, und plötzlich fiel mir auf, dass er schon seit drei Kapiteln völlig ruhig war. Seine Arme hingen entspannt herab, er war ruhig und las nicht gleichzeitig ein zweites Buch nebenher. Ich war besorgt und fragte: »Was ist los?«, bevor mir die Ernährungsumstellung einfiel. Seine Zensuren waren zwar immer gut, aber in Tests schnitt er ohne mehr Lernaufwand plötzlich besser ab. Er leidet nicht mehr an Verstopfung, Bauchschmerzen, Kopfschmerzen oder Angst, und vor allem kann er mit Konflikten umgehen. Hat er beispielsweise Ärger in der Schule, hat er weder Panikattacken noch wird er aggressiv, noch weigert er sich, in die Schule zu gehen, sondern beschwert sich nur kurz, und dann ist es gut. Manchmal entschuldigt er sich sogar und nimmt mich in den Arm. Ich bin dann jedes Mal völlig verblüfft.*

Viele Mediziner glauben nicht an Salicylatintoleranz, es kann also schwierig sein, einen Arzt zu finden, der Sie unterstützt. Wer aber nie auf Salicylatintoleranz testet, weiß auch nie, ob es nicht zu einem der Auslöser seiner Beschwerden gehört. Die Diagnose Salicylatintoleranz hat unser Leben zum Besseren verändert: Mein Sohn leidet nicht mehr an lähmenden Schmerzen, meine salicylatintolerante Tochter ist ekzemfrei und kann nun dank richtiger Diagnose und Behandlung auch teils salicylathaltige Nahrung essen.

FAQ

Was ist die Ursache für MCS?

Zu den häufigen Auslösern zählen:

- Nährstoffmangel
- häufige Einnahme von Aspirin
- vermehrte Chemikalienbelastung
- häufige Parfümnutzung
- Chemikalien in Zigaretten
- einige Medikamente und illegale Drogen
- häufiger Alkoholkonsum
- häufiger Zuckerkonsum
- Fast Food mit Zusatzstoffen
- Dünge- und Insektenschutzmittel (in der Landwirtschaft)
- Krankheit
- Fettleber
- Unterfunktion der Leber
- genetische Veranlagung (familiäre Vorbelastung)
- schlechte Entgiftung chemischer Stoffe in der Leber

Forschungsstand:

- Salicylate finden sich in vielen Obst- und Gemüsesorten, Zahnungshilfe-Gels, Tees, Gewürzen, Aspirin, Erdnüssen und den meisten Nüssen.
- Salicylate werden von Kindern schlechter abgebaut als von Menschen mit ausgereifter Leberfunktion.[11]
- Salicylate können bei Kindern zu Ekzemen sowie zu Wachstums- und Entwicklungsstörungen führen.[12,13]

Umgang mit Salicylatintoleranz

Fehlernährung, eine hohe Belastung mit Chemikalien sowie eine Unterfunktion der Leber gehören zu den häufigsten Ursachen von Salicylatintoleranz. Dieses Buch möchte Ihnen helfen, dagegen anzugehen. Das FID-Programm unterstützt Sie bei der Diagnose von Salicylatintoleranz (und anderen Intoleranzen), und das Eczema-Detox-Programm hilft Ihnen, sie zu bekämpfen.

Die Ernährungsprogramme in diesem Buch sind Ihnen dabei dienlich, Ihre Gesundheit zu verbessern und Ihre Leber zu entlasten. Eine Auszeit von all den chemischen Stoffen kann wahre Wunder bewirken, sprich den Juckreiz lindern und Entzündungen heilen. Dies stärkt Ihren Körper, sodass er mit der Zeit wieder mehr Lebensmittel verträgt. Aber nicht jeder leidet an Salicylatintoleranz. Bei manchen sind Amine, Tannine, Nitrate oder Natriumglutamat das Problem. Mit dem FID-Programm in diesem Buch können Sie herausfinden, auf welche chemischen Stoffe Sie reagieren.

Histaminintoleranz (HIT)

Amine sind in Lebensmitteln natürlich vorkommende Stoffe, die während des Proteinabbaus und der Fermentation entstehen. Sehr viele Amine finden sich etwa in probiotischen Lebensmitteln sowie in Sojasauce, Kefir, Miso, Tempeh, Hefeextrakt, Käse, Wein, Avocado, Bier, Räucherlachs und Schokolade.

Wie können Amine Ekzempatienten beeinträchtigen? Laut Studien des Allergiezentrums am Royal Prince Alfred Hospital in Sydney lösen Amine bei 62 % der Menschen mit Neigung zu Hautausschlägen Nesselsucht aus und Ekzeme bei 36 % der für Ekzeme anfälligen Personen.[14] Es ist wichtig, eine Histaminintoleranz vor dem Verzehr von fermentierten oder aminreichen Produkten zu diagnostizieren, denn sie können Ekzeme verschlimmern.

Eine Histaminintoleranz ist bei etwa 62 % der Menschen, die an solchen Symptomen leiden, auch Auslöser für Reizdarm, Migräne, Verhaltensstörungen, Erschöpfung und verschiedene andere systemische Symptome.

Eine gesunde Leber ist daher unverzichtbar bei der Prävention und Behandlung von Histaminintoleranz. Siehe dazu auch »Wie Sie mit einer Histaminintoleranz umgehen« (S. 128 f.).

Ob Sie an Histaminintoleranz leiden, können Sie mithilfe des FID-Programms in Kapitel 8 herausfinden.

Fallstudie: Hana

Ich bin Mutter eines 14 Monate alten Mädchens. Hana bekam erstmals mit vier Monaten Ekzeme. Schon als sie sieben Monate alt war, juckte alles, und sie begann, sich das Gesicht aufzukratzen, bis sie blutete. Meine Stoßgebete wurden erhört, als ich auf The Eczema Diet *stieß. Ich fand heraus, dass Hana salicylat- und histaminintolerant ist. So reagiert sie etwa auf Brokkoli, Grünkohl, Spinat, Probiotika etc. Alles Nahrungsmittel, von denen ich dachte, sie würden ihr helfen, gesund zu werden. Ich machte einen Termin bei Karen aus und begann, Hana Skin Friend zu geben. Das liegt nun viereinhalb Monate zurück, und Hana ist heute wie ausgewechselt, ein glückliches Baby, das sich nicht länger das Gesicht zerkratzt, ein Baby, das nicht jede Nacht mit verbundenem Gesicht schlafen muss, sondern ein ganz normales Baby.*

KRISTY, USA

Menschen mit Ekzemen reagieren häufig allergisch auf Eier, Milchprodukte, Erdnüsse, Sesam und Weizen. Wer davon betroffen ist, sollte diese Lebensmittel weiterhin meiden.

Glutamatunverträglichkeit

Eine Studie von Loblay und Swain fand heraus, dass 35 % aller Ekzembetroffenen negativ auf den Geschmacksverstärker Mononatriumglutamat (MNG) reagieren, der sowohl natürlich vorkommt (z. B. in Tomaten und Brokkoli) sowie als Zusatzstoff in Kartoffelchips oder chinesischem Essen verwendet wird. MNG kann nicht nur Ekzemsymptome verstärken, sondern auch zu frühzeitiger Faltenbildung führen, da es die Glutathionspeicher verringert, die zu den wichtigsten Anti-Aging-Antioxidantien für die Entgiftung der Leber zählen.[15]

Glutamatunverträglichkeit kann folgende Probleme auslösen oder verschlimmern:

- Reizdarm (IBS) bei 72 % der Menschen, die zu IBS neigen,
- Migräne bei 62 % der Menschen, die zu Migräne neigen,
- Verhaltensprobleme (ADHS, Aggression, Wut, Konzentrationsprobleme etc.) bei 39 % der Menschen mit Verhaltensproblemen,
- systemische Symptome (am ganzen Körper) bei 64 % der Menschen mit einer Reihe von Gegenreaktionen, wie etwa Hautausschläge, Erschöpfung, Asthma, Mundgeschwüre und Heuschnupfen.[16]

Glutamatunverträglichkeit kann sich individuell unterschiedlich äußern, und nicht alle Ekzempatienten zeigen eine Reaktion auf MNG. Meiner Erfahrung nach reagieren aber die meisten meiner Patienten auf MNG-reiche Nahrung, da diese oft auch viele Salicylate und Amine enthält. Daher ist das Abklären einer Glutamatunverträglichkeit, wie das mit dem FID-Programm in Kapitel 8 möglich ist, für Ekzempatienten wichtig.

Konservierungsstoffe

Über die letzten 200 Jahre hat die Lebensmittelindustrie stark verarbeitete Nahrungsmittel mit künstlichen Farbstoffen, Konservierungsstoffen, Süßungsmitteln und Geschmacksverstärkern entwickelt. Unser Körper hatte nicht genug Zeit, sich an diese Schwemme künstlicher Zusatzstoffe zu gewöhnen.[17]

Konservierungsstoffe führen bei über 50 % der Ekzempatienten zu einer Verstärkung der Symptome.[18] Um Ekzeme zu verhindern, ist es daher wichtig, auf Konservierungsmittel zu verzichten. Eine Liste der Zusatzstoffe finden Sie auf Seite 112.

Sulfite

Trockenobst wird zwar als gesunder Snack für Kinder angepriesen, aber schon eine geschwefelte Trockenaprikose kann 16 mg an Schwefeldioxid enthalten, was bei empfindlichen Personen Hautprobleme verschlimmern, eine Reihe von Gegenreaktionen wie Durchfall, Konzentrationsschwäche, Hyperaktivität und Flatulenz hervorrufen und sogar Asthmaanfälle auslösen kann.[19]

Wenn Sie jemals nach einem Glas Rotwein ein rotes Gesicht bekommen haben, reagieren Sie wohlmöglich empfindlich auf Sulfite. Sulfite, wie etwa Schwefeldioxid, sind Konservierungsmittel, die häufig in Wein, Aufschnitt, Weintrauben, Garnelen, Trockenobst und getrocknetem Gemüse verwendet werden. Sulfite zerstören Vitamin B_1 und Folsäure, können also als »Anti-Nährstoffe« betrachtet werden. Daher verzichtet Eczema Detox auf sulfitreiche Nahrungsmittel.

Nitrate

Nitrate kommen als Konservierungsmittel in Fleisch- und Wurstwaren zum Einsatz. Nach Loblay und Swain reagieren Ekzempatienten empfindlich auf Nitrate, und der Verzehr kann bei 43 % der Betroffenen zu einer Verstärkung der Ekzemsymptome führen.[20]

Nitrate können zudem die Leber schädigen. Laut Laborstudien helfen die Antioxidantien Quercetin, Vitamin C und Vitamin E dabei, durch Nitratkonsum ausgelöste Leberschädigungen zu beheben.[21, 22, 23]

Schnelles Suchwerkzeug

Da es Hunderte von Lebensmittelzusatzstoffen gibt, finden Sie auf www.eczemalife.com (englischsprachige Website) eine Liste mit Zusatzstoffen, die es zu meiden gilt (»List of food additives to avoid«). Mithilfe der Suchfunktion können Sie den Zusatzstoff über seine Bezeichnung oder Nummer schnell finden. Die Beschreibung sagt Ihnen dann, ob er »okay«, mit Vorsicht zu genießen (»caution«) oder zu meiden (»avoid«) ist.

Chemikalienexposition

Nicht nur chemische Stoffe in Lebensmitteln können Hautausschläge auslösen. Täglich sind wir mit Chemie konfrontiert, sei es aus Umweltverschmutzung, Einrichtungsgegenständen, Parfüms, Hautpflegemitteln oder Haushaltsreinigern.

Schwedische Forscher untersuchten Kinder mit Ekzemen und den Zusammenhang mit haushaltsüblichen Konzentrationen an Chemikalien aus Baumaterialien, Farben und Möbeln. Ihre Ergebnisse:

» Propylenglykolether (PGE) in der Raumluft (vor allem in Schlafzimmern) erhöhten erheblich das Risiko für Asthma, Heuschnupfen und Ekzeme sowie IgE-Sensibilisierung (allergische Reaktionen) bei Kindern im Vorschulalter.[24]

» Die Forscher schlussfolgerten: »Die in Wohnräumen schon in solch niedrigen Konzentrationen von PGE festgestellten Risiken stimmen aufgrund der hohen Anfälligkeit von Säuglingen und Kleinkindern bedenklich.«[25]

1. Gründliches Lüften: Öffnen Sie täglich die Fenster, um Frischluft hereinzulassen.
2. Lieben Sie Ihre Leber: Die Leber ist die Kläranlage unseres Körpers. Gegen die schädigenden Einflüsse von chemischen Stoffen können wir ihr am besten helfen, indem wir die Entgiftungsprozesse unterstützen und Chemikalien nach Möglichkeit meiden. Weitere Informationen hierzu finden Sie im Eczema-Detox-Programm in Kapitel 9.

Nährstoffmangel

Eine koreanische Studie hat gezeigt, dass Neurodermitispatienten deutlich andere Lieblingsspeisen und Essgewohnheiten haben als Menschen mit gesunder Haut. So nahmen sie auffällig weniger Vitamin B_1, B_2 und E zu sich als Menschen ohne Hautprobleme.[26] Zudem mangelte es den Ekzempatienten an Kalzium und Zink, und sie blieben bei beiden Nährstoffen weit unter der empfohlenen Tagesdosis RDA (nach engl. Recommended Daily Allowance).[27]

Heute wird häufig vergessen, dass man bei Ekzemen, Dermatitis, Psoriasis und anderen Hauterkrankungen zunächst Nährstoffmängel abklären sollte. Vielleicht liegt es daran, dass Nährstoffmangel seit über 70 Jahren gut erforscht ist. Wir brauchen nicht erneut zu betonen, dass ein Mangel an Biotin, Kalzium, Vitamin B_1 oder B_3 Ekzeme und Dermatitis auslösen können.[28, 29] In diesem Buch finden Sie wichtige Informationen zu Nahrungsergänzungen und sorgsam zusammengestellte Rezepte, um Nährstoffmangel entgegenzuwirken und Ihre Haut zu stärken.

Das juckende Dutzend: die zwölf ungesündesten Lebensmittel bei Ekzemen

Viele Leute sind erstaunt, dass das juckende Dutzend auch Lebensmittel enthält, die angeblich gut bei Hautproblemen sein sollen. Ich weiß, dass das juckende Dutzend vielfach publizierten und in vielen Blogs verbreiteten Ansichten widerspricht. Aber genau diese Lebensmittel könnten Ihre Haut trocken und schuppig machen und jucken lassen, da sie reich an Stoffen wie Salicylaten sind.

Die zwölf ungesündesten Lebensmittel bei Ekzemen

Lebensmittel	Forschung
1. Weintrauben (Sultaninen, Rosinen, Wein, Traubensaft)	Weintrauben sind ein »dreifacher Leckerbissen«, da sie reich an Salicylaten, Aminen und MNG sind.[30] Weintrauben sind säurereich und steigern den Säuregehalt im Körper, was den Juckreiz bei Ekzemen verstärkt.
2. Orangen (auch Orangensaft)	Orangen sind ein stark säuerndes Obst das zudem viele Salicylate und Amine enthält.[31]
3. Kiwis	Kiwis sind ebenfalls stark säuernde Früchte und reich an Salicylaten und Aminen.[32]
4. Sojasauce (auch Tamari und andere Sushi-Saucen)	Sojasauce ist reich an Aminen und an MNG (sowohl an natürlichem als auch künstlichem). Laut einer japanischen Studie verstärkt der Verzehr von Schokolade, Sojasauce, vergorenen Sojabohnen, Käse und Joghurt die Ekzemsymptome. Alle Teilnehmer der Studie hatten nach dreimonatigem Verzicht auf diese Lebensmittel bedeutend weniger Beschwerden.[33]
5. Tomaten (auch Tomatensauce/Ketchup, Tomaten aus der Dose und Tomatensaft)	Auch Tomaten sind ein »dreifacher Leckerbissen«, da sie reich sind an Salicylaten, Aminen und MNG.[34]
6. Avocados	Avocados sind zwar gesund, wenn man nicht an Ekzemen leidet, aber auch eine der stärksten Quellen für Amine und juckreizfördernde Salicylate.[35]
7. Brokkoli	Ein weiterer »dreifacher Leckerbissen«, reich an juckreizfördernden Salicylaten, Aminen und natürlichem MNG.[36]

Lebensmittel	Forschung
8. Trockenobst (Aprikosen, Datteln, Pflaumen, Sultaninen etc.)	Man könnte sie als »vierfache Leckerbissen« bezeichnen … alle Sorten Trockenobst weisen große Mengen an juckreizfördernden Salicylaten und Aminen auf, und einige sind geschwefelt (Schwefeldioxid) und enthalten natürliches MNG, wodurch sie so intensiv und lecker schmecken.[37]
9. Fleisch- und Wurstwaren (Würstchen, Speck, Schinken, Salami etc.)	Aufschnitt ist reich an Nitraten und fördert verstärkt die Säurebildung im Körper.[38]
10. Eier (besonders rohes Eiklar, das sich in Mayonnaise, Krautsalatdressing, Pfannkuchen-Mix, einigen Dips, Protein-Shakes, Schokoladen-Mousse, Baiser etc. versteckt)	70–90 % aller Ekzempatienten haben eine Unverträglichkeit oder Allergie gegen Eier. Rohes Eiklar enthält etwa einen Antinährstoff namens Avidin, der einen Biotinmangel verursachen und Ekzeme/Dermatitis auslösen kann.[39]
11. Schokolade (auch Kakao, Schokomilch, Kaffee, Tee)	Schokolade ist besonders problematisch, da sie große Mengen an Aminen und gesättigten Fetten enthält, die bei Menschen mit Chemikalien-Sensitivität extrem trockene, rissige Haut und Schuppen verursachen können. Das Rösten der Kakaobohne erhöht den Gehalt an vasoaktiven Aminen.[40] Johannisbrot (Carob) ist eine gute Alternative, da es amin- und salicylatfrei ist.
12. Milchprodukte (Kuhmilch, Joghurt, Käse, Milcheis, Milchdesserts, Schaf- und Ziegenmilch etc.)	Forscher fanden heraus, dass 89 % aller Ekzempatienten auf Milchprodukte allergisch reagierten, wenn verschiedene Tests angewendet wurden. Man testete Kinder mit dem Pricktest und dem Atopie-Patchtest und schloss verzögerte Gegenreaktionen mit ein, die bei Regeltests normalerweise unberücksichtigt bleiben. Die Forscher befanden, dass nur eine Testart für korrekte Ergebnisse nicht ausreicht.[41] Joghurt und Milch sind für Menschen mit Ekzemen besonders problematisch.

Kurz zusammengefasst

Im Kern besagt dieses Kapitel, dass Multiple Chemikalien-Sensitivität Ekzeme auslösen kann. Vermutlich reagieren Sie nicht auf all diese chemischen Stoffe, aber mithilfe dieses Buches können Sie jene herausfiltern, auf die Sie reagieren, und wissen dann, was Sie meiden müssen, um eine reine, gesunde Haut zu haben.

Fallstudie: Ein Erfahrungsbericht zu Multipler Chemikalien-Sensitivität

Als Baby Clare zu mir gebracht wurde, litt sie an Ekzemen, erbrach bis zu zehnmal am Tag und hinkte in der Entwicklung ihrer Zwillingsschwester hinterher. Clare wurde auf salicylatarme Ernährung umgestellt, und der Einfachheit halber ernährte ihre Mutter Jenny beide Zwillinge gleich. Bei einem späteren Termin berichtete Jenny:

»Clare erbricht heute nur noch etwa einmal pro Woche. Seit zwei Wochen hat sie keinen Ausschlag mehr. Schon drei bis vier Tage nach der Umstellung auf die Diät und die Nahrungsergänzung hörte das Erbrechen auf. Ihre Zwillingsschwester Reese ist auch wie ausgewechselt … aus einem unglücklichen Weinkind ist ein glückliches kleines Mädchen geworden. Dieser Wandel setzte etwa zwei Wochen nach der Umstellung der Ernährung ein.«

Kapitel 2

Die Programme

Dieses Buch enthält drei salcylatarme Gesundheitsprogramme bei Ekzemen und anderen Hautentzündungen:

- Skin-Supplement-Programm (Kapitel 7; dt.: Nahrungsergänzungsmittelprogramm)
- Food-Intolerance-Diagnosis-(FID-)Programm (Kapitel 8; dt.: Programm zur Diagnose von Lebensmittelunverträglichkeiten)
- Eczema-Detox-Programm (Kapitel 9; dt.: Ekzem-Detox-Programm)

Die Programme wurden mit Sorgfalt so zusammengestellt, dass sie den Körper für eine bessere Gesundheit mit allen wichtigen Nährstoffen versorgen. Die beiden ernährungsbasierten Programme enthalten alle Nahrungsgruppen außer Milchprodukte. Daher ist eine Ergänzung durch Kalziumpräparate ein wichtiger Bestandteil. Die Programme schließen außerdem Kohlenhydrate aus weizenfreien Vollkornprodukten ein (für Glutenintolerante auch glutenfreie Optionen) sowie proteinreiche, magere Lebensmittel wie Fisch. Auch vegetarische und vegane Alternativen werden angeboten, das ist aber nicht verpflichtend. Die Ernährungprogramme sind zuckerarm und koffeinfrei.

Ziel ist eine temporäre Einschränkung der Ernährung, um zu gesunden und dann die Ernährung wieder auszuweiten. Die erforderliche Dauer variiert von Mensch zu Mensch, nehmen Sie sich also Zeit und haben Sie Geduld. Es ist immer hilfreich, wenn die Familie mitmacht bzw. das Programm zumindest vorübergehend mit einhält. Aber Sie können ein Programm auch allein ausprobieren. Sie selbst werden am meisten davon profitieren.

Über 89 % der Teilnehmer haben Erfolg mit einer Ernährungsumstellung und dem Skin-Supplement-Programm. Falls Sie aber nach ungefähr drei Monaten mit dem FID-Programm immer noch Ekzeme haben, sollten Sie weiter nach möglichen *Nahrungsmittelunverträglichkeiten* forschen, die für Ihre Hautprobleme verantwortlich sind. Siehe dazu Kapitel 12, »FAQs und Problemlösungen«.

Die Programme in diesem Buch sind für Menschen mit folgenden Problemen konzipiert:

» Allergien
» atopische Dermatitis (Neurodermitis)
» Austrocknungsekzem (Exsikkationsdermatitis)
» Kandidose *(Candida albicans)*
» Kontaktekzem
» Milchschorf
» Kopfschuppen
» nummuläres Ekzem
» Dyshidrose (Pompholyx)
» Ekzeme, Neurodermitis (alle Formen)
» Ekzema herpeticatum
» Stauungsdermatitis (Stasisdermatitis, variköses Ekzem)
» Autosomal-dominante Ichthyose (ADI) (Ichthyosis vulgaris, Fischschuppenkrankheit)
» Keratosis pilaris (Reibeisenhaut)
» Topical Steroid Withdrawal (TSW)
» Erythrodermie (rote Haut, Red Skin Syndrom)
» Acne inversa
» Psoriasis (Schuppenflechte)
» Seborrhoisches Ekzem
» Nahrungsgsmittelunverträglichkeit
» Multiple Chemikalien-Sensitivität (MCS)
» Salicylatintoleranz
» Histaminintoleranz
» Glutamatunverträglichkeit
» Sulfitunverträglichkeit
» durchlässiger Darm (Leaky-Gut-Syndrom)
» u. v. m.

Hinweis: Da es unendlich viele verschiedene Arten von Hauterkrankungen gibt, die medizinisch behandelt werden müssen, ist von einer Selbstdiagnose grundsätzlich abzuraten. Wenn Sie noch nicht beim Arzt waren, konsultieren Sie zuerst Ihren Hausarzt, bevor Sie mit Eczema Detox beginnen. Dann können Sie das Programm auswählen, dass Ihren Bedürfnissen am besten entspricht.

Praktische Küchenhelfer

Ich empfehle die folgenden Küchenuntensilien, die Ihnen die Umsetzung des Programms erleichtern:

- leistungsstarker Standmixer (es muss nicht das teuerste Modell sein),
- beschichtetes Waffeleisen (Waffeleisen sind sehr preisgünstig. Ein neues Gerät benötigt weniger Öl.),
- Entsafter (idealerweise ein Gerät, das schonend und langsam kalt entsaftet, aber auch andere dienen dem Zweck).

Kapitel 3

Bevor Sie loslegen

Hier sind einige Tipps, die Ihnen den Einstieg in die Programme erleichtern sollen:

» Genießen Sie vor dem Start Ihres Programms noch einmal Ihr Lieblingsessen.

» Brauchen Sie zunächst alles auf, was Sie im Kühlschrank haben. Füllen Sie diese Lebensmittel aber nicht mehr nach. Wenn Sie sich für ein Programm entschieden haben, gehen Sie zunächst mit der Eczema-Detox-Einkaufsliste (S. 102 f.) oder der FID-Einkaufsliste (S. 88) einkaufen.

» Wenn Sie täglich Tee oder Kaffee trinken oder häufig koffeinhaltige Produkte wie grünen Tee, Chai-Tee, Schokolade, Kakao, Softdrinks oder Energydrinks zu sich nehmen, legen Sie vor Beginn des Programms einen einwöchigen Koffein-/Zuckerentzug (s. u.) ein.

» Wenn Sie gern süß essen, sollten Sie ebenfalls zunächst einen einwöchigen Koffein-/Zuckerentzug (s. u.) einlegen, bevor Sie mit einem Programm beginnen.

» Wenn Ihr Kind an Ekzemen leidet, schränken Sie seine Zuckeraufnahme allmählich ein. Achten Sie beim Kauf von Süßigkeiten und Fertignahrung auf zusatzstofffreie Produkte (siehe »Hautfreundliche Party-Snacks«, S. 89).

» Stellen Sie schon vor den Programmen auf neue Hautpflegemittel oder Baumwolltücher (oder was immer Sie für Ihre Ekzeme benötigen) um, damit Sie die Ernährung separat testen können. Manche Menschen stellen alles auf einmal um und wissen dann nicht, was ihrer Haut hilft. Gehen Sie vor wie die Wissenschaft und testen Sie alles einzeln und nacheinander.

Einwöchiger Koffein-/Zuckerentzug

Koffein und Zucker sind stark suchterzeugend. Wenn man sie nicht mehr konsumiert, kann der Körper, wie bei einem Drogenentzug, mit Entzugserscheinungen reagieren.

Symptome für Koffein- und Zuckerentzug sind u. a.:

» juckende Haut
» Heißhunger
» Essattacken
» Beklemmungen
» Gefühlsschwankungen
» allgemeine Schmerzen
» Kopfschmerzen
» Zittern
» Benommenheit
» Müdigkeit
» Erschöpfung
» Verstopfung
» Depression
» Unwohlsein
» grippeähnliche Symptome

Keine Angst, das geht vorbei! Sie werden sich danach viel besser fühlen, und Ihre Haut wird es Ihnen danken!

Koffeinhaltige Produkte sind u. a.:

- » Kaffee
- » schwarzer Tee
- » grüner Tee
- » Chai-Tee
- » Eistee
- » Softdrinks (auf Cola-Basis)
- » Softdrinks (außer Cola)
- » Energydrinks
- » Schokolade
- » Trinkschokolade
- » Kakao
- » Kakaobohnen
- » Kolanuss
- » Guaraná-Früchte
- » Mate-Tee
- » Matcha-Pulver
- » Abnehmtabletten
- » Schmerzmittel
- » Atemerfrischer
- » Eiscreme
- » einige Snacks
- » einige Multivitaminpräparate
- » einige pflanzliche Ergänzungsmittel

Warum Tee schlecht für die Haut ist

Es gibt Hunderte von Blogs, die die Wirkung koffeinhaltiger Tees wie Matcha, Chai und Grüntee anpreisen. Tatsächlich aber schaden die meisten Tees vermutlich Ihrer Haut, wenn Sie an Ekzemen leiden, da sie reich an juckreizfördernden Stoffen sind. Mir selbst ist es sehr schwer gefallen, auf meine geliebte Tasse Chai-Tee zu verzichten. Ich hörte auf, Tee zu trinken und Schokolade zu essen, da sie mir körperliche Schmerzen verursachten und meine Haut trocken und gerötet war. Heute bin ich zu 100 % koffeinfrei und war nie gesünder. Ich wache nicht mehr müde und nach Koffein verlangend auf, habe mehr Energie, bin frei von Schmerzen, habe keine roten Stellen mehr um den Mund, keine verfärbten Zähne mehr, und meine Nägel sind um ein Vielfaches stärker.

Die folgenden Forschungsergebnisse halfen mir dabei, auf Koffein zu verzichten.

Tees hemmen die DAO-Aktivität (das ist wichtig!)

Diaminoxidase (DAO) ist das wichtigste Enzym im Körper für den Abbau von Histamin. Auch Monoaminoxidase (MAO) spielt eine Rolle beim Histaminabbau. Deutsche Forscher kamen zu dem Ergebnis, dass die Aktivität von MAO und DAO bei Neurodermitispatienten erheblich niedriger ist als bei gesunden Menschen.[1]

Laut im *American Journal of Clinical Nutrition* veröffentlichten Forschungsergebnissen kann die DAO-Aktivität durch den Konsum von Tee, Alkohol, Zusatzstoffen, Nikotin und Schwermetallen wie Quecksilber gehemmt werden.[2] Sie verhindern, dass unser Körper eine natürliche Gegenreaktion zu Histamin einleitet. So kommt es zu Neurodermitis, Heuschnupfen und anderen allergischen Reaktionen.

Meiden Sie also folgende Dinge, die DAO-Blocker enthalten:

» Alkohol
» schwarzer Tee
» grüner Tee
» Mate-Tee
» Energydrinks
» Koffein in jeglicher Form
» Nikotin
» Lebensmittelzusatzstoffe
» Schwermetalle

FAQ

Ist der einwöchige Koffein-/Zuckerentzug wirklich nötig, oder kann ich sofort mit einem der Ernährungsprogramme beginnen?

Lassen Sie sich Zeit und gehen Sie beides getrennt an. Nehmen wir einmal an, Sie beginnen mit dem FID-Programm und verzichten gleichzeitig erstmals auf Koffein und Zucker. Die Ausschlussphase des FID-Programms dauert nur zwei Wochen. In dieser Zeit werden Sie aber auch den Koffeinverzicht deutlich spüren. Dann fragen Sie sich, ob die Probleme von der Ernährungsumstellung herrühren und können sie nicht eindeutig dem Koffein- bzw. Zuckerentzug zuordnen. Dann müssen Sie mit dem FID-Programm von vorn beginnen, wenn sich die Symptome des Koffein-/Zuckerentzugs gelegt haben.

Auch wenn Sie dem Eczema-Detox-Programm folgen, rate ich zum Koffein-/Zuckerentzug vorweg, damit die Ergebnisse der Ernährungsumstellung deutlich erkennbar sind.

Tipps zum Koffein-/Zuckerentzug

Der Koffeinentzug kann einige Zeit dauern. Wenn Sie es aber erst einmal geschafft haben, werden Sie vermutlich neue Energiereserven entdecken. Hier ein paar Tipps, die Ihnen auf Ihrem Weg helfen können:

» Reichlich gefiltertes Wasser trinken (Erwachsene sollten täglich 1,5–3 Liter Wasser trinken).
» Ruhe- und Erholungspausen einbauen.
» Bewegung sorgt für einen ausgeglichen Hormonhaushalt.
» Vitamin B liefert zusätzlich Energie (siehe Kapitel 7, »Skin-Supplement-Programm«).

Entkoffeinierten Kaffee trinken

Eine Tasse Kaffee enthält etwa 65 mg Koffein, entkoffeinierter Kaffee hingegen nur 3 mg. Es kann also schon helfen, wenn Sie auf alle koffeinreichen Lebensmittel auf der Liste verzichten und entkoffeinierten Kaffee trinken. Es kann auch die Entzugssymptome reduzieren. Da entkoffeinierter Kaffee zudem salicylatarm ist (mehr dazu weiter unten), ist er in geringen Mengen auch bei den Ernährungsprogrammen erlaubt. Aber manche Menschen reagieren auf entkoffeinierten Kaffee. Carobtee eignet sich als Schokoladenersatz (siehe S. 136). Mehr zur gesunden Wirkung von Carob (Johannisbrot) erfahren Sie auf Seite 56.

Menschen mit Tanninunverträglichkeit

Da eine kleine Gruppe von Ekzempatienten eine Tanninunverträglichkeit hat, ist der Hinweis wichtig, dass entkoffeinierter Kaffee, Carob und Birnen Tannine enthalten. Wer darauf reagiert, sollte eine Tanninintoleranz in Betracht ziehen. Ohrklingeln (Tinnitus) nach dem Verzehr weist auf eine milde Form hin.

Alternativen zu Aspirin bei Schmerzmitteln

Vermeiden Sie nach Möglichkeit die Einnahme von Aspirin, denn es ist reich an Salicylaten und verstärkt daher Hautentzündungen. Farbstofffreies Paracetamol ist bei kurzfristiger, korrekter Anwendung eine sicherere Alternative. Wer regelmäßig Medikamente einnehmen muss, sollte vor der Einnahme von Schmerzmitteln mit seinem Arzt Rücksprache halten. Idealerweise sollten Ekzempatienten ganz auf Schmerzmittel verzichten.

Informationen für Menschen mit durchlässigem Darm (Leaky-Gut-Syndrom)

Viele Menschen assoziieren Ekzeme mit durchlässigem Darm (Leaky-Gut-Syndrom). Davon betroffene Ekzempatienten leiden häufig an einem oder mehreren der folgenden Symptome:

- Verstopfung
- Durchfall
- übermäßige Flatulenz
- Bauchschmerzen
- starke Blähungen (nicht regelmäßig)
- unverdaute Nahrung im Stuhl
- heller Stuhl
- Bauchschmerzen nach dem Essen
- Glutenunverträglichkeit
- Reizdarm (IBS)
- Nährstoffmangel (Fehlernährung)

Wer sich hier wiedererkennt, sollte seinen Darm mit einer *zehntägigen* Glutaminkur entgiften. Glutamin ist eine Aminosäure, die für eine gesunde Darmflora sorgt. Falls nötig, kann während des Koffein- und Zuckerentzugs der Darm durch die Einnahme von Glutamin gereinigt und gestärkt werden.

Ich wiederhole: Glutamin sollte nicht unbegrenzt genommen werden, sondern nur für zehn Tage. Es ist ein toller Nährstoff, aber nicht für jeden geeignet. Der Zeitraum ist bewusst kurz gehalten, da Glutamin Glutamate (ähnlich MNG) enthält, auf die einige Ekzempatienten reagieren. Wer auf MNG/Glutamat empfindlich reagiert, sollte kein Glutamin einnehmen. Wer sich nicht sicher ist, ob er auf Glutamat reagiert, kann es mithilfe dieses Buches herausfinden. Die hier vorgestelltenDiäten sind so konzipiert, dass sie die Darmflora stärken. Eine Glutamineinnahme beschleunigt dies aber, falls man an Bauchschmerzen leidet und Glutamat verträgt.

Glutamindosierung

- Erwachsene: täglich 10–20 g, auf mehrere Dosen verteilt (z. B. 2- bis 4-mal täglich 5 g)
- Kinder (über 1 Jahr): täglich 500 mg (0,5 g) bis 3 g, auf mehrere Dosen verteilt (ältere Kinder können z. B. pro Tag 3-mal 1 g einnehmen). Die kleinste Dosis ist für jüngere Kinder gedacht.

Anleitung: Das Glutaminpulver in Wasser einrühren und vor einer Mahlzeit auf nüchternen Magen trinken oder zwischen den Mahlzeiten einnehmen (Glutamin nicht zum Essen oder mit anderen Zusatzstoffen einnehmen und nicht mit Vitamin A mischen). Die ersten vier Tage mit einer niedrigeren Dosis beginnen. Verwenden Sie das reine Pulver, keine Kapseln. Diese sind oft schwer verdaulich.

Hinweis: Glutamin ist für Schwangere und Stillende nicht geeignet.

Warum Gesundes für Ekzempatienten ungesund sein kann

Besuchen Sie eczemalife.com (englischsprachige Website) und gehen Sie zu »Why healthy foods can be unhealthy for eczema«. Dieser Artikel beschäftigt sich mit dem Ungleichgewicht der beiden »Helferzellen« Th1 und Th2 unseres Immunsystems, das bei vielen Hautproblemen eine Rolle spielt. Hier finden Sie die häufigen Zutaten, die Th2-dominierte Beschwerden, wie Ekzeme, verschlimmern. Sie werden überrascht sein. Zudem erfahren Sie, welche Zutaten helfen, das Immunsystem wieder auszugleichen.

Kapitel 4

Wählen Sie Ihr Programm

Nach 15 Jahren Erfahrung mit Patienten mit Hautproblemen habe ich drei Programme gefunden, die hilfreich sind: das Skin-Supplement-Programm, das Eczema-Detox-Programm und das FID-Programm.

Welches Programm ist also für Sie das richtige?

Stufe 1: Skin-Supplement-Programm

Dieses Programm ist für Menschen mit *leichten* Hautausschlägen und neu aufgetretenen Ekzemen (etwa seit einem Monat, nicht seit Jahren) geeignet und für Menschen, die sich aufgrund ihrer Lebensumstände (z. B. häufige Reisen) schlecht an Diäten halten können. Kinder, die Ganztagsschulen besuchen, können dieses Programm wählen und die Dinge ein wenig beschleunigen, indem sie in den Ferien zu Hause das FID-Programm befolgen. Weitere Informationen zum Skin-Supplement-Programm finden Sie in Kapitel 7.

Im Überblick: Skin-Supplement-Programm

Das Skin-Supplement-Programm eignet sich am besten für Menschen (mit)	Nicht geeignet für/bei	Empfehlungen
· Nährstoffmangel · leichten Ekzemen und Dermatitis · leichten entzündlichen Hauterkrankungen · neu diagnostizierten entzündlichen Hauterkrankungen · entzündlichen Hauterkrankungen seit weniger als sechs Monaten · die länger als drei Monate keine topischen Steroide (oder nur selten) verwendet haben · die aktuell topische Steroide erfolgreich zur Ekzembehandlung nutzen · die häufig reisen · diagnostizierten Allergien und Intoleranzen · Akne	· Säuglinge unter 1 Jahr (siehe Säuglingsprogramm, S. 115) · starken Ekzemerkrankungen · lebenslange Ekzempatienten · bei Steroid-Entzugssyndrom (kürzlich eingestellte Kortisonbehandlung) – bei diesen Voraussetzungen sind die anderen beiden Programme besser geeignet	Dauer: kann fortlaufend durchgeführt werden. Halten die Symptome länger als zwölf Monate an, wechseln Sie zu einem der anderen Programme in diesem Buch. Informationen zum Skin-Supplement-Programm finden Sie in Kapitel 7.

Stufe 2: Eczema-Detox-Programm

Das Programm setzt auf frische Gemüsesäfte, Nahrungsergänzungsmittel und gesunde Rezepte, um die Funktion der Leber zu unterstützen, das Immunsystem auszugleichen (Th2-Reduktion) und die allgemeine Gesundheit zu stärken. Es ist ideal für Menschen mit leichten bis mittelschweren Ekzemen und nicht stark ausgeprägten Nahrungsmittelunverträglichkeiten. Es bietet eine größere Lebensmittelvielfalt als das FID-Programm. Es umfasst Lebensmittel mit geringem bis mittlerem Salicylatgehalt und einige Lebensmittel mit Aminen. Weitere Informationen zum Eczema-Detox-Programm finden Sie in Kapitel 9.

Hinweis: Bei nicht diagnostizierten Allergien oder starker Chemikalien-Sensitivität sollten Sie das FID-Programm wählen.

Im Überblick: Eczema-Detox-Programm

Das Eczema-Detox-Programm eignet sich am besten für Menschen (mit)	Nicht geeignet für	Empfehlungen
· stabiler Gesundheit · Nährstoffmangel · die wissen, auf welche Lebensmittel sie (allergisch) reagieren · die sich bei basischer Ernährung wohlfühlen (zum Ausgleich des Säure-Basen-Haushalts) · leichten, mittelschweren bis schweren Ekzemen und Dermatitis · allen Arten von Hautallergien · die aktuell topische Steroide anwenden oder bis vor Kurzem angewendet haben · diagnostizierten Allergien und Intoleranzen · Steroid-Entzugssyndrom/Erythrodermie · Akne	· Säuglinge unter 1 Jahr (siehe Säuglingsprogramm, S. 115) · Menschen mit Multipler Chemikalien-Sensitivität · Menschen mit starker Salicylatintoleranz · Menschen mit wenig Magensäure/die sich mit einer sauren Ernährung besser fühlen · Schwangere, Stillende und Menschen, die regelmäßig Medikamente einnehmen, sollten vor einer Ernährungsumstellung ihren Hausarzt konsultieren.	Dauer: so lang wie nötig. Halten die Symptome länger als zwölf Wochen an, probieren Sie es mit dem FID-Programm, da möglicherweise nicht diagnostizierte Nahrungsmittelunverträglichkeiten vorliegen. Informationen zum Eczema-Detox-Programm finden Sie in Kapitel 9.

Stufe 3: FID-(Foodintolerance-Diagnosis-)Programm

Das FID-Programm ist ein diagnostisches Programm für Erwachsene und Kinder, die an mittelstarken, starken oder langwierigen Ekzemen, Psoriasis und anderen Hautallergien leiden. Es richtet sich an Menschen, die schon alles probiert haben, denen aber »nichts geholfen« hat. Es ist ideal für Menschen, die die Ratschläge in meinem letzten Buch *The Eczema Diet* befolgt haben, aber weitere Hilfe benötigen.

» Dies ist Ihr Programm, wenn Sie nicht exakt wissen, auf welche Nahrungsmittel Sie reagieren.

» Dies ist Ihr Programm, wenn Sie bereits auf Ihre Allergieauslöser verzichten, aber weiterhin an Hautproblemen leiden und nach einer Antwort suchen.

» Viele Teilnehmer des FID-Programms können später das Eczema-Detox-Programm durchführen, wenn ihre Haut sich gebessert hat.

Das FID-Programm empfehle ich meist Patienten, die schon ein Leben lang mit Ekzemen kämpfen, unter großräumigen Ekzemen leiden oder Anzeichen für Chemikalienunverträglichkeit zeigen und endlich wirksame Hilfe wollen. Es ist das strengste der Programme und erfordert Zeit zur Vor- und Zubereitung der Speisen. Weitere Informationen zum FID-Programm finden Sie in Kapitel 8.

Im Überblick: FID-Programm

Das FID-Programm eignet sich am besten für Menschen (mit)	Nicht geeignet für/bei	Empfehlungen
· Chemikalienunverträglichkeit oder Salicylatintoleranz · die sich häufig müde oder unwohl fühlen · die ihre Allergieauslöser kennen, aber bei Nahrungsmittelunverträglichkeiten unsicher sind · leichten, mittelschweren und schweren Ekzemen und Dermatitis · allen Arten von Hautausschlägen · die aktuell topische Steroide verwenden · Steroid-Entzugssyndrom/Erythrodermie · kontrollierten Autoimmunerkrankungen (nur nach Absprache mit dem Hausarzt)	· Säuglinge unter 1 Jahr (siehe Säuglingsprogramm, S. 115) · geschwächte Personen	Dauer: 2 Wochen strikte Diät, dann mind. 4 Wochen Testphase. Bei starken oder bereits lebenslangen Ekzemen kann diese Phase länger dauern. Informationen zum FID-Programm finden Sie in Kapitel 8.

FAQs

Sind die Programme für Veganer geeignet?

Das Eczema-Detox- und das FID-Programm sind für Veganer und Vegetarier geeignet, da die Rezepte viele vegane und vegetarische Optionen bieten. Um einen Nährstoffmangel zu vermeiden, sollten Sie Ergänzungsmittel wie Eisen, Vitamin B_{12} und Omega-3-Fettsäuren zu sich nehmen und täglich vegetarische Proteine in Form von Linsen, Bohnen und Tofu essen, sofern Sie nicht Soja-intolerant sind (Informationen zur veganen Supplementierung, siehe S. 67). Erbsenproteinpulver (ohne Geschmacks- und andere Zusatzstoffe) hilft ebenfalls, die Proteinzufuhr zu erhöhen.

Ich mache gern die Paleo-Diät. Bietet dieses Buch eine Möglichkeit dazu?

Ja und nein. Wer eine Paleo-Diät macht, findet einige passende Rezepte. *Wer getreide- und stärkeunverträglich ist,* kann im Rahmen der Eczema-Detox- und FID-Programme auch die Kohlenhydrataufnahme einschränken (8 % der Ekzempatienten reagieren empfindlich auf Getreide und Stärke – ein recht geringer Anteil). Wer keine solche Intoleranz hat, erzielt aber die besten Ergebnisse, wenn er sich an die Rezeptrichtlinien hält und so Allergieauslöser meidet. Beachten Sie, dass viele gesättigte Fettsäuren aus tierischen Quellen Ekzeme verschlimmern können. Daher ist es wichtig, bei diesen Programmen nur mageres Fleisch zu essen. Basisches, kohlenhydratreiches Gemüse, wie etwa Rote Bete und Süßkartoffel, sind während der Programme eine gute Alternative zu Getreide.

Wer eine Getreideunverträglichkeit hat (bzw. vermutet, dass sich seine Haut durch den Verzehr von Reis, Brot etc. verschlechtert), sollte diese Allergieauslöser weiter meiden. Von all meinen Patienten reagierte über die Jahre nur einer unverträglich auf alle Getreide, und seine Ekzeme flammten auf, sobald er versuchte, wieder Getreide zu essen. Heute verzichtet er auf alle Getreide, was bei ihm gute Ergebnisse zeigt. Manche Fälle sind einzigartig, und es ist wichtig, das im Hinterkopf zu behalten. Bei vielen anderen kann diese Ernährung aber Ekzeme verhindern helfen.

Bedenken Sie, dass Paleo, GAPS und Paleo-Autoimmun-Therapie (AIP) alle reich an Salicylaten, Histaminen/Aminen und gesättigten Fetten sind, also nicht in Kombination mit den Programmen dieses Buches durchgeführt werden können. Wer diese Ernährungsprogramme einhalten möchte, tue dies, solange es ihm guttut. Sollten Sie weitere Hilfe benötigen, stellen Sie Ihre Ernährung auf Eczema-Detox um. Betrachten Sie die Umstellung auf eine chemiearme Ernährung als »Detektivarbeit« und beobachten Sie, ob sie Ihrer Haut hilft.

Ich esse gern Fisch und Meeresfrüchte. Eignen sich die Programme in Ihrem Buch für Pescetarier?

Ja, Sie können statt Fleisch auch Fisch essen. Da Garnelen normalerweise Konservierungsstoffe zugesetzt werden, sind sie nicht Teil der Programme, und einige Meeresfrüchte sind aufgrund ihres hohen Quecksilbergehalts ungeeignet. Frische (nicht gefrorene) kleine weißfleischige Fische wie Plattkopf oder Seehecht sind meist am besten. Als Teil des Eczema-Detox-Programms können Sie auch frischen Lachs genießen (nicht aber in den ersten drei Wochen des FID-Programms). Achtung: Manche Menschen haben eine Fischunverträglichkeit, ohne es zu wissen. Wer dies vermutet, sollte das FID-Programm (Kapitel 8) nutzen und in Woche 4 auf Fisch testen.

Fachbegriffe

Atopiker: Atopiker sind allergieanfällige Personen, die an Ekzemen, Asthma oder Heuschnupfen leiden.

Dermatitis: jegliche entzündliche Reaktion der Haut.

Ekzem: abgeleitet aus dem Griechischen, »herausbrodeln, Aufwallung«.

Wichtiger Hinweis für Allergiker

Das Eczema-Detox- und das FID-Programm unterstützen Sie, bisher nicht diagnostizierte Allergien und Intoleranzen zu erkennen, damit Sie diese Nahrungmittel meiden und Ihre Haut heilen können. Die Programme sollten zwar streng eingehalten werden, es gibt aber Ausnahmen:

» Wer gegen eine bestimmte Zutat allergisch ist, sollte diese weiterhin meiden. Enthält ein Rezept eine solche Zutat, nutzen Sie einen Ersatz von der Einkaufsliste oder nehmen einfach ein anderes Rezept.

» Wer bekannte Nahrungsmittelintoleranzen hat, sollte diese Nahrungsmittel vorerst weiter meiden. Liegt keine Anaphylaxie vor, können Sie diese Nahrungsmittel vielleicht in ein paar Monaten erneut testen. Manche Menschen müssen bestimmte Nahrungsmittel langfristig meiden, bei anderen legt sich die Intoleranz, sobald die Gesundheit wiederhergestellt ist.

» Sind Sie aufgrund einer chronischen Erkrankung auf Tabletten angewiesen, nehmen Sie diese weiter.

Hauterkrankungen, Ursachen und Behandlungen

Die Tabelle gibt einen kurzen Überblick zu Hauterkrankungen, deren Ursachen und Behandlungen. Informationen zu Bezugsquellen und Dosierungen für Nahrungsergänzungsmittel stehen in Kapitel 7, »Skin-Supplement-Programm«. Bilder zu den einzelnen Hauterkrankungen finden Sie unter den jeweiligen Stichwörtern im Internet.

Hauterkrankung	Ursachen/Auslöser	Behandlung
Austrocknungsekzem – erinnert an unregelmäßiges Straßenpflaster	Hautalterung (tritt meist ab dem 60. Lebensjahr auf), Nährstoffmangel, Nutzung topischer Steroide, Kortison (Hautprobleme treten bei Absetzen des Kortisons auf), auch durch Seifen und Waschmittel ausgelöst.	Auf Nährstoffmangel und Multiple Chemikalien-Sensitivität testen (siehe FID-Programm, Kapitel 8). Proteinkonsum überprüfen (evtl. durch reines Erbsenproteinpulver ohne Aromazusätze ergänzen); Nahrungsergänzungsmittel (siehe »Ekzem«, S. 42). Scharfe Seifen und Waschmittel meiden, eine Feuchtigkeit spendende Creme verwenden. Bei Medikamenteneinnahme und Nahrungsergänzungsmitteln siehe FAQs, Kapitel 7.
Autosomal-dominante Ichthyose (ADI) *(Ichthyosis vulgaris)* – Fischschuppenkrankheit	Genetische Veranlagung, vermutlich durch Nährstoffmangel.	Omega-3-Fettsäuren, Zink, Kalzium. Auf Multiple Chemikalien-Sensitivität und Nährstoffmangel testen.
Dermatitis herpetiformis Duhring – wässrige, juckende Bläschen	Vermuteter Zusammenhang mit Glutenintoleranz, Zöliakie und durchlässigem Darm (Leaky Gut).	Nahrungsergänzung durch reines Glutaminpulver zur Stärkung der Darmflora (Glutamindosierung, siehe S. 35) und FID-Programm zur Identifizierung von Lebensmittelunverträglichkeiten (glutenfreie Version).
Eczema herpeticum – blasiger Ausschlag	Nutzung topischer Steroide (missbräuchlich), feuchte Wickel mit Kortisonsalben und anschließende Infektion (z. B. mit Herpesvirus).	Zink und hohe Dosen Lysin, plus auf Nährstoffmangel testen. Der Arzt kann virenhemmende Medikamente verschreiben. Stärkung durch Nährstoffe ist wichtig (siehe »Ekzem«, S. 42).

Hauterkrankung	Ursachen/Auslöser	Behandlung
Erythrodermie (Steroid-Entzugs-syndrom, ähnelt Rosazea	Steroid-Entzugssyndrom	Auf Nährstoffmangel testen (Haarausfall, eingerissene Mundwinkel, Schlafstörungen, aufgesprungene Lippen etc.). Salicylate meiden/reduzieren (erhöht den Salpetersäuregehalt, was die Hautrötungen verschlimmert). Mithilfe von Eczema-Detox- oder FID-Programm Chemikalien-Sensitivitäten identifizieren. Steroid-Entzugssyndrom kann zu Fettleber führen, daher auf Fettleber testen (Ultraschalluntersuchung). Weitere Empfehlungen unter »Ekzem« und »Rosazea« in dieser Tabelle.
Ekzem (Atopisches Ekzem) – muss jucken, um ein Ekzem zu sein. Nummuläres Ekzem (Nummuläre Dermatitis) – münzförmig Dyshidrose, Pompholyx oder atopisches Palmoplantarekzem – juckende Bläschen Stauungsdermatitis (Stasisdermatitis, Variköses Ekzem)	Kleinkinder: genetische Veranlagung und Leber noch nicht voll entwickelt – resultiert in schlechter Entgiftung (normal bei Kindern unter 2 Jahren).[1] Oder: Nährstoffmangel, schlechte Entgiftung, Allergien, Multiple Chemikalien-Sensitivität, Stress, Umweltgifte, Ekzempatienten neigen zu erhöhtem Säureanteil im Körper, 34 % der Kinder mit Ekzemen leiden an einer Fettleber.[2]	FID-Programm zur Diagnose von Multipler Chemikalien-Sensitivität (d. h. Salicylatintoleranz, MNG, Histaminintoleranz, Salicylatintoleranz).[3] Nahrungsergänzung mit niedriger Dosis B-Vitamine, Biotin, Magnesium und Zink, Omega-3-Fettsäuren (aus Bioleinsamenöl und Fischölen – sofern keine Fischallergie vorliegt). Kalziumkarbonat hilft gegen Salicylatintoleranz (nicht Kalziumzitrat – die Bindung an eine Säure macht es nicht basisch genug). Nur hochwertige Proteine, Fleisch vom Fettrand befreien, Sport, Stressreduktion. Kontraindiziert: Vitamin A (Retinolformen, Betacarotin ist in Ordnung) und hohe Dosen Vitamin B_5 meiden, die trockene Hautschuppen fördern können.

Hauterkrankung	Ursachen/Auslöser	Behandlung
Hidradenitis suppurativa z- Entzündung der Talgdrüse der Terminalhaarfollikel	Wirkt wie rote, entzündete Tunnel in der Haut von Achselhöhlen, Leistengegend und Oberschenkeln. Kann ausgelöst werden durch das Metabolische Syndrom, Fettleibigkeit, durch Hormone oder Selbstmedikation, durch Rauchen, Alkoholgenuss, die Einnahme von Chemikalien und/oder Medikamenten.	Nichtraucher-Programm, Stressmanagement, Selbstfürsorge und Änderung des Lebensstils häufig erforderlich. Chemische Stoffe wie Deos, Limonaden, Rauchen, Fast Food etc. meiden. Chemie-Detox oder FID-Programm zum Auffinden von Allergieauslösern. Auslöser sind z. B. Zucker, Koffein, Milchprodukte, Alkohol, Nachtschattengewächse (Tabak, Cayennepfeffer, Paprikapulver, Tomaten, Aubergine, Kartoffeln, Paprika, Tomatillo und Gojibeeren). Nahrungsergänzung mit Zink, Vitamin C, Biotin, Vitamin B_6, B_3, Magnesium und Kalzium und reinem Erbsenproteinpulver (ohne Aromazusätze).
Keratosis pilaris, Reibeisenhaut (»Hornknötchenflechte«) – Verhornungsstörung der Haarfollikel	Vitamin-A- und EFA-Mangel (Mangel an essenziellen Fettsäuren).	Nahrungsergänzung mit natürlichem Betacarotin und Omega-3-Fettsäuren. Auf Nährstoffmangel testen.
Kontaktdermatitis (Kontaktekzem)	Direkter Kontakt mit Reizstoffen (z. B. Latex, Nickel, billigem Schmuck, Friseurchemikalien), Stress, Seifen- und Waschmittelunverträglichkeit, Nährstoffmangel.	Stress reduzieren und mehr Ruhe fördern. Reizstoffkontakt meiden. Nahrungsergänzung mit Molybdän, Magnesium, Zink, B-Vitaminen und Kalzium. Kontraindiziert: Vitamin A meiden (Retinolformen; Betacarotin ist erlaubt) sowie hohe Dosen Vitamin B_5 (unter 10 mg sind erlaubt; oder empfohlene Tagedosis), da sie trockene Hautschuppen verschlimmern.
Milchschorf – gelblicher, verkrusteter Hautausschlag am Kopf von Kleinkindern unter zwei Jahren	Malabsorption von Fetten, Unterfunktion der Leber (normal bei Kleinkindern unter 2 Jahren, da die Leber noch nicht ausgereift ist).	Sanftes Haarwaschmittel, z. B. Jojobaöl und fein gezinkter Kamm zum Ausbürsten der Krusten. Chemiearme Ernährung (FID-Programm) schont die Leber.

Hauterkrankung	Ursachen/Auslöser	Behandlung
Neurodermitis (Atopisches Ekzem) – häufig allergiebedingt und stärker als andere Hautausschläge	Ursachen sind falsche Ernährung, Verdauungsstörungen, Stress, Salicylatintoleranz, Amine, Mononatriumglutamat (MNG), Umweltallergien, Kalziumunterversorgung der Haut.	Nährstoffmangel identifizieren, FID-Programm zur Diagnose, ob Multiple Chemikalien-Sensitivität beteiligt ist, Allergietests empfohlen. Nahrungsergänzung mit Eicosapentaensäure (EPA) (Omega-3-Fettsäure aus Algen oder Fisch – sofern keine Fischallergie vorliegt). Säuregehalt im Körper mit Kalziumkarbonat senken und Magnesium, Biotin, Vitamin B_1, B_2, B_3, B_6, Zink und Vitamin C nehmen. Vitamin A meiden (Retinolformen).
Periorale Dermatitis – Ausschlag um den Mund	Verwendung topischer Steroide, Lebensmittelallergien und Nahrungsmittelunverträglichkeit, Natriumlaurylsulfat (SLS), Paraffin, Zahnpasta, Kosmetik, Nährstoffmangel, Stress.	Hautpflegeprodukte wechseln und auf Zahnpasta ohne Natriumlaurylsulfat und andere Sulfate achten. Nahrungsergänzung mit Zink, Vitamin B_2, B_5, B_6, Folsäure und natürliches Betacarotin. Auf Nährstoffmangel testen (siehe S. 25).
Rosazea	Ausgelöst durch Histaminintoleranz (HIT), Histamine, Sulfite in Wein, Bewegungsmangel, schlechte Durchblutung der Haut (bei Rosazea weiten sich die Blutgefäße, um »dickes« Blut schneller durchfließen zu lassen). Viele unbehandelte Symptome werden chronisch.	Biogene Amine/Histamine meiden, da sie Erröten auslösen können. Auf Sulfit- und Salicylatintoleranz testen. Auslöser mithilfe des FID-Programms identifizieren. Täglich Sport treiben – die beste Behandlung bei Rosazea, da dies die Haut mit frischem, nährstoffreichem Blut versorgt und Tonus/Gesundheit der Blutgefäße wiederherstellen hilft. Anfänglich zurückhaltend trainieren, da es zunächst zu einer Verschlechterung kommen kann. Minitrampolin-Training und griffbereiter Ventilator und Kaltkompresse.
Schuppenflechte (Psoriasis) – schuppige Hauterkrankung, Autoimmunerkrankung	Bei gesunder Haut erneuert sich die oberste Hautschicht etwa alle 28 Tage, bei Schuppenflechte alle 3–4 Tage (der Körper versucht, Schadstoffe aus der Haut abzubauen). Bei Rauchern verbreitet, häufig durch Stress oder Gifte	Mithilfe des Eczema-Detox- oder FID-Programms Chemikalien-Sensitivitäten identifizieren (Tannine, Salicylate, biogene Amine, Nachtschattengewächse etc.). Auf Nährstoffmangel testen. Nahrungsergänzung mit chemiearmen, leberentgiftenden Nährstoffen: Aminosäuren, geringe Dosen B-Vitamine, Bio-

Hauterkrankung	Ursachen/Auslöser	Behandlung
	wie Nikotin, Pestizide oder Salicylate ausgelöst.	tin, Zink, Kalzium, Vitamin C. Die Leber nicht zusätzlich belasten und Stress vermeiden (bei starker Psoriasis den Lebenswandel ändern).
Seborrhoisches Ekzem – auf der Kopfhaut und im Gesicht	Fettige, gelbliche Schuppen, Juckreiz an den Talgdrüsen. Kann als Haarschuppen beginnen. Bei Seborrhoischem Ekzem findet sich auf der Haut *Pityrosporum ovale* (ein Hefepilz, heute *Malassezia furfur* genannt), Auslöser evtl. Überdosis Antibiotika.	Auf Nährstoffmangel testen. Nahrungsergänzung mit Biotin, Zuckerverzehr reduzieren, sanfte Kopfhautbehandlung (bei nicht zu starker Empfindlichkeit 1–2 TL Apfelessig zum Shampoo geben). Mithilfe von Eczema-Detox- oder FID-Programm Chemikalien-Sensitivitäten identifizieren.
Sklerodermie – Autoimmunerkrankung	»Fibrös degenerative Veränderungen des Bindegewebes durch starke Übersäuerung des Körpers.«[4]	Mithilfe des FID-Programms Chemikalien-Sensitivitäten identifizieren (auch Tanninunverträglichkeit abklären). Erkannte Allergieauslöser meiden. Mehr basische Lebensmittel essen (besonders chemikalienarme wie Mungbohnensprossen, Rote Bete), Zinkgluconat.[5] Niedrig dosierte B-Vitamine (hohe Dosen über 5 mg vermeiden, da B-Vitamine sauer sind). Auf Nährstoffmangel wie Vitamin-D-Mangel testen.
Vitiligo – Pigmentstörung, pigmentfreie Hautflecken	Tritt am häufigsten in Indien auf. Vermuteter Zusammenhang mit hohem Phenol-/Tanningehalt der Nahrung.[6] Tannine binden Metallionen (was zu Mineralmangel führt) und erhöhen Interleukin-1α-Mengen (IL-1α), wie bei Vitiligo.	Mithilfe des FID-Programms und tanninarmer Ernährung auf Tanninunverträglichkeit und Chemikalien-Sensitivitäten überprüfen. Mineral- oder Nährstoffmangel identifizieren und tanninreiche Nahrung meiden (z. B. Tee, Kaffee, grüner Tee, Wein, Bier, Schokolade, Kakao, Carob, Äpfel, Birnen, Bananen, Beeren, Rhabarber, Gewürze, Nüsse, Avocados, Vanille, Datteln, Zimt, Weintrauben, Granatapfel, Orangen etc.).

Schwangere, Stillende und Menschen, die dauerhaft Medikamente einnehmen, sollten vor der Einnahme von Nahrungsergänzungsmitteln und vor einer Ernährungsumstellung ihren Hausarzt konsultieren.

TEIL 2

Grundlagen der Ernährung

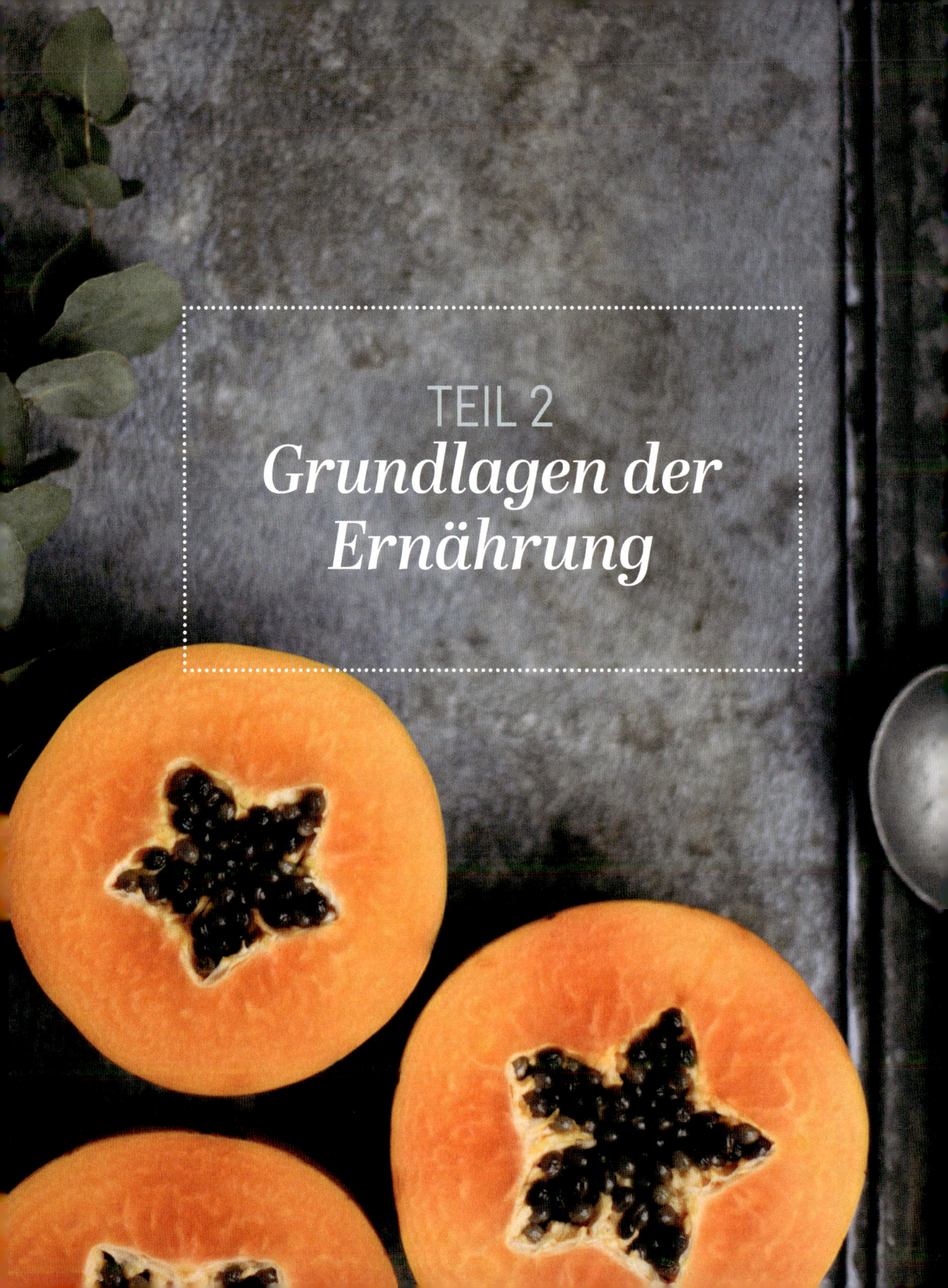

Kapitel 5

Die Top-12-Lebensmittel bei Ekzemen

Während salicylatreiche Nahrungsmittel, wie Avocados, Tomaten, Zitrusfrüchte und Kiwis, Hautausschläge verschlimmern können, gibt es eine Reihe von Nahrungsmitteln, die Hautentzündungen reduzieren helfen oder sie verhindern. Hier die Top 12 dieser Helfer.

1. Mungbohnensprossen

Mungbohnensprossen wirken wie kleine Basenbomben, denn sie gehören zu den am stärksten basisch wirkenden Nahrungsmitteln. Sie enthalten Magnesium, Vitamin K, Folsäure, Kalium und Vitamin C und sind zudem frei von Salicylaten. Es ist ganz einfach, diese Sprossen selbst zu ziehen. Eine Anleitung dazu finden Sie auf Seite 179.

Lagerung und Serviertipps

- Mungbohnen halten sich im Kühlschrank bis zu einer Woche. Braun verfärbte Bohnen wegwerfen.
- Vor dem Servieren immer gründlich unter fließendem kaltem Wasser abspülen.
- Mungbohnensprossen passen zu Salaten und herzhaften Gerichten. Sie sind eine gesunde Ergänzung als Snacks für Kinder (Kinder mögen sie ohne die grüne Schale meist lieber).

Leckere Mungbohnen-Rezepte sind beispielsweise Mungbohnen-Pfannkuchen (S. 178) und Papaya-Röllchen (S. 218).

Kleine Sprossenkunde

Mungbohnensprossen sind kleine ovale Sprossen mit grünen Enden, nicht die langen weißen Sprossen, die oftmals rein als Bohnensprossen verkauft werden (siehe auch Abbildung S. 61).

2. Leinöl

Leinsamen sind kleine braune Samen, die besonders für ihren hohen Gehalt an entzündungshemmenden Omega-3-Fettsäuren bekannt sind. Die Samen enthalten auch Phytochemikalien, etwa geringe Mengen an Salicylaten und biogenen Aminen, sowie Siliziumdioxid, Mucilago, Oleinsäure, Proteine, Vitamin E und Ballaststoffe, die für den Magen-Darm-Trakt und die Leber gesund sind.

Leinöl hat dank seiner stärkeren Verarbeitung weniger Salicylate und biogene Amine und mehr gesunde Fettsäuren, wie etwa 57 % essenzielle Omega-3-Fettsäuren. Daher empfehle ich, mit einer kleinen Flasche Leinöl zu beginnen und es in Smoothies zu verwenden (oder Kapseln zu kaufen). Wem das Öl guttut (und wer nicht auf die geringe Menge Phytochemikalien reagiert), kann ganze Leinsamen verwenden. Sie lassen sich z. B. gut über Frühstückszerealien streuen.

Fachbegriffe: Was bedeutet »basenbildend«?

In diesem Buch ist immer wieder die Rede von basenbildenden oder basischen Nahrungsmitteln. Sie sind das Gegengewicht zu den säurebildenden Lebensmitteln, wie etwa Fleisch oder Getreide. Ekzeme sind ein Übersäuerungsleiden, bei dem der Körper zu viel Arachidonsäure produziert, die am Entzündungsprozess beteiligt ist. Basenbildende Nahrung hilft beim Ausgleich des Säure-Basen-Haushalts. Die moderne westliche Ernährung kann eine leichte Azidose bewirken, die Ekzeme verschlimmert. Die Einkaufsliste in diesem Kapitel enthält einige stark basenbildende Nahrungsmittel, die wenig chemische Reizstoffe haben.

Vorteile der Leinöl-Einnahme

- hilft gegen trockene Haut
- verhindert/vermindert trockene Augen
- kann Verstopfung vorbeugen
- kann das Krebsrisiko senken
- stärkt Haare und Nägel
- fördert gesündere Haut
- kann den Cholesterinspiegel senken
- wirkt, vor oder zu den Mahlzeiten genommen, sättigend
- spielt eine Rolle bei der Körperfettverbrennung
- kann Wechseljahrsbeschwerden lindern
- kann Beklemmungen und Depressionen lindern
- kann Zähne und Zahnfleisch kräftigen
- kann bei leichten Arthritisschmerzen helfen

Lagerung und Serviertipps

- » Hochwertiges Bioleinöl verwenden (nicht gentechnisch verändert).
- » Omega-3-Fettsäuren sind sehr instabil und können durch Hitze geschädigt werden. Leinöl nicht zum Kochen verwenden und immer im Kühlschrank lagern.
- » Nur Leinöl kaufen, das auch bereits im Laden gekühlt wurde. Leinöl sollte innerhalb weniger Wochen nach dem Öffnen aufgebraucht werden. Alternativ Kapseln einnehmen: In Kapseln ist das Öl länger haltbar.

Tägliche Dosis

Dies sind meine Empfehlungen für die tägliche Dosis an Leinöl/Leinsamen.

- » Kinder von 1–4 Jahren: ½–1 TL gemahlene Leinsamen* (oder ¼ TL Leinöl).
- » Kinder ab 5 Jahren: 1–2 TL gemahlene Leinsamen* (oder ½ TL Leinöl).
- » Erwachsene: 2–4 TL gemahlene Leinsamen* (oder ½–3 TL Leinöl).

*Beim Verzehr von Leinsamen reichlich Wasser trinken, denn die Samen nehmen Wasser bis zur fünffachen Menge ihres Gewichts auf.

Leinsamen in einer geeigneten Mahlvorrichtung zu feinem Pulver zermahlen. Die Samen einmal pro Woche mahlen, damit sie frisch sind, und in einem luftdicht verschlossenen Glas im Kühlschrank aufbewahren.

3. Rotkohl

Kohl gehört zu den basenbildenden Gemüsen und ist Teil der gesunden Brassica-Familie. Er ist reich an Vitamin C, Folsäure und krebshemmenden Indolen. Es lohnt sich, von Weißkohl auf Rotkohl umzusteigen, denn er enthält doppelt so viele Ballaststoffe wie sein weißer Verwandter und schützende violette Farbpigmente. Sie zählen zu einer Gruppe von Antioxidantien, den Anthocyanen (einer Art von Tanninen). Sie sind starke Flavonoide, die bei häufigem Verzehr die Haut vor UV-Strahlen schützen können. Anthocyane schützen die Blutgefäße vor Oxidationsschäden, und ihre entzündungshemmenden Eigenschaften regen die Kollagenproduktion für eine gesunde Haut an.

Lagerung und Serviertipps

- » Kohl in feuchtes Küchenpapier einschlagen und luftdicht verpackt im Kühlschrank lagern.
- » Man kann Kohl zwar auch roh essen, gedünstet oder pfannengerührt ist aber besser, da dadurch die Goitrogene (können die Schilddrüse angreifen) deaktiviert werden.

Zweimal wöchentlich Kohl auf dem Teller ist gesundheitsfördernd. Leckere Kohlrezepte sind z. B. Gedämpfter Fisch mit Kartoffelpüree (S. 182), Rosa Birnenkonfitüre (S. 147) und Kürbis-Zuckerschoten-Bowl (S. 207).

4. Frühlingszwiebeln (Lauchzwiebeln)

Frühlingszwiebeln, auch Lauchzwiebeln genannt, gehören zur Familie der Zwiebelgewächse und enthalten histaminsenkendes und entzündungshemmendes Quercetin. Sie haben gerade, röhrenförmige grüne Blätter und oft noch keine ausgeprägte Knolle (siehe auch Abbildung S. 61). Frühlingszwiebeln enthalten wie Knoblauch antioxidative Flavonoide nur in geringerem Maß, die durch Schneiden oder Zerdrücken in Allicin umgewandelt werden. In Laborexperimenten hat Allicin Leberzellen beim Abbau von Cholesterin unterstützt und sich als wirksam gegen Bakterien, Viren und Pilze gezeigt. Es ist also eine hilfreiche Zutat bei einer *Candida-albicans*-Infektion.

Frühlingszwiebeln enthalten Folsäure, Vitamin C, Betacarotin und Lutein und sind eine der reichsten Quellen für Vitamin K, das für gesunde Haut sorgt. Schon 50 g rohe Frühlingszwiebeln liefern 103 µg Vitamin K, fast das Doppelte der Tagesdosis für einen Erwachsenen.

Lagerung und Serviertipps

- » Die Frühlingszwiebeln halbieren und mit ein paar Küchenhandtüchern, die überschüssige Feuchtigkeit aufnehmen, in einem luftdicht verschlossenen Behälter lagern.
- » Frisch gekauft und richtig im Kühlschrank gelagert, halten sich Frühlingszwiebeln ein bis zwei Wochen.
- » Roh oder leicht angebraten verwenden.

Leckere Rezepte sind z. B. Linsen-Gemüse-Suppe (S. 174) und die Salat-Basen-Bombe (S. 163).

Hinweis: Frühlingszwiebeln werden häufig mit anderen Zwiebeln verwechselt. Die Abbildung auf Seite 61 zeigt Ihnen, wie sie aussehen.

5. Fisch

Fisch ist ein großartiger Lieferant für Proteine, Vitamin D, Jod und entzündungshemmende Omega-3-Fettsäuren. Hoher Fischverzehr während der Schwangerschaft scheint das Ekzemrisiko zu senken. Zwei bis drei Portionen Fisch pro Woche heben die Stimmung und verbessern die Gesundheit von Gehirn, Haut und Herz. Die Omega-3-Fettsäuren EPA und DHA (umgewandelte Omega-3-Fettsäuren) finden sich v. a. in Forelle, Lachs, Sardinen, Hering und Omega-3-Nahrungsergänzungen. In geringerem Maß finden sich EPA und DHA auch in fettarmen Fischen und Meerestieren, etwa in Karpfen, Hecht, Schellfisch, Kalmar.

Wichtig ist, auf nur schwach quecksilberbelastete Fischarten zu achten, die für Ekzempatienten unbedenklich sind. Die folgenden Fische und Meeresfrüchte sind, wie fast alle kleinen bis mittelgroßen Fischarten, schwach mit Quecksilber belastet (im Zweifel fragen Sie Ihren Fischhändler). Als Faustregel gilt: Je höher der Fisch in der Nahrungskette steht und je größer er ist (z. B. Hai), desto höher ist die Quecksilberbelastung.

Tipp: Wer allergisch oder empfindlich auf Fisch reagiert, sollte ihn meiden. Verbessert sich Ihre Haut nach dem Verzehr von Fisch, essen Sie die folgenden frischen Fische ein- bis zweimal pro Woche.

Fisch für das chemiestoffarme FID-Programm:

- Plattkopf
- Petersfisch (kleine Filets)
- Seehecht
- Rotbarsch
- Flunder
- Hering

Wer auf biogene Amine und Salicylate *nicht* empfindlich reagiert (und nicht dem FID-Programm folgt), kann folgende Fische essen:

- Forelle und Regenbogenforelle (enthalten große Mengen an Aminen)
- Sardinen (enthalten große Mengen an Aminen)
- Lachs (enthält große Mengen an Aminen)

Zu meidende Fischsorten

Die folgenden Fischsorten sollten aufgrund starker Quecksilberbelastung nicht verzehrt werden. Gesundheitsbehörden raten nach einer Portion stark quecksilberbelasteten Fisches zu mindestens zwei Wochen völligem Fisch- und Meeresfrüchteverzicht, damit der Körper das Quecksilber abbauen kann.

Stark quecksilberbelastete Fische *meiden:*

- Hai
- Meerbrassen
- Schwertfisch
- Speerfisch
- Königsmakrele
- Kaiserbarsch
- Barramundi (größere Filets)
- Schlangenmakrelen
- Leng
- große Thunfischarten (Weißer Thun, Südlicher Blauflossen-Thunfisch)

Gefrorenen Fisch sollte man vermeiden, da dieser zehnmal mehr Histamine enthält als frischer. Garnelen ebenfalls, denn sie werden mit Sulfiten konserviert (gekochte Garnelen können konservierungsmittelfrei sein, das sollte man aber überprüfen). Solange Sie an Ekzemen leiden, meiden Sie Räucherlachs und anderen geräucherten Fisch. Diese Sorten sind stark säuernd und enthalten chemische Stoffe, die den Aminspiegel erhöhen.

Lagerung und Serviertipps

- Frische Meeresfrüchte müssen auf Eis oder im Kühlschrank gelagert werden.
- Fisch kann leicht in Öl gebraten, gedämpft oder im Ofen gebacken werden.
- Fisch nicht übergaren, da er sonst zäh wird. Zeigen sich beim Garen weiße Flecken, beginnt der Fisch zu übergaren.

Fisch mit hautfreundlichen Salaten oder als Gedämpfter Fisch mit Kartoffelpüree (S. 182), Kartoffelpüree (S. 172) mit Bohnen und Karotten oder am Spieß servieren.

6. Rote Bete

Rote Bete ist ein wichtiges Gemüse für Ekzempatienten, da sie stark basenbildend wirkt und damit die Leberfunktion unterstützt. Rote Bete ist reich an Antioxidantien, Folsäure und Eisen. Sie wirkt stark blutreinigend, und die Forschung zeigt, dass Rote Bete den Blutdruck und das Risiko der Blutgerinnselbildung senkt. Sie enthält viel Betain, ein Cholin-Derivat, das Fettleber verhindern hilft und die Entgiftung fördert. Zudem spielt Betain eine wichtige Rolle bei der Umwandlung von schädlichem Homocystein in das für die Leberfunktion unerlässliche Methionin.[1]

Lagerung und Serviertipps

Mit Küchenpapier, das die überschüssige Feuchtigkeit aufnimmt, hält sich Rote Bete luftdicht verpackt im Kühlschrank über mehrere Wochen.

Geschälte rohe Rote Bete reiben und in Salaten und als Sandwich-Topping oder in frisch zubereiteten Gemüsesäften nutzen. Sauer eingelegte Rote Bete meiden, da sie Essig enthält. Leckere Rezepte sind z. B. der Gesunde-Haut-Saft (S. 197) und die Bananen-Rote-Bete-Smoothie-Bowl (S. 203).

Hinweis: Rote Bete enthält geringe Mengen an Salicylaten. Wer an starker Salicylatintoleranz leidet, sollte Rote Bete weglassen, bis die Unverträglichkeiten nachlassen. Rote-Bete-Blätter meiden, da sie viel Salicylat enthalten.

7. Haferflocken

Ekzempatienten sollten ihren Tag mit einem nährstoffreichen Frühstück beginnen: Vollkornprodukte und Haferflocken liefern mehr Ballaststoffe und Proteine als alle anderen Frühstückszerealien. Sie sind reich an Vitamin E, Zink, Kalium, Eisen, Mangan und Siliziumdioxid, einem essenziellen Mineral, das das Bindegewebe der Haut stärkt. Haferflocken enthalten lösliche Faserstoffe, wodurch sie beim Kochen als Porridge etwas klebrig werden. Die Fasern sind wichtig für die Magen-Darm-Gesundheit, helfen, den Cholesterinspiegel zu senken, fördern eine gesunde Leber und reinigen den Darm von Pathogenen und giftstoffbelasteter Galle.

Lagerung und Serviertipps

» Haferflocken können durch Kreuzkontamination Gluten enthalten, da Hafer gewöhnlich in der Nähe von Weizen angebaut oder verarbeitet wird. Der Handel bietet glutenfreie Haferflocken an, alternativ kann man die Flocken aber auch über Nacht in Wasser einweichen, damit das Gluten besser verdaulich wird. Dies senkt auch ihren Phytinsäuregehalt.
» Haferflocken in einem luftdicht verschlossenen Behälter im Schrank lagern.
» Wer auf Hafer allergisch oder empfindlich reagiert, kann eine der in diesem Buch angegebenen Alternativen wählen.

Leckere Haferflockenrezepte sind z. B. Omega-Müsli (S. 203), Haferkekse (S. 192) und Vollkorn-Hafer-Porridge (S. 152). Bei Glutenintoleranz empfiehlt sich als Alternative Quinoa-Porridge (S. 154).

8. Papaya

Papayas sind gelb-, orange- oder rotfleischige Früchte, die eine Reihe von Carotinoiden liefern, starke Antioxidantien, die laut klinischer Studien die Genaktivität regulieren und gegen Entzündungsschäden und Tumorwachstum schützen können.[2]

Der Lycopingehalt von Papayas hilft, die Haut vor Sonnenschäden zu schützen (Achtung: gelbfleischige Papayas enthalten kein Lycopin). Alle Sorten sind reich an Vitamin C und enthalten das Verdauungsenzym Papain, das in manchen Nahrungsergänzungsmitteln zur Förderung der Verdauung von Proteinen genutzt wird. Es tötet Darmparasiten ab und kann bei täglichem Verzehr nach einer Antibiose oder überstandener Krankheit den Wiederaufbau einer gesunden Darmflora fördern.

Papayas werden roh, geschält und ohne Samen gegessen. Die Samen wirken stark antimikrobiell und können gegen Wurmbefall im Darm eingesetzt werden (allerdings können sie starken Durchfall auslösen. Die Samen auf keinen Fall Kindern verabreichen!). Das Fruchtfleisch hat diese Wirkung nicht. Es enthält aber geringe Mengen an Aminen. Histaminintolerante sollten zudem Vitamin C, B_6 und Kalziumpräparate einnehmen.

Hinweis: Rot- und gelbfleischige Papayas gelten als salicylatarm. Beide enthalten geringe Mengen an Aminen. Aminintolerante sollten also beide Fruchtfleischfarben meiden.

Lagerung und Serviertipps

» Sollten rotfleischige Papayas nicht verfügbar sein, kann man sie durch gelbfleischige Früchte ersetzen, die oft runder und weniger süß sind (siehe auch Abbildung auf Seite 61).

» Papayas immer als ganze Frucht kaufen, da sich auf den aufgeschnittenen Früchten schnell Bakterien ansiedeln.

» Papayas auf der Arbeitsplatte der Küche reifen lassen, dann im Kühlschrank lagern, da sie ausgereift schnell verderben. Aufgeschnittene Früchte mit Frischhaltefolie abdecken.

Leckere Papaya-Rezepte sind z. B. Papaya-Röllchen (S. 218), Papaya-Eiscreme (S. 226), der Gesunde-Haut-Smoothie (S. 195) und Vollkorn-Hafer-Porridge (S. 152).

9. Safran

Safran, das teuerste Gewürz der Welt, hat heilende Eigenschaften, einen angenehmen Geschmack und eine leuchtend orange Farbe, die häufig in Reisgerichten zu finden ist. Safran wird seit Jahrhunderten als natürliches Antiseptikum, Verdauungshilfe und Antidepressivum genutzt. Menschen mit Verdauungsproblemen können ihre Verdauung mit ein wenig Safran im Essen stützen. Zudem wirkt es entzündungshemmend und kann dank seiner Bestandteile Safranal und Crocin bei Magenproblemen und Husten helfen.[3]

Lagerung und Serviertipps

» Safran luftdicht verpackt an einem dunklen Ort lagern, da Licht den Farbstoff und das Aroma schädigt.

» Zum Kochen benötigt man jeweils nur eine Prise Safran.

» Beim Kochen von Reis ein paar Fäden Safran dazugeben.

» Safran kann auch in Desserts wie Papaya-Eiscreme (S. 226) und Bananen-Eiscreme (S. 226) oder Safran-Tee (S. 138) verwendet werden.

10. Birnen

Birnen gehören zur Familie der Rosengewächse und besitzen eine einzigartige Kombination aus unlöslichen und löslichen Ballaststoffen. Diese helfen, das Risiko von Entzündungskrankheiten, Herzerkrankungen und Diabetes Typ 2 zu senken, da sie freie Gallensäuren binden und so die Ausscheidung von Abfallstoffen fördern. Birnen sind gute Lieferanten für Vitamin C und K. Sie enthalten u. a. die Flavonole Quercetin und Kämpferol, zwei stark entzündungshemmende Antioxidantien mit antimykotischen und krebshemmenden Eigenschaften. Birnen gehören zu den wenigen säure- und salicylatarmen Obstsorten und sind daher darmfreundlich und leichter verdaulich als andere Obstsorten.

Lagerung und Serviertipps

- Birnen werden allgemein unreif gekauft und verderben schnell, sobald sie reif sind, da sie nur wenige konservierende Salicylate enthalten. Auf der Arbeitsfläche reifen lassen und dann im Kühlschrank lagern.
- Die Reife der Birne testet man durch Druck auf die Frucht am Stielansatz. Gibt sie hier nach, ist sie reif (der Rest der Birne kann sich fest anfühlen).
- Man kann die Reifung der Birnen beschleunigen, indem man sie in einer großen braunen Papiertüte bei Zimmertemperatur lagert. Damit die reifen Birnen nicht zu schnell verderben, legt man sie dann einzeln in offenen Plastiktüten in den Kühlschrank.
- Aufgeschnittene und geschälte Birnen oxidieren schnell und verfärben sich braun. Daher sollte man sie sofort essen oder kurz in kochendem Wasser blanchieren. Das verhindert das Verfärben.

Leckere Birnenrezepte sind z. B. Rosa Birnenkonfitüre (S. 147), Birne-Vanille-Tee (S. 136) und Birnen-Crumble (S. 188).

11. Johannisbrot (Johannisbrotschoten, Carob, Karuben)

Johannisbrot wird wegen seiner gesunden Eigenschaften schon seit über 4000 Jahren genutzt. So gilt es als Hausmittel und kann bei Kindern Durchfall lindern.

Johannisbrot ist koffeinfrei und süßer als Kakao, muss also kaum gesüßt werden, um gut zu schmecken. Es fördert die Verdauung, enthält krebshemmende Bestandteile und liefert Kalzium, Magnesium, Vitamin B_2 und B_6, Ballaststoffe und mehr.

Johannisbrot ist reich an Tanninen. Sie wirken allerdings nicht antinutritiv, da sie im Gegensatz zu vielen anderen Tanninen nicht wasserlöslich sind und daher Proteine nicht binden und somit nicht verfügbar machen. Die Tannine im Johannisbrot haben sogar einige günstige Wirkungen. So binden sie Toxine, die sie damit deaktivieren, und hemmen das Wachstum von Bakterien.

Johannisbrot dämpft den Hunger und unterdrückt das appetitanregende Hormon Ghrelin. Laut Forschung ist der Ghrelingehalt im Speichel von Neurodermitispatienten (gegenüber ekzemfreien Menschen) stark erhöht. Das kann dazu führen, dass einige Patienten spätabends oder nachts Hunger bekommen, was den Schlaf stört und das Durchschlafen erschwert. Eine Tasse Carobtee (S. 136) vor dem Schlafengehen kann das Sättigungsgefühl und damit den Nachtschlaf fördern.

Lagerung und Serviertipps

- » Johannisbrot ist als Pulver (in Reinform), als Schoten und als Sirup erhältlich.
- » Luftdicht verschlossen an einem dunklen Ort aufbewahren.
- » Kakao oder Trinkschokolade (beide enthalten viel Amin und sind daher für die Programme nicht geeignet) können in Rezepten durch Johannisbrotpulver (Carobpulver) ersetzt werden.

Leckere Rezepte sind z. B. Carobtee (S. 136), Carobsirup (S. 144) und Protein-Smoothie-Bowl (S. 204).

12. Kartoffeln

Kartoffeln gelten fälschlicherweise oft als nährstoffarm. Tatsächlich ist das schlichte Gemüse reich an Vitamin C und verhinderte schon im 18. Jahrhundert, dass Matrosen an Skorbut starben. Weißfleischige Kartoffeln enthalten Vitamin B_6 und sind gute Lieferanten für Kalium, Magnesium, Kupfer, Mangan, Vitamin B_5 und Ballaststoffe, die Darm und Haut reinigen. Außerdem bieten sie wertvolle Antioxidantien wie Alpha-Liponsäure, die den Blutzuckerspiegel regulieren hilft, und Cholin, ein außergewöhnlicher, Vitamin-B-ähnlicher Nährstoff, der entzündungshemmend wirkt und den Fettabbau der Leber unterstützt.

Lagerung und Serviertipps

» Da Kartoffelschalen Salicylate enthalten, sollten Kartoffeln während des Eczema-Detox- und FID-Programms grundsätzlich geschält werden.
» Süßkartoffeln enthalten mittlere Mengen an Salicylaten. Wer keine Salicylatintoleranz hat, kann auch während des Eczema-Detox-Programms Süßkartoffeln essen.
» Kartoffeln in einem Kartoffeltopf an einem dunklen Ort lagern. Bei richtiger Lagerung und kühlerem Wetter halten sich Kartoffeln einen Monat und länger. Nichtsdestotrotz möglichst frisch verzehren und grüne Stellen immer abschneiden.
» Wer intolerant oder allergisch auf Kartoffeln reagiert, sollte sie meiden.

Geschälte Kartoffeln können zu Püree gestampft, gebacken oder leicht gebraten werden. Leckere Rezepte sind z. B. Kartoffel-Lauch-Suppe (S. 173) und Gedämpfter Fisch mit Kartoffelpüree (S. 182).

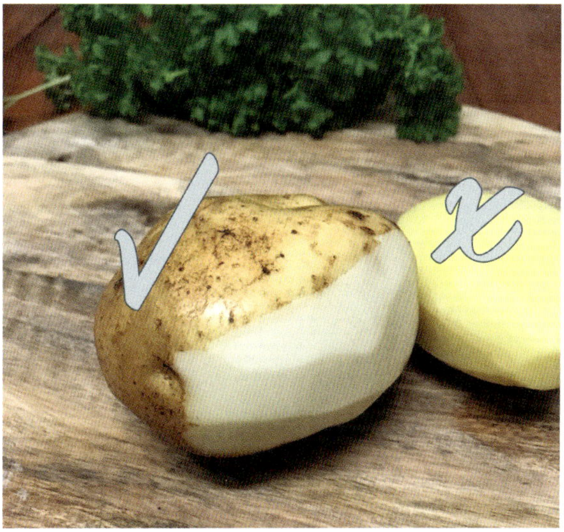

Weißfleischige Kartoffeln sind gelbfleischigen vorzuziehen.

Kapitel 6

Weitere hilfreiche Zutaten

Dieses Kapitel stellt andere hilfreiche Zutaten für Menschen mit Hautallergien und möglicher Multipler Chemikalien-Sensitivität vor, wie etwa hautfreundliche Koch- und Bratöle, Süßstoffe und Milchalternativen. die Abbildung auf Seite 61 zeigt einige der Zutaten, die in den Ernährungsprogrammen genutzt werden, damit Sie wissen, wonach Sie im Supermarkt suchen müssen.

Ungeröstete Cashewkerne

Cashewkerne sind reich an hautstärkenden Mineralien wie Mangan, Magnesium und Zink. Schon 40 g Cashewkerne liefern 98 % der empfohlenen Tagesdosis (RDA) für Kupfer. Kupfer ist ein wichtiger Bestandteil der Enzymgruppe Superoxiddismutase, die eine bedeutende Rolle bei der Reduzierung von Entzündungen und der Entgiftung in der Leber spielen. Cashewkerne enthalten weniger Fett als die meisten anderen Nüsse, aber 80 % ungesättigte Fettsäuren, die meisten davon einfach ungesättigte Fettsäuren, wie man sie in nativem Olivenöl extra findet.

Warum ungeröstete Cashewkerne? Beim Rösten entwickeln Cashews Amine und Salicylate, ungeröstet sind sie frei von diesen chemischen Stoffen.

Was sind aktivierte Cashewkerne?

Nüsse und Samen enthalten kleine Mengen Phylate, die Mineralien wie Eisen und Zink binden. Das ist normalerweise kein Problem, wenn die Darmbakterien Phytinsäure normal verstoffwechseln. Wer aber Verdauungs- oder Hautprobleme hat, sollte seine Nüsse vor dem Verzehr besser »aktivieren«. Es ist eine alte Kulturtechnik, bei der die Nüsse in leicht gesalzenem Wasser eingeweicht werden und anschließend (traditionell) in der Sonne trocknen.

Cashewkerne aktivieren

Sie brauchen:

- 150 g (bzw. gewünschte Menge) rohe Cashewkerne
- 1 Prise Meersalz
- Wasser zum Bedecken

Alle Zutaten in einen Behälter geben, verdorbene oder verblasste Cashewkerne wegwerfen und den Behälter verschließen. Etwa 4 Stunden, maximal über Nacht, einweichen. Die Cashewkerne in ein Sieb abgießen, die Lake wegschütten und die Nüsse gründlich abspülen. Werden die Nüsse zu Cashewbutter (S. 199) oder Cashewdrink (S. 194) weiterverarbeitet, müssen sie nicht trocknen.

Beim Trocknen im Ofen können Amine entstehen (das ist für Menschen ohne Histaminintoleranz kein Problem, aber die klären wir ja erst auf Seite 84 ab). Man kann die Nüsse aber auch mit Küchenpapier abtrocknen, in einen Behälter geben, mit einem Netz oder sauberen Küchenhandtuch abdecken (um unerwünschte Besucher abzuhalten) und dann auf der sonnigen Fensterbank 24 Stunden (oder länger) trocknen.

Achtung: Wer auf Nüsse allergisch oder empfindlich reagiert, sollte Cashewkerne meiden. Wer sich nicht sicher ist, kann dies in Woche 3 des FID-Programms testen. Es ist wichtig, dies abzuklären, denn ein weiterer Verzehr von Cashewkernen trotz bestehender Intoleranz oder Allergie kann ein Abheilen der Ekzeme verhindern. Der Test gibt Sicherheit, und man weiß, ob man Cashewkerne unbedenklich essen kann (siehe Testanleitung, S. 94).

Hautfreundliche Koch- und Bratöle

» Reiskeimöl
» Sonnenblumenöl
» raffiniertes Färberdistelöl

Reiskeimöl enthält wenig Salicylate und wie Olivenöl Ölsäure und Vitamin E. Bereits ein Teelöffel liefert 40 % der empfohlenen Tagesdosis an Vitamin E. In Reiskeimöl finden sich einige Omega-3-Fettsäuren und die doppelte Menge Omega-6-Fettsäuren, die man nur in Maßen konsumieren sollte. Zudem enthält es Gamma-Oryzanol, ein starkes Antioxidans, sowie Phytosterine, die die Cholesterinaufnahme reduzieren. Reiskeimöl hat einen der höchsten Rauchpunkte, kann also problemlos zum Braten und Backen verwendet werden.

Wer auf Reis oder Reiskeimöl allergisch oder empfindlich reagiert (selten, aber möglich), sollte das Öl meiden und eines der anderen hautfreundlichen, salicylatfreien Öle wie raffiniertes Sonnenblumenöl oder Färberdistelöl verwenden. *Wichtig ist, dass diese Öle keine Antioxidantien und keine Zusatzstoffe enthalten!*

Nicht vergessen: Es ist wichtig, den Verzehr von Koch- und Bratöl zu reduzieren und es nur in Maßen zu genießen. Koch- und Bratöle sind kein unverzichtbarer Teil dieser Diät, Reiskeimöl ist nur eine optionale Zutat.

Zu meidende Öle

Olivenöl, Kokosnussöl, Mandelöl und andere Nussöle sollten Sie meiden, da sie reich an juckreizfördernden Salicylaten sind. Das bedeutet nicht, dass diese Öle grundsätzlich schlecht sind, Sie sollten aber vorübergehend darauf verzichten. Sobald Ihre Haut sich erholt hat, können Sie Ihr Lieblingsöl gern testen, um zu sehen, ob Sie möglicherweise darauf reagieren.

Margarine und Butter

Margarine sollten Sie strikt meiden, auch die milchfreien Sorten, da sie juckreizfördernde Zusatzstoffe wie Aromastoffe, Vitamin A und künstliche Antioxidantien enthält, die Hautprobleme verstärken. Die Forschung zeigt, dass Kinder bis zum Alter von zwei Jahren in Familien, die regelmäßig Margarine verzehren, ein größeres Ekzemrisiko haben.[1, 2, 3]

Butter ist ein Milchprodukt, das häufig Zusatzstoffe und Öle enthält, die sie streichfähiger machen, und sollte daher (vorübergehend) ebenfalls strikt gemieden werden. Sobald Ihre Haut sich erholt hat und Sie nicht gegen Milchprodukte allergisch sind, können Sie ohne Weiteres Ghee (geklärte Butter) oder reine Biobutter ohne Zusatzstoffe und Öle ausprobieren.

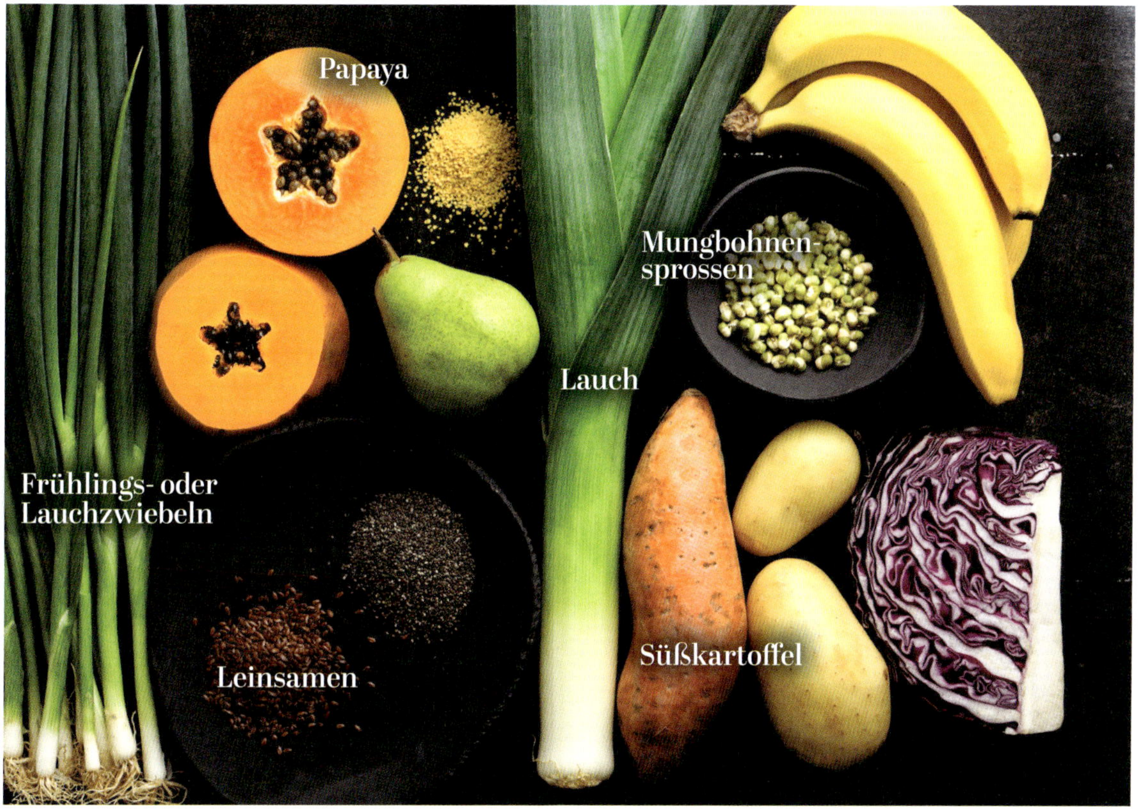

Einige dieser hautfreundlichen Zutaten, wie Frühlingszwiebeln, Papaya, Mungbohnensprossen, Leinsamen und Chiasamen, sind Teil des Eczema-Detox- und des FID-Programms.

Tipps für eine ausgewogene Ernährung

Wenn Sie eines der Ernährungsprogramme in diesem Buch befolgen, helfen die nachstehenden sechs Tipps für eine ausgewogenen Ernährung:

1. Essen Sie täglich fünf Portionen unbedenkliches Gemüse (siehe S. 64).
2. Essen Sie täglich zwei Stück unbedenkliches Obst (siehe S. 64).
3. Essen Sie täglich vier Portionen unbedenkliches Getreide (siehe S. 65).
4. Essen Sie täglich zwei Portionen unbedenkliche Proteine (siehe S. 63).
5. Vegetarier oder Veganer können die Programme durch ein unaromatisiertes, milchfreies Proteinpulver ergänzen (mehr Informationen zu Erbsenprotein siehe S. 83)
6. Trinken Sie täglich 6–8 Gläser gefiltertes Wasser (plus unbedenkliche Gemüsesäfte und Suppen).

Hinweis: Eine Portion entspricht 125 ml, fünf Portionen Gemüse entsprechen also ungefähr 625 ml.

Hautfreundliche Süßungsmittel

- Reismalzsirup
- echter Ahornsirup
- Gerstenmalz (Gerstenmalzextrakt, -sirup)

Idealerweise sollten Sie auf Süßungsmittel ganz verzichten, wem dies jedoch schwerfällt, der sollte Reismalzsirup verwenden, da er salicylatfrei ist. Ich halte ihn für die beste Alternative, da er das einzige basische Süßungsmittel ist. Alle anderen Süßungsmittel werden im Körper zu Säure umgewandelt.

Sortiert nach Eignung, können Ekzempatienten folgende Süßungsmittel verwenden:

- Reismalzsirup (basenbildend, wenige chemische Stoffe)
- echten Ahornsirup (säurebildend, wenige chemische Stoffe)
- Gerstenmalzsirup (säurebildend, wenige chemische Stoffe, enthält Gluten)

Milchersatzgetränke

- Cashewdrink
- Reisdrink
- Biosojadrink
- Haferdrink

Da Milchprodukte bei Ekzem- und Allergiepatienten entzündungsfördernd wirken, sollten diese alle tierischen Milchprodukte (inklusive Kuh-, Ziegen- und Schafsmilch) während der Ernährungsprogramme meiden. Auch Milchersatz ist kein Muss. Wer allerdings nicht auf Milchersatzprodukte verzichten möchte, verwendet am besten eine der hier aufgeführten, hautfreundlichen Milchersatzsorten. (Nicht vergessen: Meiden Sie weiterhin alle Lebensmittel, auf die Sie allergisch reagieren oder bei denen Sie eine Intoleranz vermuten.)

Wer Porridge, Smoothies und Backwaren weiterhin mit Milch genießen möchte, kann auf die folgenden Milchersatzprodukte zurückgreifen:

- Cashewdrink (S. 194)
- Reisdrink (auf Inhaltsstoffe achten; Sonnenblumenöl ist erlaubt)
- Biosojadrink (aus ganzen Bohnen, nicht aus minderwertigem Sojaprotein. Verwenden Sie bei Glutenunverträglichkeit ungesüßten Sojadrink ohne Malz)
- Haferdrink (enthält Gluten)

Zu meidende Milchersatzgetränke

Meiden Sie vorübergehend Mandeldrink, Kokosdrink und Kokoswasser, da sie reich an juckreizfördernden Salicylaten und Aminen sind. Wenn Sie diese Lebensmittel lieben, können Sie sie testen, sobald sich Ihre Haut beruhigt hat. Nehmen Sie sie aber nicht zu früh wieder in Ihren Speiseplan auf, da sie die Ausschläge wieder aufflammen lassen können.

Hautfreundliche Alternativen wählen

In der folgenden Tabelle finden Sie in der linken Spalte gängige Nahrungsmittel und Zutaten und in der rechten Spalte hautfreundliche Alternativen, die Sie stattdessen verwenden können, um Ihre Haut bei der Heilung zu unterstützen. Meiden Sie jedoch alles, worauf Sie allergisch oder empfindlich reagieren.

Hautfreundliche Alternativen

Auszutauschende Nahrungsmittel/Zutaten	Hautfreundliche Alternativen
Öle: Olivenöl, natives Olivenöl extra, Kokosnussöl, Mandelöl und andere Nussöle, Pflanzenöl, Erdnussöl, Rapsöl etc.	Reiskeimöl, Sonnenblumenöl, raffiniertes Färberdistelöl (ohne antioxidative Zusatzstoffe, ein natives Öl aufgrund des hohen Salicylatgehalts)
Raffinierter Zucker, Rohzucker, brauner Zucker, Melasse, künstliche Süßstoffe, Stevia, Kakaopulver, Honig, Agave, Maissirup, Dattelzucker (Dattelsüße)	Reismalzsirup, echter Ahornsirup, Ahornzucker, 100 % Johannisbrotsirup, Carobpulver (Johannisbrotpulver); weitere Alternative: Gerstenmalzsirup *Hinweis: Bei Fruktoseintoleranz sollten Sie alle in dieser Spalte genannten Siruparten meiden.
Milchprodukte: Kuh-, Ziegen-, Schafsmilch, Butter, Milchshakes, Käse, Joghurt, fermentierte Milchprodukte, Probiotika mit Milch, Milchspeiseeis, Kefir etc.	Cashewdrink (S. 194), Reisdrink, Biosojadrink (aus ganzen Sojabohnen, nicht aus Sojaprotein), Haferdrink, Cashewbutter* (S. 199), Petersilien-Pesto* (S. 199), Bananen-Eiscreme* (S. 226), Papaya-Eiscreme* (S. 226), Kalzium (S. 80)
Schweinefleisch, Schinken, Speck, Rindfleisch, Aufschnitt, Würstchen, abgepacktes, Schutzgas-konserviertes Hackfleisch	Mageres Lammfleisch, Huhn aus Freilandhaltung, Rinderbeinscheiben für Brühe, mageres Hackfleisch vom Lamm, Kalb oder Huhn (kaufen Sie nur frisches Hackfleisch ohne Zusatzstoffe)
Räucherlachs/Räucherfisch, große Fische wie Hai und Thunfisch (wegen Quecksilberbelastung), Dosen-Thunfisch in Pflanzen- oder Olivenöl	Gebackene oder gegrillte kleine weißfleischige Fische (S. 88 und S. 102), frischer Lachs ist für das Eczema-Detox-Programm geeignet (nicht für das FID-Programm)
Margarine, milchfreie Margarine, streichzarte Butter (enthält Zusatzstoffe/Öl), Konfitüren, Brotaufstriche, Avocado-Brotaufstrich	Cashewbutter* (S. 199), Hummus ohne Sesam (S. 142), Petersilien-Pesto* (S. 199), Bohnen-Dip (S. 142)

Auszutauschende Nahrungsmittel/Zutaten	Hautfreundliche Alternativen
Rohes Eiweiß, Vollei-Mayonnaise, Dips mit Ei	Ei-Ersatz (S. 221; in Reformhäusern, Bioläden und teils in Supermärkten erhältlich), Hummus ohne Sesam (S. 142) statt Mayonnaise (nach Beruhigung der Haut: ein gekochtes Freilandei pro Woche, sofern keine Ei-Allergie vorliegt)
Die meisten Obstsorten (sie enthalten viele natürliche chemische Stoffe), Fruchtsäfte, Avocado	Geschälte Birnen (das Eczema-Detox-Programm erlaubt Bananen sowie gelb- und rotfleischige Papayas)
Tomaten, tomatenhaltige Produkte, Paprika, Pilze, Kürbis (Winterkürbisse), Brokkoli	Möhren, Staudensellerie, Kartoffeln, Süßkartoffeln, grüne Bohnen, Rosenkohl, Weißkohl, Rotkohl
Dunkle Blattgemüse, Spinat, Mangold, Rucola etc.	Romana-Salat*, Eisbergsalat (während des FID-Programms sollten Sie Eisbergsalat bevorzugen)
Die meisten Kräuter und Gewürze	Petersilie (getrocknet oder frisch), Schnittlauch (getrocknet oder frisch)
Zwiebeln, die meisten Sprossen	Lauch, Frühlingszwiebeln (Lauchzwiebeln), Knoblauch, Knoblauchpulver, Mungbohnensprossen, Linsensprossen, Dinkelsprossen
Sojasauce/Tamari, Tomatensauce, Barbecue-Sauce und andere Fertigsaucen, Salatsaucen jeglicher Art	Cashewbutter* (S. 199), Hummus ohne Sesam (S. 142), Petersilien-Pesto* (S. 199), Bohnen-Dip (S. 142), Ahorn-Dressing (S. 145)
Trockenobst	Geschälte Birnen, Papayas* (gelb- und rotfleischig), Bananen*
Die meisten Nüsse	Ungesalzene, ungeröstete Cashewkerne (sofern keine Nussallergie oder Unverträglichkeit vorliegt)
Essig, sauer eingelegte Lebensmittel, eingelegte Gurken (Pickles)	Malzessig*, sofern keine Salicylatintoleranz vorliegt (Malzessig enthält mittlere Salicylatmengen und kann Sulfit enthalten. Der Essig sollte erst in den Speiseplan aufgenommen werden, wenn in Woche 4 des FID-Programms Salicylat- und Sufitintoleranz abgeklärt wurden.)

Auszutauschende Nahrungsmittel/Zutaten	Hautfreundliche Alternativen
Weizenprodukte, Weizenmehl, Weizenbrot, Weizenfrühstückszerealien, Weizennudeln, Jasminreis, Basmatireis	Dinkel-Fladenbrot (S. 165), Dinkelmehl, Dinkel-Sauerteig, Buchweizen, Vollkornreis, weißer Reis mit geringem glykämischem Index, Quinoa, Haferflocken, weizenfreie Getreideflocken, Reiskleie, Vollkornreismehl/Reismehl, Gerste, Roggen, Kartoffelmehl, Sojamehl, Roggenmehl, Quinoamehl, glutenfreies Brot (stark raffiniertes Maismehl ist erlaubt, wenn keine Maisunverträglichkeit vorliegt), glutenfreie Reisnudeln, Buchweizennudeln, glutenfreier Kichererbsen-Tarteboden (S. 208)
Frischer Mais, Maiszerealien, Tortilla-Chips (Mais-Chips)	Vollkorn-Reiscracker, gesalzene Reiscracker (ohne Sojasauce, Zusatzstoffe oder Algen etc.), Puffreis-Zerealien, Quinoa-Puffzerealien (Vorsicht: hoher GI), Vollkorn-Haferflocken (ohne Trockenobst und Nüsse), Instant-Haferflocken: (Vorsicht: hoher glykämischer Index, lieber normalen Haferflocken den Vorzug geben)
Dicke Bohnen (Ackerbohnen, Favabohnen)	Andere Bohnen, Kidneybohnen, weiße Bohnen, Linsen, Cannellini-Bohnen, Kichererbsen, grüne Bohnen
Erfrischungsgetränke, Light-Getränke, aromatisiertes oder gefärbtes Mineralwasser, Leitungswasser	Gefiltertes Wasser, natürliches Quellwasser (ohne Farb- und Aromastoffe), natürliches Mineralwasser, Elektrolyte-Birnensaft (S. 138)
Kaffee, Tees, Kräutertees, Fruchtsäfte	Carobtee (S. 136), Birne-Vanille-Tee (S. 136), Gesunde-Haut-Smoothie (S. 195), Reinigender Selleriesaft (S. 135)
Plätzchen (Kekse), Muffins, Snacks, Kuchen, Feingebäck, Chips, Pfannkuchen-Mix, Konditorwaren/Süßwaren, Schokolade, Trinkschokolade, Kakao	Birnen-Dinkel-Muffins (S. 161), Dinkelpfannkuchen (S. 151), Mungbohnen-Pfannkuchen (S. 178), Reiscracker oder Reisküchlein (ohne Zusatzstoffe), Bananenbrot* (S. 222), Haferkekse (S. 192)

Mit * gekennzeichnete Rezepte/Zutaten sind für das Eczema-Detox-Programm, nicht aber für das FID-Programm geeignet, können aber in Woche 3 und 4 des FID-Programms getestet werden.

TEIL 3
Programme und Speisepläne

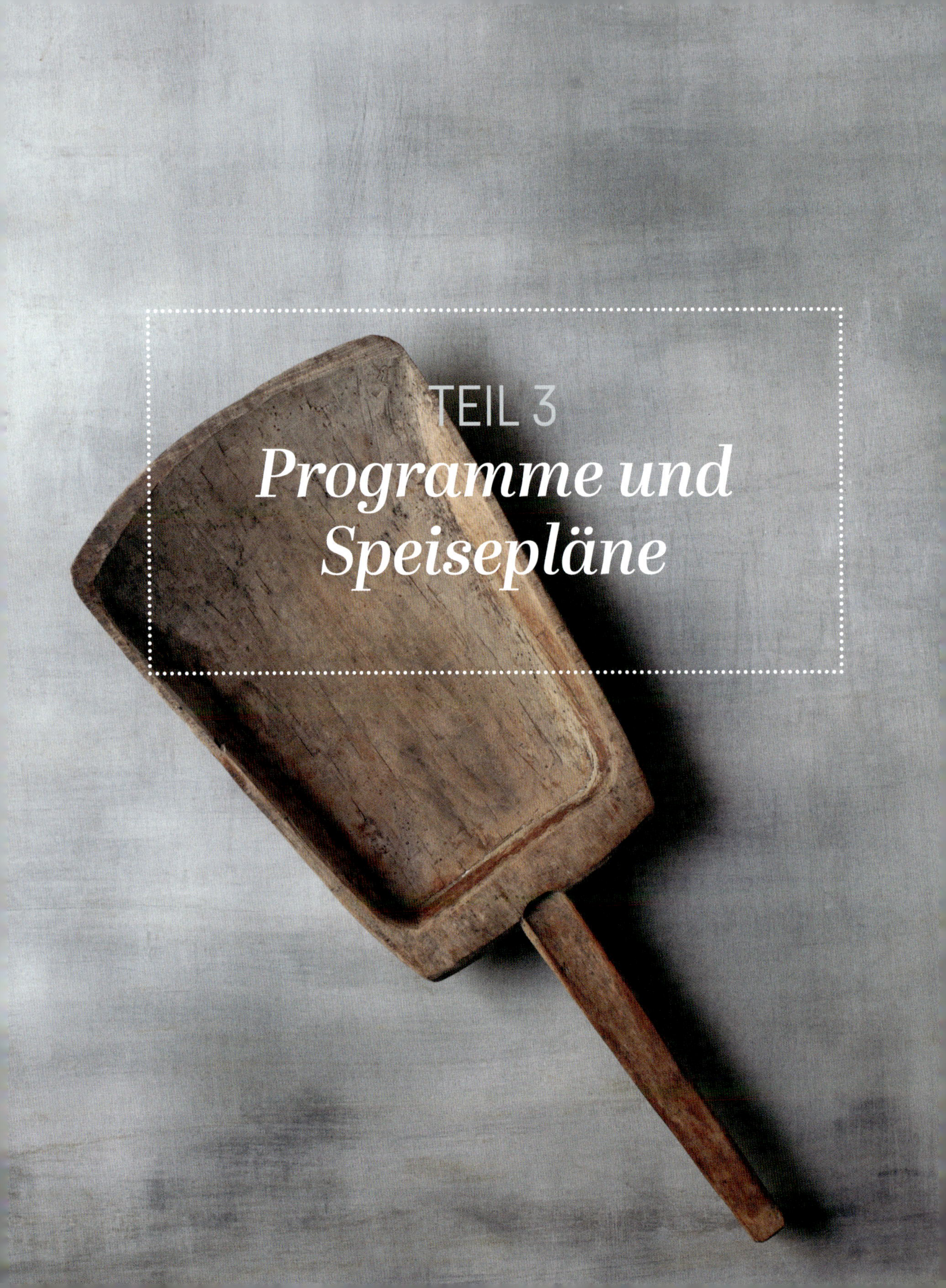

Kapitel 7

Skin-Supplement-Programm

Ein Zusammenspiel verschiedener Nähstoffe sorgt dafür, unsere Haut zu reparieren, zu erneuern und sie mit Feuchtigkeit zu versorgen. Hier werden sie im Einzelnen aufgelistet.

Dies sind die elf wichtigsten Nährstoffe gegen Ekzeme und Hautentzündungen:

1. Vitamin B_6
2. Biotin
3. Magnesium
4. Vitamin C
5. Zink
6. Omega-3-Fettsäuren
7. Taurin
8. Molybdän
9. Kalzium
10. Vitamin D
11. Proteine

Weitere Informationen zu anderen Hauterkrankungen und chemischen Intoleranzen finden Sie in diesem Kapitel und in der Tabelle zu den Hauterkrankungen auf Seite 41 bis 45. Wenn Sie sich vegetarisch oder vegan ernähren, sind zusätzlich folgende Nährstoffe wichtig:

» Vitamin B_{12}

» Eisen (wenn beim Bluttest niedrige Eisenwerte festgestellt werden)

» Erbsenproteinpulver (siehe S. 83)

Hinweis: Dieses Kapitel führt nicht alle Nährstoffe auf, da es sich auf Hauterkrankungen konzentriert. Wenn Sie Informationen zu anderen Nährstoffen suchen, finden Sie im Internet schnelle Hilfe.

1. Vitamin B_6

Vitamin B_6 ist essenziell für eine gesunde Haut und ein funktionierendes Immunsystem. Es ist ein natürliches Antihistaminikum, das (gemeinsam mit Vitamin C) die Fähigkeit hat, eine Histaminintoleranz zu reduzieren, was besonders für Allergiker und Histaminintolerante hilfreich ist. Vitamin B_6 unterstützt die Leber beim Abbau von Chemikalien und mildert den toxischen Effekt von Salicylaten, Benzoesäuren, Konservierungsstoffen, Mononatriumglutamat (MNG), Alkohol und Schwermetallen. Ebenso wichtig ist es für den Fettstoffwechsel. Daher kann ein *Mangel* an Vitamin B_6 den Cholesterinspiegel erhöhen und zu einer Fettleber führen.[1]

Vitamin B_6: Dosierung und Quellen

Vitamin B_6, auch bekannt als:	Dosierung der Nahrungsergänzung (in Milligramm pro Tag)**	Hautfreundliche Lebensmittel
Pyridoxin Pyridoxamin Pyridoxal Pyridoxinhydrochlorid Pyridoxal-5-Phosphat	**Säuglinge bis 12 Monate** 0,1–0,3 mg **Kinder und Jugendliche** 1-9 Jahre: 0,6–1 mg 10–18 Jahre: 1,2–1,6 mg **Erwachsene** Männer: 1,6 mg Frauen: 1,4 mg	150 g gegrillter Lachs: 1,2 mg* 1 mittelgroße Kartoffel: 0,7 mg 100 g Süßkartoffel: 0,03 mg^ 100 g pürierte Kartoffeln: 0,04 mg 100 g gekochte Linsen: 0,1 mg 150 g gekochtes Rindfleisch: 0,44 mg 150 g gekochtes Geflügel (Huhn/Pute): 0,4 mg 100 g Rosenkohl: 0,37 mg 1 mittelgroße Banane: 0,35 mg* 80 g Buchweizen: 0,32 mg 1 Plattfischfilet (127 g): 0,3 mg 60 g Haferflocken: 0,19 mg 30 g ungeröstete Cashewkerne: 0,16 mg

** Die Angaben richten sich nach den Referenzwerten der Deutschen Gesellschaft für Ernährung. Für weitere Angaben siehe dort (www.dge.de/wissenschaft/referenzwerte/).
^ Enthält Salicylate (nicht geeignet für Woche 1–3 des FID-Programms)
* Enthält Amine

Hinweis: Da die B-Vitamine säurebildend sind, sollten Sie hohe Dosen über 15 mg vermeiden. Um einem Vitamin-B-Mangel vorzubeugen, nehmen Sie Vitamin B_6 als Teil eines allgemeinen Vitamin-B-Präparats ein, nicht als Einzelpräparat.

2. Biotin

Biotin ist wichtig für gesunde Haut und normales Haarwachstum. Seit den 1950er-Jahren ist bekannt, dass Biotinmangel Ekzeme und Dermatitis auslösen kann. Wenn auch nicht bei jeder Hauterkrankung ein Biotinmangel vorliegt, so sind die Vitamine des B-Komplexes dennoch ein wichtiger Bestandteil jeder Behandlung entzündlicher Hauterkrankungen. Biotin ist in Lebensmitteln meist an Proteine gebunden und daher für den Körper schwer aufzunehmen.

Biotinmangel durch Eiklar

Meiden Sie rohes Eiklar: Wenn sich Avidin, ein Protein im rohen Eiklar, an Biotin bindet, kann der Körper es nicht mehr verwerten, und es kommt zu einem Biotinmangel. Die ersten Anzeichen hierfür sind Hautentzündungen. Der gelegentliche Verzehr von Eiklar löst diesen Biotinmangel nicht aus, aber auf Eiweiß-Smoothies, Baiser, einige Dips, Schokoladen-Mousse und Mayonnaise sollten Sie verzichten, da sie Ekzeme verschlimmern.

Biotin: Dosierung und Quellen

Biotin, auch bekannt als:	Dosierung der Nahrungsergänzung (in Mikrogramm pro Tag)**	Hautfreundliche Lebensmittel
Vitamin B_7 Vitamin H	**Säuglinge bis 12 Monate** 5–10 µg **Kinder und Jugendliche** 1–9 Jahre: 10–20 µg 10–14 Jahre: 20–35 µg 15–18 Jahre: 30–60 µg **Erwachsene** ab 19 Jahre: 30–60 µg	100 g gekochte Sojabohnen: 60 µg 1 Ei: 15 µg (meiden Sie rohes Ei) 150 g gegrillter Lachs: 14 µg* 100 g Haferflocken: 20 µg 100 g Süßkartoffeln: 4 µg^ 100 g Möhren: 5 µg^ 1 mittelgroße Banane: 3 µg* (Biotin aus Lebensmitteln wird schlecht aufgenommen.)

** Die Angaben richten sich nach den Referenzwerten der Deutschen Gesellschaft für Ernährung. Für weitere Angaben siehe dort (www.dge.de/wissenschaft/referenzwerte/).
^ Enthält Salicylate (nicht geeignet für Woche 1–3 des FID-Programms)
* Enthält Amine (nicht geeignet für Woche 1–2 des FID-Programms)

Hinweis: Nehmen Sie Biotin gemeinsam mit Vitamin B_6, Magnesium und Zink ein, um Hautentzündungen zu reduzieren, da sie die Umwandlung von Omega-6- und Omega-3-Fettsäuren in entzündungshemmende Stoffe fördern.

3. Magnesium

Die ergänzende Einnahme von Magnesium ist wichtig, da es in Kombination mit Taurin, Kalziumkarbonat und Vitamin B_6 Chemikalienunverträglichkeiten entgegenwirken kann. Mit zunehmendem Alter nimmt die Aufnahmefähigkeit des Körpers für Magnesium ab, daher ist Magnesiummangel verbreitet. Er kann durch Durchfall, Fehlernährung, proteinarme Ernährung (weniger als 30 g pro Tag), Fett-Malabsorption, gesteigerten Alkoholkonsum und häufige Einnahme von Antibiotika oder Diuretika entstehen.

Hinweis: Wenn Sie eines der vorgestellten Programme befolgen, kombinieren Sie diese Nahrungsergänzung nicht mit Kräutermischungen, Nahrungsergänzungsmitteln mit Fruchtaromen oder Gemüseextrakten, da diese salicylatreich sind und so der Wirksamkeit einer chemikalienarmen Ernährung entgegenlaufen. Im Kapitel »Quellen« (S. 220) finden Sie Empfehlungen, die Ihnen die Suche nach salicylatarmen Nahrungsergänzungen erleichtern. Weitere Informationen finden Sie in der Tabelle zum Skin-Supplement-Programm am Ende dieses Kapitels.

Nährstoffe gegen Depression

Um die Wohlfühlhormone Serotonin und Dopamin zu produzieren, benötigt unser Körper Taurin und bestimmte Co-Faktoren, wie etwa Vitamin B_6, Vitamin B_{12}, Folsäure, Magnesium und Zink. Omega-3-Fettsäuren sind für eine gesunde Hirnfunktion unerlässlich (siehe auch Omega-3-Fettsäuren, S. 74).

Magnesium: Dosierung und Quellen

Magnesium, auch bekannt als:	Dosierung der Nahrungsergänzung (in Milligramm pro Tag)**	Hautfreundliche Lebensmittel
Magnesiumcarbonat (gut, da stark basenbildend) Magnesiumbisglycinat (gute Verbindung, enthält Glycin) Magnesiumorotat (teuerste Verbindung, wird gut absorbiert) Magnesiumsalze der Zitronensäure (aufgrund der Zitronensäure weniger basenbildend) Magnesiumoxid (wird schlecht absorbiert)	**Säuglinge bis 12 Monate** 24–60 mg **Kinder und Jugendliche** 1–3 Jahre: 80 mg 4–6 Jahre: 120 mg 7–9 Jahre: 170 mg 10–14 Jahre: 230–310 mg 15–18 Jahre: 350–400 mg **Erwachsene** 300–400 mg	100 g Sojabohnen: 220 mg 100 g schwarze Bohnen: 171 mg 100 g ungeröstete Cashewkerne: 270 mg 100 g ungekochter Dinkel: 130 mg 100 g weiße Bohnen: 140 mg 100 g Buchweizen: 140 mg 100 g ungekochte Haferflocken: 130 mg 100 g gekochter Vollkornreis: 40 mg 100 g Gerste (Graupen): 65 mg 1 Plattfischfilet: 74 mg 100 g gekochte Bohnen: 60 mg 100 g Sardinen aus der Dose: 60 mg^ 100 g Süßkartoffeln: 20 mg^ Fisch (durchschnittliche Portion): 26–50 mg 100 g Tofu: 100 mg 100 g Papaya (rotfleischig): 40 mg^ 100 g Kartoffeln, püriert: 20 mg 100 g Rosenkohl: 20 mg 100 g geschälte Pellkartoffeln: 25 mg Hähnchen oder rote Fleischsorten (durchschnittliche Portion): 30 mg 100 g Mungbohnensprossen: 165 mg 100 g Lauch: 15 mg 100 g Staudensellerie: 12 mg

* Zusätzlich Magnesium über die Nahrung zuführen.
** Die Angaben richten sich nach den Referenzwerten der Deutschen Gesellschaft für Ernährung. Für weitere Angaben siehe dort (www.dge.de/wissenschaft/referenzwerte/).
^ Enthält Salicylate (nicht geeignet für Woche 1–3 des FID-Programms)

Hinweise:

- Nehmen Sie Magnesium 2 Stunden vor oder nach der Einnahme von Medikamenten ein.
- Nehmen Sie Magnesium gemeinsam mit Vitamin B_6, Taurin und Kalziumkarbonat ein.

4. Vitamin C

Vitamin C (auch als Ascorbinsäure bekannt) ist wichtig für die Synthese von Kollagen in der Haut und unerlässlich für die Wundheilung. Es ist ein natürliches Antihistaminikum, da Vitamin C den Imidazolring der Histaminmoleküle zerstört. Vitamin-C-Mangel kann zu Histaminintoleranz führen, was allergische Reaktionen verstärken kann. Wer an Ekzemen und Allergien leidet, sollte auf jeden Fall Vitamin C nehmen.

Vitamin C: Dosierung und Quellen

Vitamin C, auch bekannt als:	Dosierung der Nahrungsergänzung (in Milligramm pro Tag)**	Hautfreundliche Lebensmittel
Ascorbinsäure Kalziumascorbat (Kalziumsalz der Ascorbinsäure) Magnesiumascorbat (meiden: enthält Sulfite) Natriumascorbat (Natriumsalz der Ascorbinsäure)	**Säuglinge bis 12 Monate** 20 mg **Kinder und Jugendliche** 1–3 Jahre: 20 mg 4–6 Jahre: 30 mg 7–9 Jahre: 45 mg 10–14 Jahre: 65–85 mg 15–18 Jahre: 90–105 mg **Erwachsene** 95–110 mg	100 g Rosenkohl: 110 mg 150 g Papaya (rot- oder gelbfleischig): 90 mg* 100 g Weiß- oder Rotkohl: 45 mg 100 g Lauch: 30 mg 100 g Süßkartoffeln: 25 mg^ 100 g Mairüben/Steckrüben/weiße Rüben: 25 mg 1 mittelgroße Kartoffel: 30 mg 100 g grüne Bohnen: 20 mg 1 Banane: 15 mg* 100 g Mungbohnensprossen: 3 mg 3 Frühlingszwiebeln: 15 mg 10 g Petersilie: 10 mg

** Die Angaben richten sich nach den Referenzwerten der Deutschen Gesellschaft für Ernährung. Für weitere Angaben siehe dort (www.dge.de/wissenschaft/referenzwerte/).
^ Enthält Salicylate (nicht geeignet für Woche 1–3 des FID-Programms)
* Enthält Amine (nicht geeignet für Woche 1–2 des FID-Programms)

Hinweis: Da Vitamin C säurebildend ist, nehmen Sie es gemeinsam mit einem basenbildenden Mineralstoff wie Magnesiumkarbonat oder Kalziumkarbonat ein.

5. Zink

Zink ist wichtig für die Reparatur und den Erhalt der Haut. Es hemmt die Histaminausschüttung, kann also neben Vitamin B_6, Kupfer und Vitamin C zum Abbau von Histaminintoleranz beitragen.[2] Teenager benötigen Zink für das schnelle Wachstum während der Wachstumsschübe. Kommt es zu Zinkmangel, kann dies Akne auslösen, da Zink die Aktivität der Talgdrüsen reguliert. Zinkmangel kann auch Hautläsionen, trockene und raue Haut sowie verzögerte Wundheilung bedingen. Starker Zinkmangel kann zu blasigen Ausschlägen, Ekzemen und Haarverlust führen.

Zink: Dosierung und Quellen

Zink, auch bekannt als:	Dosierung der Nahrungsergänzung (in Milligramm pro Tag)***	Hautfreundliche Lebensmittel (gegart)
Zinkgluconat (beste Verbindung, wird gut absorbiert) Zinkpicolinat* Zinkoxid (wird schlecht absorbiert)	**Säuglinge bis 12 Monate** 1,5–2,5 mg **Kinder und Jugendliche** 1–3 Jahre: 3 mg 4–6 Jahre: 4 mg 7–9 Jahre: 6 mg 10–14 Jahre: 8–12 mg 15–18 Jahre: 11–14 mg **Erwachsene** ab 19 Jahre: 7–16 mg	6 Austern: 27 mg** 150 g Lammhaxe: 14,5 mg 150 g Rindfleisch: 7,7 mg 150 g Lammfleisch: 6,4 mg 100 g getrocknete Bohnen: 3 mg 100 g gekochter Dinkel: 3,4 mg 100 g ungekochter Vollkornreis: 2,1 mg 60 g Vollkorn-Haferflocken: 1,1 mg 100 g ungekochter weißer Reis: 1,1 mg 1 Plattfischfilet: 0,8 mg ½ Lachsfilet, gekocht: 0,8 mg** 100 g Kartoffeln, püriert: 0,3 mg 100 g Süßkartoffeln: 0,4 mg^

*** Die Angaben richten sich nach den Referenzwerten der Deutschen Gesellschaft für Ernährung. Für weitere Angaben siehe dort (www.dge.de/wissenschaft/referenzwerte/).
^ Enthält Salicylate (nicht geeignet für Woche 1–3 des FID-Programms)
** Enthält Amine (nicht geeignet für Woche 1–2 des FID-Programms)
* Achtung: Ich empfehle Zinkpicolinat nicht mehr. Es ist hoch absorbierbar und kann so zu einer Überdosierung mit Vergiftungserscheinungen wie Erbrechen, Übelkeit, metallischem Geschmack im Mund und Kupfermangel führen.

Hinweise:

- Salz, Kalzium, Eisen und Phosphor können verhindern, dass ein Zinkpräparat absorbiert wird. Daher sollte ein Nahrungsergänzungsmittel mit Zink immer mit 2 Stunden Abstand zu diesen Substanzen eingenommen werden.
- Zur Verminderung von Hautentzündungen nehmen Sie Zink zusammen mit Vitamin B_6, Biotin und Magnesium.

6. Omega-3-Fettsäuren

Omega-3-Fettsäuren gehören zu den essenziellen Fettsäuren, die wichtig für gesunde, hydratisierte Haut sind. Reich an Omega-3-Fettsäuren sind beispielsweise Leinsamen, Lachs, Fischöle und Chiasamen. Ein gesunder Körper wandelt Omega-3-Festtäuren in aktive Verbindungen wie Eicosapentaensäure (EPA) und Docosahexaensäure (DHA) um, die er leicht verwerten kann. EPA und DHA helfen, Entzündungen zu verhindern. Achten Sie also auf eine ausreichende Zufuhr von Omega-3-Fettsäuren.

Forschung zu Leinöl

De Spirt und Kollegen gaben zwei Gruppen von Frauen zwölf Wochen lang jeweils Leinöl bzw. Borretschöl. Eine dritte Gruppe erhielt Placebos mit Olivenöl. Nach sechs Wochen mit nur einem halben Teelöffel Lein- oder Borretschöl ging der Wasserverlust der Haut um zehn Prozent zurück, und nach zwölf Wochen war die Leinölgruppe noch besser gegen Wasserverlust der Haut geschützt, und die Haut war deutlich besser hydratisiert. Bei der Placebo-Gruppe zeigte sich keine wesentliche Veränderung der Haut, die Leinölgruppe zeigte allerdings *nach zwölf Wochen* deutlich weniger Hautrötungen (nach Reizung), raue oder schuppige Haut.[3]

Hinweis: In pflanzlichen Quellen, mit Ausnahme einiger Algen, finden sich hauptsächlich *nicht umgewandelte* Omega-3-Fettsäuren. Diese stehen in der ersten Tabelle. Die zweite Tabelle führt Lebensmittel auf, zumeist Fisch und Meeresfrüchte, die die umgewandelten Formen EPA und DHA über Algen aufnehmen. Beachten Sie, dass EPA und DHA in geringerer Dosierung eingenommen werden können, da sie gut absorbierbar sind. Das bedeutet nicht, dass Fischöl besser ist als Leinöl. Ich habe viele Ekzempatienten gesehen, die von Leinöl profitiert haben.

Tipp: Unterstützen Sie die Umwandlung von Omega-3-Säure aus Leinsamen (Linolensäure), indem Sie Vitamin B_6, Biotin, Magnesium und Zink einnehmen (siehe Tabelle Skin-Supplement-Programm, S. 85).

Hinweise:

- Omega-3-Nahrungsergänzungen mit Fischöl verdünnen das Blut, müssen also mehrere Wochen vor einer Operation oder Entbindung abgesetzt werden.
- Nehmen Sie während Woche 1–2 des FID-Programms keine Omega-3-Fischölprodukte, Chiasamen oder Leinsamen ein. Sie werden erst in Woche 3–4 getestet.
- Sie können Fisch ein- bis dreimal pro Woche essen, wenn Sie keine Fischallergie haben, aber maximal dreimal pro Woche.

Omega-3-Fettsäuren: Dosierung und Quellen

Omega-3-Fettsäuren, auch bekannt als:	Dosierung der Nahrungsergänzung (in % der Energie)**	Hautfreundliche Lebensmittel
α-Linolensäure, (ALA), auch bekannt als Linolensäure Hinweis: Nehmen Sie Vitamin B_6, Biotin, Zink und Magnesium ein, um die Umwandlung von ALA in EPA zu fördern.	**Säuglinge bis 12 Monate** 0,5 % **Kinder und Jugendliche** 1–18 Jahre: 0,5 % **Erwachsene** 0,5 %	28 g Leinsamen: 6388 mg^* 28 g Chiasamen: 4915 mg^* 1 EL Leinöl: 7200 mg^* 1 TL Leinöl: 2400 mg^* 100 g Sojabohnen: 1443 mg 100 g Tofu: 487 mg 100 g Kohl: 85 mg

Omega-3-Fettsäuren: Dosierung und Quellen

EPA/DHA, auch bekannt als:	Dosierung der Nahrungsergänzung (in Milligramm pro Tag)**	Hautfreundliche Lebensmittel
Eicosapentaensäure und Docosahexaensäure Algenöl (vegan) Fischöl	**Säuglinge bis 12 Monate** 20–30 mg **Kinder und Jugendliche** 1–4 Jahre: 40–200 mg 5–12 Jahre: 70–250 mg 14–18 Jahre: 85–500 mg **Erwachsene** 160–1000 mg	100 g Atlantischer Lachs: 1090–1830 mg^ 100 g Hering: 1710–1810 mg^ 100 g Sardinen: 980–1700 mg^ 100 g Regenbogenforelle: 840–980 mg 100 g Makrele: 340–1570 mg^ 150 g Plattfisch: 300–400 mg 150 g Petersfisch: 200–300 mg

** Referenzwerte nach den Richtlinien der australischen Regierung, keine Referenzwerte bei der DGE.
Beachten Sie: Größere Fische, wie Hai, Thunfisch und Seebarsch, sind stark quecksilberbelastet und daher nicht Teil dieser Ernährung (Quecksilber verstärkt Ekzeme).
^ Enthält Amine (nicht geeignet für Woche 1–2 des FID-Programms).
* Enthält Salicylate (nicht geeignet für Woche 1–3 des FID-Programms).

Das gesunde Gleichgewicht bei Omega-n-Fettsäuren

Omega-6-Fettsäuren sind ebenfalls essenzielle Fettsäuren, zu viel davon kann aber Ekzeme verschlimmern, da sie zu Arachidonsäure umgewandelt werden, die Entzündungsmediatoren bildet. In der modernen westlichen Welt werden meist zu viele Omega-6-Fettsäuren konsumiert. Das Verhältnis Omega-6- zu Omega-3-Fettsäuren liegt bei etwa 16:1. Laut Forschung zu Asthma und Arthritis liegt ein entzündungshemmendes Verhältnis bei 3:1 und 5:1, also fünfmal mehr Omega-6-Fettsäuren als Omega-3-Fettsäuren.[4] Die Forschung hat festgestellt, dass ein Verhältnis von 10:1 einen negativen Effekt hat.

Sie können sich ausgewogener ernähren, indem Sie mehr Omega-3-Fettsäuren aus Leinöl und weniger Omega-6-Fettsäuren aus Nüssen, Samen und Ölen zu sich nehmen und Margarine meiden. Die folgende Tabelle zeigt ein Beispiel einer ausgewogenen Ernährung mit beiden Fettsäuren. Bedenken Sie, dass es nicht darum geht, jegliche Omega-6-Fettsäure zu meiden, da der Körper sie dringend benötigt.

Bei einem erwachsenen Ekzempatienten könnte eine ausgewogene Omega-6-Omega-3-Ernährung (Verhältnis ungefähr 3:1) Folgendes beinhalten:

Omega-3-Fettsäuren	Omega-6-Fettsäuren
(~2,4 g Omega-3-Fettsäuren) 1 TL Leinöl (2,4 g Omega-3- und 0,5 g Omega-6-Fettsäuren) ** Zweimaliger Verzehr von frischem Fisch pro Woche würde sich zudem positiv auswirken (85 g Lachs enthalten 2 g Omega-3-Fettsäuren insgesamt bzw. 1 g EFA/DHA).	2 TL Reiskeimöl* in Speisen, Dressings und Dips geben (3 g Omega-6-Fettsäuren) plus 35 g rohe Cashewkerne (2 g Omega-6-Fettsäuren) plus schwache Quellen für Omega-6-Fettsäuren, wie Fleisch, Getreide und Fisch (85 g Lachs enthalten 0,5 mg Omega-6-Fettsäuren)

* Wer empfindlich oder allergisch auf Reiskeimöl reagiert, kann es durch salicylatfreies Sonnenblumen- oder Färberdistelöl ersetzen. Achtung: Sie enthalten bereits 3 g Omega-6-Fettsäuren in nur 1 TL Öl, also doppelt so viel wie Reiskeimöl. Nehmen Sie daher nicht mehr als 1 TL dieser Öle pro Tag zu sich oder verdoppeln Sie die Aufnahme an Omega-3-Fettsäuren aus Leinöl. Hinweis: Andere Öle sind salicylatreich und daher nicht Teil dieser Ernährung.

** Da einige Menschen allergisch gegen Fisch sind, wurde er nicht in diese Berechnung aufgenommen.

7. Taurin

Taurin ist eine stark schwefelhaltige Aminosäure, die die Leber zur Entgiftung benötigt. Es wirkt entzündungshemmend und trägt beim Auftreten von Entzündungen zum Schutz vor Gewebeschäden bei. Menschen, die an Kortisonentzug (Steroid-Entzugssyndrom) leiden, haben oft stark erhöhte Stickoxidwerte im Blut, was Hitzegefühl und Juckreiz auslösen kann. Taurin hilft, diese erhöhten Stickoxidwerte zu senken, und kann so zur Genesung vom Steroid-Entzugssyndrom beitragen.[5]

Taurin unterstützt zudem die Hirnfunktion. Es ist ein wichtiger inhibitorischer Neurotransmitter, der Angst- und Stresszuständen entgegenwirkt.[6,7] Die Forschung zeigt, dass Patienten mit Depressionen auffällig niedrige Taurinspiegel aufweisen können.[8]

Taurin: Dosierung und Quellen

Taurin	Dosierung der Nahrungsergänzung (in Milligramm pro Tag)**	Hautfreundliche Lebensmittel
Taurin (natürlicher Stoff)	**Säuglinge bis 12 Monate** 3–8 mg pro 100 ml Muttermilch oder milchfreier Säuglingsmilch für Hypoallergiker **Kinder und Jugendliche** 1–4 Jahre: 50–100 mg 5–12 Jahre: 100–140 mg 14–18 Jahre: 140–500 mg (plus Nahrungsquellen) **Erwachsene** 200–500 mg pro Tag Bis zu 2 g täglich, auf mehrere kleinere Dosen verteilt	85 g Kaltwasserfisch: 120–400 mg 85 g Hähnchenfleisch: 185 mg 85 g gekochtes rotes Fleisch: 30 mg

Für Deutschland gibt es keine Empfehlungen, aber Forschungen zeigen, dass bis zu 3 g pro Tag (bei Erwachsenen) unbedenklich sind.
** Referenzwerte nach den Richtlinien der australischen Regierung

Hinweise:

- Taurin als Nahrungsergänzung kann helfen, eine Fettleber zu verhindern, an der ein Drittel aller Ekzempatienten leiden.[9,10]
- Taurinmangel kann durch eine Vollblutanalyse festgestellt werden (Tests mit Blutplasma, Urin- oder Stuhlproben liefern weniger präzise Ergebnisse).

8. Molybdän

Ekzempatienten reagieren gewöhnlich empfindlich auf sulfitreiche Nahrungsmittel wie Wein, Traubensaft und Essig. Das könnte an einem Molybdänmangel liegen. Zu den Anzeichen einer Sulfitintoleranz zählen Nesselsucht, Pfeifatmung, Asthma, Pigmentstörungen der Haut, Ekzeme, Ausschläge, Schwellungen, Durchfall und Anaphylaxie.[11] Anzeichen für einen Molybdänmangel sind u. a. Akne, Allergien, Asthma, erhöhte Herzfrequenz, Sulfitintoleranz, Multiple Chemikalien-Sensitivität (MCS) sowie Empfindlichkeit gegen Schimmel- und Hefepilze.

Wie kommt es zu einer Sulfitintoleranz? Molybdän spielt eine wichtige Rolle bei der Aktivierung eines Enzyms namens Sulfitoxidase (SO). Ihm kommt beim Abbau von Sulfiten in der Leber eine Schlüsselrolle zu.[12] Zudem hilft es auch beim Abbau von Kohlenstoff und Stickstoff und der Verstoffwechselung von Medikamenten und Toxinen.[13]
Bei einer Hefeinfektion des Darmes mit *Candida albicans* (z. B. durch stark zuckerreiche Ernährung) produziert Candida einen Giftstoff namens Acetaldehyd. Dieses Toxin kann Müdigkeit, Verwirrtheit, Gelenkschmerzen und Hautentzündungen auslösen. Hier kann die Einnahme von Molybdän Abhilfe schaffen, da es die Leber bei der Deaktivierung von Acetaldehyd unterstützt.

Molybdän: Dosierung und Quellen

Molybdän, auch bekannt als:	Dosierung der Nahrungsergänzung (in Mikrogramm pro Tag)**	Hautfreundliche Lebensmittel
Molybdäntrioxid Molybdän-Aminosäure-Chelat	**Säuglinge bis 12 Monate** 7–40 µg **Kinder** 1–3 Jahre: 25–50 µg 4–6 Jahre: 30–75 µg 7–9 Jahre: 40–80 µg 10–14 Jahre: 50–100 µg **Jugendliche und Erwachsene** ab 15 Jahre: 50–100 µg	100 g Linsen: 74 µg 75 g getrocknete Erbsen: 73 µg (frische Erbsen meiden) 100 g Limabohnen: 70 µg 100 g Sojabohnen: 210 µg 85 g schwarze Bohnen: 64 µg 75 g Kichererbsen: 61 µg 30 g Hafer: 28 µg 60 g Romana-Salat: 5,6 µg^ 60 g Gerste: 26 µg 100 g gehackte Möhren: 8 µg^ 60 g gehackter Staudensellerie: 2,5 µg

** Die Angaben richten sich nach den Referenzwerten der Deutschen Gesellschaft für Ernährung. Für weitere Angaben siehe dort (www.dge.de/wissenschaft/referenzwerte/).
^ Enthält Salicylate (nicht geeignet für Woche 1–3 des FID-Programms)

Hinweise:

- Molybdän ist ein essenzielles Mineral (d. h., der Körper kann es nicht selbst produzieren), das über die Nahrung aufgenommen werden muss. Hülsenfrüchte wie Bohnen und Linsen sind reich an Molybdän. Wer sie meidet, kann einen Mangel entwickeln.[14]
- Bei Menschen mit Magen-Darm-Erkrankungen, wie Morbus Crohn oder Glutenintoleranz, kann es zu Molybdänmangel kommen.[15]
- Nehmen Sie Molybdän zusammen mit Taurin, Vitamin B_6, Vitamin B_5 und Zink ein, um Ihre Leber bei der Entgiftung zu unterstützen.

9. Kalzium

Kalzium ist der Mineralstoff, der im Körper mengenmäßig am stärksten vertreten und in gesunder Haut reichlich vorzufinden ist. Zu den Anzeichen für einen Kalziummangel zählen Ekzeme, Beklemmungen, Hyperaktivität, Depressionen, Herzrasen und Lebensmittelunverträglichkeiten. Kalzium stärkt den Säureschutzmantel der Haut, der ihr hilft, sich z. B. gegen Staubmilben und Infektionen zu schützen. Kalzium trägt zudem zur ausreichenden Versorgung der Epidermis mit Feuchtigkeit spendenden Lipiden bei, indem es die Lipidproduktion anregt.

Kalziumkarbonat ist ein Mittel bei Salicylatintoleranz, da es stark basenbildend und salicylatfrei ist. Es unterstützt eine zügige Alkalisierung von Blut und Urin. Studien zeigen, dass der Körper überschüssige Salicylate eliminiert, *wenn der pH-Wert des Urins 7,5 erreicht.* Eine Nahrungsergänzung mit Kalziumkarbonat unterstützt das Erreichen dieses Wertes und kann so vorübergehend eine Salicylatintoleranz lindern.

Kalzium: Dosierung und Lebensmittel

Kalzium, auch bekannt als:	Dosierung der Nahrungsergänzung (in Milligramm pro Tag)**	Hautfreundliche Lebensmittel
Kalziumkarbonat Kalziumzitrat* Kalziumphosphat	**Säuglinge bis 12 Monate** 220–330 mg **Kinder und Jugendliche** 1–3 Jahre: 600 mg 4–6 Jahre: 750 mg 7–9 Jahre: 900 mg 10–12 Jahre: 1100 mg 13–18 Jahre: 1200 mg **Erwachsene** 1000 mg	100 g Tofu: 350 mg 250 ml kalziumangereicherter Soja- oder Reisdrink: 300 mg 100 g Sardinen: 300 mg^ 100 g Lachs: 200–300 mg^ 100 g grüne Sojabohnen: 200 mg 1 Schale Hafergrütze/Porridge: 99–110 mg 100 g weiße Bohnen: 113 mg 160 g Fischfilet: 85 mg 100 g Süßkartoffeln: 20 mg^ 80 g Regenbogenforelle: 73 mg^ 100 g Plattfisch: 23–55 mg 100 g grüne Bohnen: 65 mg 100 g Kohl: 40 mg 100 g Staudensellerie: 80 mg 100 g gekochter Dinkel: 25 mg 100 g Lauch: 65 mg

** Die Angaben richten sich nach den Referenzwerten der Deutschen Gesellschaft für Ernährung. Für weitere Angaben siehe dort (www.dge.de/wissenschaft/referenzwerte/). Die empfohlene Tagesmenge sollte durch Nahrungsmittelergänzungsmittel und milchfreie Lebensmittel gedeckt werden.

* Kalziumzitrat besteht vor allem aus Zitronensäure und ist daher nicht Teil dieses Programms, da ihm die basenbildende Funktion des Kalziumkarbonats fehlt

^ Enthält Salicylate (nicht geeignet für Woche 1–3 des FID-Programms).

Hinweise:

- Nehmen Sie Kalzium mit mehr als 2 Stunden Abstand zu Medikamenten und Eisen- oder Zinkpräparaten ein.
- Eine hohe Kalziumeinnahme kann die Aufnahme von Eisen und anderen, gefährlichen Schwermetallen blockieren.
- Wenn Sie auf salicylatreiche Nahrung reagieren (etwa nach einem Restaurantbesuch), können Sie Ihre Symptome durch eine Dosis Skin Friend PM vorübergehend lindern.
- Kalziummangel kann Schlafstörungen verursachen. Nehmen Sie Kalzium für erholsameren Schlaf zusammen mit Glycin und Magnesium.

10. Vitamin D

Vitamin D wird durch direkte Sonneneinstrahlung in der Haut gebildet und über die Nahrung aufgenommen. Mediziner eines Kinderkrankenhauses in Boston fanden heraus, dass Kinder mit mittlerer bis schwerer Neurodermitis bedeutend niedrigere Vitamin-D-Werte hatten als Kinder mit leichteren Symptomen. Vitamin-D-Mangel steht in Verbindung mit verschiedenen Erkrankungen, wie Rachitis, kranken Knochen, extremer Müdigkeit, Psoriasis und Muskelschwäche. Anzeichen für einen Vitamin-D-Mangel sind u. a. Ekzeme oder Neurodermitis, Müdigkeit, Gelenkschmerzen/-steifheit, Psoriasis und Muskelschwäche.

Vitamin D: Dosierung und Quellen

Vitamin D, auch bekannt als:	Dosierung der Nahrungsergänzung (in Mikrogramm pro Tag)**	Hautfreundliche Lebensmittel
Cholecalciferol (Vitamin D_3) Hinweis: Viele Vitamin-D-Präparate werden auf Sojabasis hergestellt (siehe »Quellen«, S. 230)	**Säuglinge bis 12 Monate** 10 µg **Kinder** 1–14 Jahre: 20 µg **Jugendliche und Erwachsene** ab 15 Jahre: 20 µg	100 g gegrillter Hering: 25 µg^ 100 g roter Lachs aus der Dose: 23,1 µg^ 100 g rosa Lachs aus der Dose: 17 µg^ 150 g gegrillte Forelle: 16,5 µg^ 150 g gegrillter Lachs: 14,4 µg^ 100 g gekochte Bücklinge: 9,4 µg 100 g gekochte Makrelen: 5,4 µg^ 100 g Plattfisch: 1 µg

** Die Angaben richten sich nach den Referenzwerten der Deutschen Gesellschaft für Ernährung. Für weitere Angaben siehe dort (www.dge.de/wissenschaft/referenzwerte/).
AI: Angemessene Aufnahmemenge (Adequate Intake AI) nach den Richtlinien der australischen Regierung
Empfohlene Tagesdosis (Recommended Daily Allowance RDA) nach den Richtlinien der australischen Regierung, in der Tabelle als niedrigste Dosierung aufgeführt. Die höhere Werte decken den therapeutischen Bereich ab.
^ Enthält Amine (nicht geeignet für Woche 1–2 des FID-Programms). Solange keine Fischallergie vorliegt, ist frischer Fisch, wie etwa Plattfisch, in beiden Programmen erlaubt

Hinweise:

- Vitamin D sollte nicht zu spät am Tag eingenommen werden, da es sonst zu Schlafstörungen kommen kann.
- Häufige Nutzung von kortisonhaltigen Cremes kann die Vitamin-D-Speicher der Haut aufbrauchen.
- Da Vitamin D durch Sonneneinstrahlung in der Haut gebildet wird, sollten Sie die Haut immer wieder kurz der Sonne aussetzen und zusätzlich Nahrungsergänzungen nehmen, um den Vitamin-D-Spiegel der Haut anzuheben.

11. Proteine

Wenn Sie sich vegan oder vegetarisch ernähren, älter als 60 Jahre sind oder Ihr Krafttraining mit Proteinen unterstützen möchten, ist reines Erbsenproteinpulver ohne Aroma- oder andere Zusatzstoffe eine geeignete Wahl. Da es wenig Cystein und Methionin enthält, aber reich an Lysin ist (was es zur unvollständigen Proteinquelle macht), wird es teils mit Reisprotein vermischt verkauft, das viel Cystein und Methionin und wenig Lysin enthält. Diese Mischung ist dann eine vollständige Proteinquelle.

Proteine: Dosierung und Quellen

Proteine, auch bekannt als:	Dosierung der Nahrungsergänzung (in Gramm pro Tag)**	Hautfreundliche Lebensmittel
(Eiweiß, Makromoleküle aus verschiedenen Aminosäuren)	**Säuglinge bis 12 Monate** 18–11 g **Kinder und Jugendliche** 1–3 Jahre: 14 g 4–6 Jahre: 18 g 7–9 Jahre: 26 g 10–12 Jahre: 37–38 g 13–14 Jahre: 49–50 g 15–18 Jahre: 48–62 g **Erwachsene** 47–67 g	150 g Hähnchen: 42 g 150 g Rind oder Lamm: 40 g 150 g Fisch: 36 g 100 g Thunfisch oder Lachs aus der Dose: 24 g 1 Ei: 6 g Vegane oder vegetarische Quellen: 100 g Sojabohnen: 35 g 25 g Erbsenproteinpulver: 20 g 100 g Tofu: 8 g 100 g gekochte Linsen: 10 g 100 g Bohnen (Kidney-, schwarze- oder Limabohnen): 22 g 100 g Kichererbsen: 19 g 100 g Hafer: 11 g 100 g Nudeln, gekocht: 5 g 100 g rohe Cashewkerne: 18 g

** Die Angaben richten sich nach den Referenzwerten der Deutschen Gesellschaft für Ernährung. Für weitere Angaben siehe dort (www.dge.de/wissenschaft/referenzwerte/).

Hinweise:

- Alle Proteinpulver sind reich an Glutaminsäure. Wer an Glutamatunverträglichkeit leidet, kann empfindlich oder allergisch auf Proteinpulver reagieren. Treten solche Reaktionen auf, setzen Sie das Proteinpulver sofort ab und nutzen Sie andere Nahrungsquellen für Proteine.
- Proteine sind für eine gesunde Haut notwendig. Achten Sie also auf eine ausreichende Proteinzufuhr, weder zu viel noch zu wenig.

FAQs

Muss ich all diese Nährstoffe einzeln einnehmen?

Nicht zwingend. Molybdän, Vitamin C, Taurin, Biotin, Magnesium, Zink, Vitamin B_6 und andere B-Vitamine gibt es auch als Kombipräparate im Handel.

Ich nehmen verschreibungspflichtige Medikamente. Mein Arzt sagt, ich solle keine Nahrungsergänzungsmittel nehmen. Wie wirkt sich das aus?

Der Kampf gegen Ekzeme ist erfolgreicher mit Nahrungsergänzungsmitteln, da sie den Heilungsprozess beschleunigen. Rät Ihr Arzt davon ab, halten Sie sich einfach an die angegebenen Lebensmittel, um sicherzustellen, dass Sie ausreichend mit den richtigen Nährstoffen versorgt sind. Folgen Sie zunächst vier Wochen dem FID-Programm und gehen Sie dann zum Eczema-Detox-Programm über.

Was ist mit Probiotika? Brauche ich die?

Probiotika können nach der Einnahme von Antibiotika hilfreich sein, da Letztere die guten Darmbakterien abtöten. Probiotika können ebenso bei bestimmten Verdauungsproblemen wirksam sein. Bedenken Sie aber, dass sie reich sind an Aminen, auf die 35% aller Ekzempatienten reagieren. Es besteht also die Gefahr, dass sie die Ekzeme verschlimmern. Wer Probiotika nehmen möchte (*Lactobacillus rhamnosus*-Stamm), kann diese in Woche 3 des FID-Programms testen (weitere Informationen siehe S. 92).

Hinweis: Mehr Informationen zu Probiotika, Hanfsamenprodukten, Olivenblattextrakt, Kurkuma und anderen beliebten Nahrungsergänzungsmitteln finden Sie auf www.eczemalife.com (englischsprachige Website), wenn Sie nach »Eczema Supplement Review« suchen. Informationen zur Eisensupplementierung oder MTHFR-Mutationen (einem Gendefekt im Zusammenhang mit dem Stoffwechsel von Vitamin B_{12} und Folsäure) finden Sie auf www.eczemalife.com. Daneben bietet die Website spezielle Informationen für Schwangere und Stillende.

12-Wochen-Programm

Manche Menschen erzielen schnell gute Ergebnisse, bei anderen (besonders nach längerer Anwendung topischer Steroide oder Immunsuppressiva) dauert die Heilung länger. Dieses Ergänzungsprogramm enthält keine Medikamente oder Zutaten, die die Entzündung lediglich unterdrücken (beruht die Behandlung rein auf Unterdrückung, kommt die Entzündung wieder). Folgen Sie diesem Ergänzungsprogramm für ein optimales Ergebnis mindestens über zwölf Wochen. Sie können das Programm auch länger durchführen.

Weitere Informationen

Weitere Informationen zu den Nahrungsergänzungsmitteln finden Sie unter »Quellen« auf Seite 230.

Skin-Supplement-Programm

Wenn Sie dem Programm zum ersten Mal folgen, führen Sie alle drei Tage ein neues Produkt ein. Das Nahrungsergänzungsprogramm ist für gesunde Erwachsene, Teenager und Kinder ab dem zweiten Lebensjahr geeignet.

Morgens (zum Frühstück, als Snack oder zum Mittagessen)	Nachmittags und abends
1. Vitamin B_6, Biotin, Vitamin C, Taurin, Zink, Molybdän, Magnesium, Vitamin B_{12} etc. (Skin Friend AM), zur Mahlzeit eingenommen. Dosierung siehe Packungsangabe.	2. Kalzium, Magnesium und Glycin (Skin Friend PM), zur Mahlzeit eingenommen. Dosierung siehe Packungsangabe.
3. Bioleinöl (Omega-3-Fettsäuren): zu jeder beliebigen Tageszeit zur Mahlzeit einnehmen. Mit der niedrigsten Dosis beginnen: · Kinder: ¼–½ TL pro Tag · Teenager: ½–1 TL · Erwachsene: ½–2 TL Wer stark auf Amine und Salicylate reagiert, sollte bei der niedrigesten Dosis bleiben. ½ TL ist auch bei Unverträglichkeit meist tolerierbar. Teenager und Erwachsene können auch Kapseln einnehmen. Wer auf Leinöl reagiert, sollte andere Quellen für Omega-3-Fettsäuren testen.	Optional: Fisch (Omega-3-Fettsäuren), wenn keine Fischallergie vorliegt, 2–3 frische (nicht gefrorene) Fischmahlzeiten pro Woche (weitere Informationen zu Fisch siehe S. 75).
Optional: bei festgestelltem Vitamin-D-Mangel zusätzlich Vitamin D (Vorsicht: Vitamin-D-Präparate enthalten meist Zusatzstoffe). Weitere Informationen siehe »Hilfreichen Quellen«, S. 230. Die Hautverträglichkeit des Vitamin-D-Produkts separat testen.	Optional: Erbsen-/Reisprotein (ohne Aroma- und andere Zusatzstoffe) für Vegetarier, Veganer, ältere Menschen und Kraftsportler. Siehe Protein-Smoothie-Bowl (S. 204). Ein bis zwei Protein-Smoothies zu jeder beliebigen Tageszeit, besonders nach dem Training.

Dieses Programm kann individuelle Krankengeschichten nicht berücksichtigen und ist möglicherweise für Schwangere oder für Menschen, die verschreibungspflichtige Medikamente nehmen müssen, ungeeignet.

Kapitel 8

FID-Programm (Food Intolerance Diagnosis)

Ich fand die Ausschlussdiät sehr hilfreich. Ich habe mich vorher bewusst mit unverarbeiteten, frischen, überwiegend pflanzlichen Nahrungsmitteln ernährt. Dennoch habe ich mich immer krank und schlapp gefühlt. Bevor ich Karen konsultierte, hatte ich meine Ernährung von fünf auf sieben Portionen Gemüse und zwei Stück Obst am Tag umgestellt. Ich mied Zucker, Alkohol, Koffein, Säfte, Softdrinks, Milchprodukte, Gluten und abgepackte Nahrung. Aber je »gesünder« ich mich ernährte, desto aufgeblähter und müder wurde ich, und desto mehr juckte es. Als ich diese Nahrungsmitel während der Ausschlussdiät absetzte, fühlte ich mich viel besser. Nach wenigen Tagen ließen Völlegefühl, Juckreiz und Sodbrennen nach. Hätte ich diese Diät nicht gemacht, wäre ich nie darauf gekommen. Ich empfehle sie allen, die nicht weiterkommen. Zwei Wochen Diät sind nicht schwer.

JANA, AUSTRALIEN

Dieses Kapitel gibt Ihnen alle Informationen an die Hand, die Sie zur Diagnose von Nahrungsmittelunverträglichkeiten benötigen. Beginnen wir mit der Fallstudie einer Patientin:

Fallstudie: Jenny

Jenny, heute 28, bekam im Alter von zwei Monaten die ersten Ekzeme, die nie weggingen. In der Kindheit traten sie an Ellbogen, Handgelenken, in den Kniekehlen und im Nacken auf. Mit zwölf bekam sie ein Problem mit der Schilddrüse. Durch die Behandlung verschlechterten sich ihre Ekzeme und bedeckten nun den ganzen Körper, juckten stark, und sie konnte nicht mehr schlafen. Mit 27 begann sie mit Eczema Detox, und bald darauf juckte ihre Haut weniger.

Dann kam Jenny zu mir. Ihre Haut war an einem Tag in Ordnung, am nächsten Tag flammte der Ausschlag scheinbar grundlos auf. Sie erkannte, dass Stress sich negativ auswirkte. Bei einer zweiten Konsultation vermutete ich eine starke Salicylatintoleranz. Also strich sie die letzten salicylathaltigen Lebensmittel, wie Süßkartoffeln, Möhren, Papaya und Rote Bete, aus ihrer Ernährung, und nach einer Woche waren ihre Ekzeme verschwunden.

Jenny sagte:

> »Nach 28 Jahren mit Ekzemen ist meine Haut weich und glatt, ich schlafe endlich durch, meine Beziehungen zu anderen sind besser, und ich bin selbstbewusster. Die Leute sagen, ich sähe viel jünger, gesünder und glücklicher aus. Haltet durch, Freunde, ich folge Karens Ernährungsplan nun seit über einem Jahr, manchmal fällt es auch schwer. Nach acht Monaten Diät wurde meine Haut endlich gut, als ich auf Salicylate verzichtete. Dann führte ich Lebensmittel mit mittlerem Salicylatgehalt, wie Rote Bete, ohne Folgen wieder ein. Wenn ich ausgehe und normale Speisen esse, juckt die Haut manchmal, aber sie bricht nicht auf. Früher bekam ich immer sofort Pusteln, wenn es juckte. In letzter Zeit war ich bei ein paar Feierlichkeiten, bei denen ich die Diät einen ganzen Tag lang nicht eingehalten habe. Am nächsten Tag hatte ich lediglich ein paar kleine Reaktionen an den Händen. Dann nehme ich eine Extradosis von Karens Nahrungsergänzungen, damit meine Haut sich schneller erholt.«

Jennys Fall zeigt, dass ein paar Tests mehr eine schwere Unverträglichkeit aufdecken können. Da sie sich von lebenslangen Ekzemen erholen musste, brauchte sie acht Monate, aber sie konnte Lebensmittel mit mittlerem Salicylatgehalt, wie Rote Bete, Zuckererbsen, Spargel, Süßkartoffeln, Möhren und Kürbis, und sogar einige salicylatreiche Lebensmittel wieder vertragen. Sie reagiert aber noch auf manche salicylatreiche Nahrung, wie Zitronen und Heidelbeeren, und Bananen sorgen sofort für rote Pusteln, weshalb sie sie meidet. Jenny verzichtet auch weiter auf Milch, da sie laktoseintolerant ist. Gekochten Fisch, wie Lachs und Thunfisch, also gute Omega-3-Fettsäure-Quellen, kann sie problemlos essen. Jenny hat das FID-Programm (Phase 1 und 2) erfolgreich abgeschlossen, folgt heute dem Eczema-Detox-Programm und erweitert kontinuierlich ihren Speiseplan.

Über das FID-Programm

Die Speisen und Getränke der folgenden Liste sind salicylat- und aminarm und frei von natürlichem Mononatriumglutamat (MNG). Einigen davon enthalten Tannine, Nitrate und goitrogene Substanzen. Wer darauf empfindlich reagiert, sollte die entsprechenden Lebensmittel während der Testphase meiden. Dieses Diagnoseprogramm ist während der ersten 14 Tage sehr eng begrenzt, damit Sie herausfinden können, auf welche Lebensmittel Sie reagieren. Es mag zuerst abschreckend wirken, aber es wird Ihnen helfen, Ihre »Auslöser« zu finden. Halten Sie das Programm im angegebenen Zeitraum bitte strikt ein.

Einkaufsliste für das FID-Programm

In dieser Liste finden Sie die Lebensmittel, die Sie während des FID-Programms zu sich nehmen können.

Einkaufsliste für das FID-Programm (Phase 1: Ausschlussphase)[1, 2, 3, 4]

Obst

☐ geschälte Birnen (T), Dosenbirnen (in Zuckersirup, *nicht Maissirup oder Birnensaft*)

glutenfrei

☐ Buchweizen
☐ glutenfreie Haferflocken
☐ Kichererbsenmehl
☐ Pfeilwurzelstärke
☐ weiße Quinoa, Quinoaflocken
☐ Reis mit niedrigem GI
☐ Reisnudeln
☐ ungesüßter Puffreis
☐ ungesüßte Reisflocken
☐ weißer Reis *(kein Jasmin- und Basmatireis)*

glutenhaltige Getreide

☐ Dinkelmehl (G)
☐ Dinkel-Sauerteigbrot (G) (darf keinen Weizen, keine Zusatzstoffe und keine Hefe enthalten)
☐ Gerste (G)
☐ Roggen (G)
☐ Vollkorn-Haferflocken (G)

Gemüse

☐ Bambussprossen
☐ Bohnen, die meisten (keine Dicken Bohnen)
☐ grüne Bohnen
☐ Eisbergsalat
☐ getrocknete Schälerbsen *(keine frischen Erbsen)*
☐ Lauch
☐ Mungbohnensprossen
☐ Rosenkohl (O)
☐ Rotkohl (O, T)
☐ Weißkohl (O)
☐ Staudensellerie (N)
☐ Schalotten, Frühlingszwiebeln
☐ weißfleischige Kartoffeln *(keine gelben oder farbigen Sorten)*)

Kräuter/Gewürze

☐ Knoblauch, frisch
☐ Knoblauchpulver
☐ Petersilie, frisch/getrocknet
☐ Safran
☐ Schnittlauch, frisch/getrocknet

pflanzliche Proteine

☐ Bohnen *(keine Dicken Bohnen)*, schwarze Bohnen (T), Kichererbsen, Hülsenfrüchte, Linsen (rot/braun etc.)
☐ Mohn
☐ Natur-Tofu

tierische Proteine

nicht gefroren, ohne Konservierungsstoffe

☐ Hähnchen (ohne Haut)
☐ Fisch (nur weißfleischig: Plattfische, Seehecht, Petersfisch etc.)
☐ Kalb
☐ Kaninchen
☐ Lamm
☐ Rind

Getränke

ohne Zusatzstoffe wie Algen, Farb- und Aromastoffe

☐ Biosojadrink
☐ Mineralwasser
☐ Quellwasser
☐ Reisdrink

Geschmacksstoffe

☐ Carobpulver (T)
☐ echte Vanille (T)
☐ echter Ahornsirup
☐ Meersalz *(ohne Rieselhilfe)*, Himalaja-Salz
☐ reiner Johannisbrotsirup (T)
☐ Reissirup (brauner Reissirup/Reismalzsirup)

Öle

☐ Reiskeimöl/braunes Reisöl *(bei Reisallergie auf Färberdistelöl oder Sonnenblumenöl ohne Antioxidantien zurückgreifen)*

andere

☐ Carob-Nibs (T)

Hinweis: Wählen Sie aus: Sie müssen nicht alle Lebensmittel auf der Liste essen. Meiden Sie alles, worauf Sie allergisch reagieren. Beachten Sie, dass Roggen, Hirse, Sago, Steckrüben und Gerstenmalz wenig Salicylate enthalten und gut verwendet werden können, aber nicht in den Rezepten vorkommen. Die folgenden Abkürzungen weisen auf chemische Stoffe in den Lebensmitteln hin:
(G) = Gluten, (N) = Nitrate, (O) = goitrogene Substanzen, (T) = Tannine

Hautfreundliche Party-Snacks

Hier sind ein paar salicylatarme Optionen für besondere Anlässe. Beachten Sie bitte, dass Zucker, Fruktose und Alkohol (der hauptsächlich aus Zucker besteht) Ekzemen nicht guttun und daher für den täglichen Verzehr nicht geeignet sind.

Hautfreundliche Party-Snacks

Party-Snacks	**Getränke**	**Alkohol**
Karamellbonbons (selbst gemacht) Kartoffelchips (gesalzen, ohne Geschmacksstoffe) Toffee Marshmallows, weiß (ohne Farbstoffe) Haferkekse (Rezept S. 192)	entkoffeinierter Kaffee (T) (ohne Milch) Limonade (klar, ohne Konservierungsstoffe) **Desserts** Limonaden-Eiswürfel, Eislutscher, Eis am Stiel (klar, ohne Farbstoffe)	Gin Wodka Whisk(e)y (mit Soda, Mineralwasser oder klarer Limonade gemischt) (Hinweis: alle ohne Geschmacks- und Konservierungsstoffe)

Detektiv-Tagebuch zu »juckenden Lebensmitteln«

Es ist sinnvoll, während der vierwöchigen Testphase ein Ernährungstagebuch zu führen. Wenn Ihr Kind an Ekzemen leidet, ermuntern Sie es, zum »Essensdetektiv« zu werden, Tagebuch zu führen und die Ekzeme am Ende jeden Tages zu bewerten.

- Erklären Sie Ihrem Kind, dass es dem Ernährungsprogramm folgt, damit das Jucken und der Ausschlag weggehen.
- Ermuntern Sie Ihr Kind, als »Essensdetektiv« aktiv an seiner Heilung mitzuarbeiten. Das macht es unwahrscheinlicher, dass es heimlich in der Schule oder bei Freunden »nascht«.

Im Gegensatz zum lockereren Eczema-Detox-Programm muss man das FID-Programm strikt einhalten, damit die Ergebnisse aussagekräftig sind. Es ist keine 80/20-Diät, was bedeutet, dass Sie Intoleranzen auf bestimmte chemische Stoffe nicht eindeutig diagnostizieren können, wenn Sie das Programm nur zu 80 % einhalten. Sobald Sie die vierwöchige Diagnosephase abgeschlossen haben, können Sie sich eine kurze Pause mit dem Eczema-Detox-Programm gönnen und z. B. auswärts essen gehen. Auf den Seiten 90 bis 94 finden Sie eine Anleitung, wie Sie das vierwöchige FID-Programm genau befolgen.

Tipps

Diese Tipps sollten Sie beachten, wenn Sie das FID-Programm anwenden.

Fleisch und Meeresfrüchte

In den ersten beiden Wochen müssen Fleisch und Fisch frisch gekocht werden. Reste werden entsorgt, da sie Amine entwickeln. Fleisch muss frisch und unverarbeitet sein (also kein Aufschnitt) und am besten Bioqualität haben. Gefrorener Fisch enthält viele Amine und darf deshalb während der Ausschlussphase (Woche 1–2) nicht gegessen werden.

Würzen Sie Fisch und Fleisch mit hochwertigem Meersalz, getrockneter oder frischer Petersilie, getrocknetem oder frischem Schnittlauch, frischem Knoblauch und/oder Knoblauchpulver. Meiden Sie fertige Knoblauch- oder Gewürzpasten. Sie enthalten meist Essig und andere problematische Inhaltsstoffe, die das Ergebnis beeinträchtigen können.

Fonds und Brühen

Meiden Sie fertig gekaufte Fonds und Brühen, aber auch frisch zubereitete Fonds. Sie enthalten natürliche Glutamate und Amine, die das Ergebnis verfälschen können. Verwenden Sie stattdessen die Basische Gemüsebrühe (Rezept S. 177). Wenn Sie den Amintest in Woche 3 absolviert haben, finden Sie auf Seite 215 die Wohltuende Brühe, mit der Sie in Woche 4 Suppen und Eintöpfe würzen können.

Anleitung zum FID-Programm (Phase 2: Testphase)

Die folgende Anleitung erläutert Schritt für Schritt das vierwöchige FID-Programm und hilft Ihnen, zu erkennen, auf welche Lebensmittel und Stoffe Sie reagieren.

FAQ

Wie lang dauert es, bis eine Reaktion erkennbar ist?

Allergische oder empfindliche Reaktionen auf Nahrungsmittel können sich über bis zu drei Tage entwickeln, Chemikalienunverträglichkeit über bis zu zehn Tage (meist tauchen sie aber bis zum siebten Tag auf). Es gibt auch spontane Reaktionen. Wenn sich Ihre Symptome verstärken, brechen Sie den Test ab und warten Sie, bis die Haut sich beruhigt, bevor Sie mit dem nächsten Test beginnen. Testen Sie Nahrungsmittel am besten morgens, damit Sie die Reaktionen den Tag über beobachten können.

Wer an Asthma oder Anaphylaxie leidet, sollte die Tests nur unter medizinischer Aufsicht durchführen und/oder seine Medikamente griffbereit halten. Asthmamedikamente und EpiPen sind während des Programms erlaubt. Testen Sie keine Nahrungsmittel, auf die Sie anaphylaktisch reagieren.

Häufige Fehler

- Setzen Sie topische Steroide und Immunsuppressiva während der vier Wochen nicht abrupt ab. Es kann zu Entzugserscheinungen kommen, die das Testergebnis verfälschen.
- Überspringen Sie den einwöchigen Koffein-/Zuckerentzug nicht (siehe S. 31f.), er sollte vor Beginn des Programms erfolgen.
- Verzichten Sie auf Reste von Fisch- und Fleischgerichten, sie entwickeln über Nacht im Kühlschrank Amine. Dieser häufige Fehler kann die Aminergebnisse beeinträchtigen. Gefrorener Fisch ist aminreich und sollte gemieden werden.
- Wechseln Sie nicht versehentlich zu Rezepten des Eczema-Detox-Programms, die Extrazutaten enthalten. Verwenden Sie nur mit »FID« gekennzeichnete Rezepte.
- Führen Sie den Test nicht in Stressphasen durch. Sie sollten ausgeglichen sein und Zeit haben, sich um sich selbst zu kümmern.
- Kochen Sie nicht erst, wenn Sie hungrig sind. Nehmen Sie sich Zeit und kochen Sie vor. Das erleichtert das Programm. Wer vorkocht, hat immer genügend Essen im Haus.
- Auch wenn sich Ihre Haut schnell bessert, sollten Sie die Testphase nicht überspringen. Gehen Sie den Ursachen (chemischen Stoffen) für Ihre Ekzeme auf den Grund. Wenn Sie während der Tests auf Salicylate und Mononatriumglutamat (MNG) reagieren, aber nicht auf Amine, können Sie Nahrungsmittel mit Aminen wieder in Ihren Speiseplan aufnehmen.
- Erwarten Sie nicht, dass sich Ihre Haut in der zweiwöchigen Testphase bessert. Das kann bis zu zwölf Wochen dauern, manchmal sind noch mehr Tests nötig. Haben Sie Geduld und bleiben Sie zuversichtlich. Ruhen Sie viel und halten Sie in der Testphase Kühlpacks zur Linderung des Juckreizes griffbereit.
- Wenn Sie auf FODMAPs, Bohnen oder Fruktose reagieren, meiden Sie auch diese während des Programms.
- Vermeiden Sie Öle oder Produkte mit Zusatzstoffen wie Antioxidantien (siehe auch »Zusatzstoffe, die Sie meiden sollten«, S. 112)
- Nehmen Sie während der Testphase keine Antihistaminika ein, da diese die Diagnose von Unverträglichkeiten verfälschen können. Wenn Sie regelmäßig Antihistaminika einnehmen, setzen Sie sie einen Monat vor dem Test ab.
- Achten Sie nicht nur auf eine Verschlechterung Ihrer Haut, sondern auf alle Reaktionen, wie etwa Probleme mit den Nebenhöhlen, Heuschnupfen, Kopfschmerzen, Hyperaktivität etc. (siehe auch S. 19, »Anzeichen und Symptome für Salicylatintoleranz und MCS«).

Hinweis: Sie versuchen abzuklären, ob Sie auf aminhaltige Nahrungsmittel reagieren. Haben Sie nur ein Nahrungsmittel in Verdacht, könnte dies auf eine Allergie statt auf eine Intoleranz hindeuten.

Tag 1–14: Chemikalienarme Ernährung

Essen Sie zwei Wochen lang nur Lebensmittel von der Liste für das FID-Programm (siehe S. 88). Diese sind amin- und salicylatarm. Halten Sie sich streng an die Liste, sonst ist der Test unwirksam, und Sie müssen von vorn beginnen. Beobachten Sie, wie Ihre Haut in diesen zwei Wochen aussieht und sich anfühlt.

Führen Sie ein Ernährungstagebuch und halten Sie Ihre Reaktionen auf die Ernährung fest.

Tag 15–21: Test auf Histaminintoleranz

Nun wird es spannend. In dieser Woche testen Sie einige aminreiche Lebensmittel und dokumentieren Ihre Reaktionen. Sie können die Reihenfolge der zu testenden Lebensmittel ändern und beispielsweise zuerst Fleisch-Resteessen ausprobieren. Sie dürfen verschiedene aminreiche Nahrungsmittel in der Woche kombinieren sowie spezielle Testtage für einen sehr hohen Amingehalt einlegen, indem Sie milchfreies Kakaopulver in warmen Reisdrink einrühren. (Testen Sie nicht mit normaler Schokolade, denn sie hat andere Inhaltsstoffe.)

Nicht jeder reagiert auf Amine. Dies ist ein guter Test für den Einstieg. Wer schon weiß, dass er auf Amine reagiert, kann den Test überspringen und direkt zum Salicylattest übergehen.

So testen Sie auf Histaminintoleranz:

Tag 15: Essen sie 2–3 Bananen (mittlerer Amingehalt). Meiden Sie Kochbananen, da diese Salicylate enthalten (auf Salicylate wird erst in der nächsten Woche getestet). Testen Sie die Bananen-Eiscreme (siehe S. 226) mit Reisdrink oder essen Sie frische Bananen. Wenn Sie vorab wissen, dass Sie auf Bananen reagieren, können Sie direkt zu Tag 16 übergehen. Wer nicht reagiert, kann Bananen auch den Rest der Testwoche essen.

Tag 16: Essen Sie 80 g frische gelbfleischige Papaya und weiter Bananen. Wenn Sie auf Papaya nicht reagieren, können Sie sie weiterhin essen. Kochen Sie Fleisch und heben Sie einen Rest für den nächsten Tag auf.

Tag 17: Fleischesser verzehren zu Mittag die Fleischreste vom Vortag (z. B. Hähnchen oder Lamm). Vegetarier und Veganer gehen zu Tag 18 und absolvieren diesen Tag zweimal.

Tag 18–19: Trinken Sie selbst gemachte Trinkschokolade aus reinem Kakaopulver (reich an Aminen), keine Fertigprodukte, da diese verschiedene Phytochemikalien enthalten, was die Wahrscheinlichkeit einer Reaktion erhöht. Beachten Sie, dass Kakao und

Trinkschokolade die Haut auch ohne Histaminintoleranz austrocknen können. Daher sind sie nicht Teil des Programms und können bei regelmäßigem Konsum die Ergebnisse verfälschen. Haben Sie nun stärkere Hautprobleme, brechen Sie den Test ab und warten, bis sich Ihre Haut erholt hat. Vermutlich liegt eine Histamin- oder Nahrungsmittelintoleranz vor. Wer bis jetzt nicht reagiert hat, setzt den Test fort.

Forschung zu Aminen

Amine können Blutgefäßerweiterungen fördern, die die Symptome des Steroid-Entzugssyndroms, Kopfschmerzen und Rosazea verschlimmern können. Histaminintoleranz tritt bei 36 % der Ekzempatienten auf und bei 62 % von Menschen, die an einer Reihe systemischer Symptome leiden, wie etwa chronische Müdigkeit, Heuschnupfen und Asthma.[5]

Tag 20: Wenn Sie keine Fisch- oder Meeresfrüchteallergie haben, essen Sie frischen Lachs (weder geräuchert noch eingelegt) oder weißfleischigen TK-Fisch. Alternativ können Sie andere aminreiche Produkte wie milchfreie Probiotika oder Fischöle (ohne Zusatz- und Geschmacksstoffe) testen. Verstärken sich die Symptome, brechen Sie den Test ab, bis sich Ihre Haut erholt hat.

Tag 21: Essen Sie vorerst keine aminreiche Nahrung mehr. (Haben Sie nicht reagiert, können Sie diese nach dem Salicylattest wieder essen.) Kaufen Sie nun für den Salicylattest ein. Haben Sie auf Amine reagiert, pausieren Sie, bis Ihre Haut sich erholt hat.

Tag 22–29: Test auf Salicylatintoleranz

Meiden Sie während des Salicylattests aminreiche Nahrung. Der folgende Test zeigt, ob Sie auf Salicylate reagieren.

Tag 22–23: Testen Sie Nahrungsmittel mit mittlerem Salicylatgehalt wie Möhren, Zuckererbsen, Butternuss-Kürbis, Mango, Rote Bete.

Tag 24: Testen Sie größere Mengen Leinöl oder Leinsamen. Kinder (ab 1 Jahr) nehmen täglich 1 TL Leinöl, Teenager und Erwachsene täglich 2–3 TL Leinöl zum Essen. (Vorsicht: Leinsamen und Leinöl enthalten Amine. Wer beim Histamintest reagiert hat, lässt diesen Test aus und geht zu Tag 25 über.)

Sollten Sie Reaktionen zeigen, stellen Sie den Salicylattest ein und nehmen Sie Kalziumkarbonatpulver, um die Salicylate aus dem Körper auszuleiten.

Tag 25–26: Testen Sie salicylatreiche Nahrung wie Gemüsepaprika, Zucchini, Gurken, Alfalfasprossen, Aprikosen, Erdbeeren, Heidelbeeren. Genießen Sie es!

Tag 27–29: Testen Sie salicylatreiche Nahrungsmittel wie Honig, Currypulver oder Gewürze (meiden Sie Kokosmilch und andere nicht aufgelistete Zutaten). Treten nach sieben bis zehn Tagen ab Beginn des Tests keine Reaktionen auf, reagieren Sie nicht empfindlich auf Salicylate und können diese Lebensmittel auf Ihrem Speiseplan belassen. Sind Sie unsicher, testen Sie Aspirin, das viele Salicylate (Salicylsäure) enthält. (Vorsicht: Bei Asthma kein Aspirin einnehmen!)

Wenn Sie auf Aspirin reagieren, nehmen Sie im Anschluss sofort eine doppelte Dosis Skin Friend AM.

Forschung zu Salicylaten

Salicylatintoleranz tritt bei 52 % der Ekzempatienten auf, bei 62 % der Nesselsuchtpatienten, bei 69 % der Reizdarmpatienten, bei 62 % der Migränepatienten und bei 74 % der Menschen, die an Verhaltensstörungen wie ADHS leiden.[6]

Tag 30–36: Test auf Glutamatunverträglichkeit

Wenn Sie weder auf Salicylate noch auf Amine reagiert haben, testen Sie nun auf Natriumglutamat (MNG).

Tag 30–33: Testen Sie Sojasauce (enthält Glutamate und Amine) oder andere Ergänzungsmittel, die Sie essen möchten, wie etwa Glutaminpulver oder reines Erbsenproteinpulver (ohne Zusatz- und Geschmacksstoffe). Beide enthalten Glutamate. Sind Sie ohne Reaktion, gehen Sie zu Tag 34 über.

Tag 34: Testen Sie reines Mononatriumglutamatpulver (MNG; aus dem Asialaden) (Achtung: nicht für Asthmapatienten!). Man testet mit reinem MNG, so wird zweifelsfrei festgestellt, dass es sich um eine Glutamatunverträglichkeit handelt und nicht um eine Allergie.

Tag 35: Testen Sie rohe Cashewkerne, wenn Sie keine Nussallergie haben. Dieser Test ist optional. Da Cashewkerne wenig Salicylate enthalten und Teil des Eczema-Detox-Programms sind, sollten Sie abklären, ob Sie darauf reagieren.

Tag 36: Falls Sie möchten, testen Sie Eier. Dieser Test ist optional. Bioeier können in das Eczema-Detox-Programm integriert werden, wenn abgeklärt ist, dass Sie sie vertragen.

Problemlösungen

Verschlechtert sich Ihre Haut während der Ausschlussdiät und Sie sind unsicher, ob Salicylate oder Amine die Ursache sind, lesen Sie den Abschnitt »FAQs und Problemlösungen« in Kapitel 12.

Die *Complete Salicylate Food Charts* sind Tabellen, die alle Lebensmittel nach Höhe ihres Salicylatgehalts auflisten. Sie können Sie von meiner Website www.eczemalife.com (englischsprachige Website) herunterladen. Lesen Sie auch: »Wie Sie mit einer Histaminintoleranz umgehen« (S. 128 f.).

Fallstudie: Charlie

Wenn Sie bei einigen Fällen gelesen haben, wie schnell diese Diät helfen kann, tröstet Sie das vielleicht, wenn es bei Ihnen länger dauert. In einigen Fällen heilt die Haut in bis zu zwölf Wochen, aber diese Fallstudie zeigt, dass es manchmal noch länger dauern kann, um genau herauszufinden, welche Nahrungsmittelkombination der Auslöser ist. Charlie beweist, dass es sich lohnt, durchzuhalten.

Charlie hatte von Geburt an Ekzeme, bis sich ihre Haut mit zwölf Jahren verbesserte. Ein paar Jahre später kehrten die Ekzeme aber zurück, ausgelöst durch eine Sojaallergie. Der Verzicht auf Soja half ihr ein wenig, aber die Ekzeme waren inzwischen extrem ausgeprägt und traten am ganzen Körper auf.

Charlie erzählte: »Ich stieg mit dem Buch The Eczema Diet *ein und stellte schon nach einem Monat eine Linderung fest. Als ich die strengere Version einhielt (das FID-Programm) und begann, Skin Friend AM und PM einzunehmen, stellte sich innerhalb weniger Wochen eine weitere Besserung ein. Ich halte die Diät nun seit acht Monaten ein und teste noch andere Lebensmittel. Vorher hatte ich schorfige Ekzeme am ganzen Körper, inzwischen nur noch an den Füßen. Sie sind zwar noch rot, aber nicht mehr geschwollen. Wenn Ekzeme aufflammen, heilen sie inzwischen schneller ab.«*

Charlie lebt vegan, leidet an Salicylatintoleranz und reagiert auf Bananen, Kartoffeln und Soja. Da dies ihren Speiseplan stark einschränkt, nimmt sie zusätzlich Erbsenproteinpulver. Weil sie nach acht Monaten weiterhin Ekzeme hatte, vermutete ich, dass sie auf Getreide reagiert. Ich schlug eine Rotationsdiät vor, um zu sehen, wie Getreide wirkt. In der ersten Woche mied sie Reis. Als sie ihn wieder einführte, reagierte sie leicht auf Basmatireis (enthält Salicylate), aber nicht auf normalen Reis. Dann testete sie Roggen und reagierte stark. Heute verzichtet sie auf beides. Beachtenswert ist, dass diese Nahrungsmittel bei Allergietests nicht entdeckt wurden, aber ihre Haut während der Ausschlussdiät deutlich verschlechterten. Deshalb sind diese Ernährungstests so hilfreich. Charlie vermutet zudem, dass sie auf Buchweizen reagiert, und testet dies nun, indem sie ihn fünf Tage lang meidet und dann schaut, ob ihre Haut reagiert, wenn sie ihn wieder isst. Da sie Dinkel verträgt, sind Gluten, Stärke und Getreide (generell) kein Problem. Seitdem sie herausgefunden hat, worauf sie reagiert, ist ihre Haut ekzemfrei, bis auf ihre Füße, aber auch sie beginnen zu heilen.

Kapitel 9

Das Eczema-Detox-Programm und Speisepläne

In diesem Kapitel finden Sie alle Informationen, die Sie für das Eczema-Detox-Programm (ED-Programm) benötigen. Wenn Sie das FID-Programm absolviert haben, wissen Sie vermutlich, was Ihre Beschwerden auslöst. Falls Sie sich noch unsicher sind, können Sie sich hier Gewissheit verschaffen. Mit diesem Programm sollen Sie gesund werden und dabei köstliche Mahlzeiten nach guten Rezepten genießen.

Lebensmittel mit mittlerem bis niedrigem Salicylatgehalt

Im Eczema-Detox-Programm finden Sie Speisen, die kaum bis wenige Salicylate enthalten, da es weniger streng ist als das FID-Programm.

Die Einkaufsliste auf Seite 102 f. verzeichnet Lebensmittel, die Sie im Rahmen dieses Programms essen dürfen. Sie finden dort Kennzeichnungen wie (S), die anzeigt, dass Salicylate enthalten sind. Weitere Kürzel weisen auf Amine (A), Glutamate/MSG (M), Gluten (G), Nitrate (N), Tannine (T), Goitrogene (O) und Laktose (L) hin. Wenn Sie also Ihre chemischen »Auslöser« kennen, können Sie diese Lebensmittel gegebenenfalls meiden. Wenn Sie wissen, dass Sie beispielsweise auf Bohnen oder Fruktose reagieren, können Sie auch diese von Ihrem Speiseplan streichen.

Tägliche Portionen (wichtig!)

Diese Vertreter diverser Lebensmittelgruppen sollten Sie möglichst jeden Tag essen, um sich gesund und sättigend zu ernähren:

» 2 × hochwertiges Protein (mageres Fleisch, kleine weißfleischige Fische, Hülsenfrüchte)
» 1–2 × hochwertige Kohlenhydrate (Reis, Quinoa, Buchweizen, geschälte Kartoffeln, etc.)
» Mind. 5 × schwach bis mittelstark salicylathaltiges Gemüse (siehe Liste S. 102 f.)
» 1–2 × schwach bis mittelstark salicylathaltiges Obst (geschält, um den Salicylatgehalt zu senken)
» 1 × Omega-3-reiche Speisen, wie Fisch, Leinsamen und/oder Chiasamen (je nach Verträglichkeit). Hinweis: Frischer weißfleischiger Fisch oder Lachs ist eine gute Wahl, sofern Sie nicht gegen Meeresfrüchte allergisch sind.
» 1 × violette Speisen (gekochter Rotkohl, schwarze Bohnen oder Rote Bete)
» 1–2 × orange Speisen (Möhren, Süßkartoffeln oder Papaya)
» 1–2 × grünes Gemüse (Blattsalat, grüne Bohnen, Petersilie, Schnittlauch, Frühlingszwiebeln etc.)

Gefrorene Früchte

Halten Sie immer tiefgekühlte Bananen und Papaya (keine anderen Früchte) in kleinen Mengen für kalte Smoothies und laktosefreie Eiscreme vorrätig. Schälen Sie das Obst, schneiden Sie es klein und legen Sie die Stücke in wiederverschließbaren Gefrierbeuteln ins Gefrierfach.

Hinweis: Gefrorene Bananen werden binnen drei Tagen braun und sollten schnell verbraucht werden.

Die Speisepläne

Sie können hier zwischen zwei Beispielplänen wählen: einem für Vegetarier und Veganer sowie einem für Fleischesser. Für Kinder, »Kochlaien« und wählerische Esser sind die Kinder-FID-Pläne auf Seite 108 f. besser geeignet.

Exzema-Detox-Programm: 7-Tage-Speiseplan für Veganer/Vegetarier

Hier finden Sie einige Menüvorschläge, die viel Protein und alkalisierende Zutaten für eine gesunde Haut enthalten. Wenn Sie gern saften, fügen Sie die Saftrezepte einfach zum Speiseplan hinzu (siehe »Snacks«, rechte Seite). Sie können je nach Allergie und Vorliebe auch andere Rezepte aus diesem Buch verwenden. Achten Sie dabei auf ausreichend Protein, Omega-3-Fettsäuren und alkalisierendes Gemüse.

	Frühstück	Mittagessen	Abendessen
Tag 1	Protein-Smoothie-Frühstück (S. 204) oder Gesunde-Haut-Smoothie mit Proteinpulver (S. 195) ½–2 TL Leinöl	Linsen-Gemüse-Suppe (S. 174) oder Salat-Basenbombe (S. 163) mit Ahorn-Dressing (S. 145)	Linsen-Gemüse-Suppe (S. 174) oder Süßkartoffelsalat (S. 212)
Tag 2	Quinoa-Porridge (S. 154) und/oder Gesunde-Haut-Smoothie mit Proteinpulver (S. 195) ½–2 TL Leinöl	Linsen-Gemüse-Suppe (S. 174) oder Salat-Basen-Bombe (S. 163) mit Ahorn-Dressing (S. 145)	Salat-Basen-Bombe (S. 163) (nach Belieben mit weißem Reis) und Gesunde-Haut-Saft (S. 197)
Tag 3	Vollkorn-Hafer-Porridge (S. 152) oder Gesunde-Haut-Smoothie mit Proteinpulver (S. 195) ½–2 TL Leinöl	Linsenbratlinge (S. 170) in Dinkel-Fladenbrot (S. 165) mit Salat oder Gesunde-Haut-Smoothie mit Proteinpulver (S. 195)	Linsenbratlinge (S. 170) oder Linsen im Schlafrock (S. 210) mit gekochtem weißem Reis, Möhren und grünen Bohnen oder Kartoffel-Pesto-Pizza (S. 166)
Tag 4	Kürbis-Zuckerschoten-Bowl (S. 207) oder Kartoffel-Lauch-Waffeln (S. 157) und Reinigender Selleriesaft (S. 135) ½–2 TL Leinöl	Mungbohnen-Pfannkuchen (S. 178) und Gesunde-Haut-Smoothie mit Proteinpulver (S. 195)	Papaya-Röllchen (mit Tofu) (S. 218) oder Reste (Banane oder Papaya für Eiscreme für den nächsten Tag einfrieren und 3 reife Bananen für Bananenbrot zurückbehalten)
Tag 5	Bohnen auf Toast (S. 148) oder ungesüßter Puffreis und Reisdrink mit geschälter Birne ½–2 TL Leinöl	Kräuter-Tofu-Brot (S. 169) oder DIY-Sandwich (S. 168)	Wombok-Nudelsalat mit Tofu (vegane Variante, S. 185) oder Reste und Bananen- (S. 226) oder Papaya-Eiscreme (S. 226)

	Frühstück	Mittagessen	Abendessen
Tag 6	Kartoffel-Lauch-Waffeln (S. 157) und Reinigender Selleriesaft (S. 135) oder Sprossen-Smoothie (S. 197) ½–2 TL Leinöl	Protein-Smoothie-Bowl (S. 204) oder Gesunde-Haut-Smoothie mit Proteinpulver (S. 195)	Einfache San Choy Bau (S. 220) oder San Choy Bau (vegane Variante, S. 181) und Bananenbrot (S. 222)
Tag 7	Bananenbrot (S. 222) oder Omega-Müsli (S. 203) und Gesunde-Haut-Smoothie (S. 195) ½–2 TL Leinöl	übrig gebliebene San Choy Bau oder Gesunde-Haut-Smoothie (S. 195)	Kartoffel-Pesto-Pizza (S. 166) mit Karamellisierter Lauchsauce (S. 140) oder Linsenbratlinge (S. 170) mit Antioxidativem Krautsalat (S. 212)

Snacks: Wunschteller (S. 158), Hummus ohne Sesam (S. 142), Bohnen-Dip (S. 142), Petersilien-Pesto (S. 199) mit Reiscrackern, Bananenbrot (S. 222) mit Rosa Birnenkonfitüre (S. 147).

Getränke: 1–3 Liter gefiltertes Wasser, Birne-Vanille-Tee (S. 136), Gesunde-Haut-Smoothie (S. 195) mit 2 Esslöffel Erbsen-/Reis-Proteinpulver, Reinigender Selleriesaft (S. 135), Gesunde-Haut-Saft (S. 197), Basische Gemüsebrühe (S. 177), Carobtee (S. 136), Safrantee (S. 138), Elektrolyte-Birnensaft (S. 138).

Desserts: Carob-Chia-Pudding (S. 225), Bananenbrot (S. 222), Dinkel-Pfannkuchen (S. 151), Bananen-Buchweizen-Pfannkuchen (S. 200), Birnen-Dinkel-Muffins (S. 161), Birnen-Crumble (S. 188), Birnensorbet (S. 191), oder Wassereis/Eislolli, Bananen-Eiscreme (S. 226), Papaya-Eiscreme (S. 226).

Sie können aus allen Rezepten in diesem Buch wählen. Es gibt auch zahlreiche glutenfreie Versionen.

Exzema-Detox-Programm: 7-Tage-Speiseplan
für Fleischesser

Die Reihenfolge der Speisen ist ganz Ihnen überlassen, Sie sollten nur zweimal am Tag Protein essen und 1–3 Liter gefiltertes Wasser trinken, um die Entgiftung anzukurbeln. Säfte sind die besten Freunde Ihrer Leber, und Sie sollten mindestens dreimal pro Woche saften. Kochen Sie die Linsen-Gemüse-Suppe am Vortag (oder wählen Sie eine Alternative). Guten Appetit!

	Frühstück	Mittagessen	Abendessen
Tag 1	Bananen-Rote-Bete-Smoothie-Bowl (S. 203) oder Kürbis-Zuckerschoten-Bowl (S. 207) ½–2 TL Leinöl	Linsen-Gemüse-Suppe (S. 174) oder Salat-Basen-Bombe (S. 163) mit Ahorn-Dressing (S. 145)	Gedämpfter Lachs mit Ahorn-Dressing auf Reis (S. 214) oder Linsen-Gemüse-Suppe (S. 174)
Tag 2	Quinoa-Porridge (S. 154) oder Vollkorn-Hafer-Porridge (S. 152) und Gesunde-Haut-Saft (S. 197) ½–2 TL Leinöl	Restesuppe oder DIY-Sandwich (S. 168)	Wombok-Nudelsalat mit Hähnchen (S. 185) und Ahorn-Dressing (S. 145)
Tag 3	Kürbis-Zuckerschoten-Bowl (S. 207) oder Gesunde-Haut-Smoothie (S. 195) ½–2 TL Leinöl	Salat-Basen-Bombe (S. 163), auf Belieben mit Hähnchenfleisch ohne Haut	Einfache San Choy Bau (S. 220) oder San Choy Bau (S. 181) (Dinkel-Fladenbrot, S. 165, für den nächsten Tag backen)
Tag 4	Vollkorn-Hafer-Porridge (S. 152) oder Bananen-Rote-Bete-Smoothie-Bowl (S. 203), Gesunde-Haut-Saft (S. 197) ½–2 TL Leinöl	DIY-Sandwich (S. 168) oder Linsenbratlinge (S. 170) in Dinkel-Fladenbrot (S. 165) mit Salat	Pasta mit knusprigem Hähnchen (S. 186) (Bananen oder Papaya für die Eiscreme des Folgetags einfrieren)
Tag 5	Bohnen auf Toast (S. 148) oder einfache Variante: Puffreis mit Reisdrink und Papayastücken, Reinigender Selleriesaft (S. 135) ½–2 TL Leinöl	Mungbohnen-Pfannkuchen (S. 178) oder DIY-Sandwich (S. 168)	Kartoffel-Pesto-Pizza (S. 166) mit Karamellisierter Lauchsauce (S. 140), Bananen-Eiscreme (S. 226)

	Frühstück	Mittagessen	Abendessen
Tag 6	Bananen-Rote-Bete-Smoothie-Bowl (S. 203) ½–2 TL Leinöl	Kartoffel-Pesto-Pizza (S. 166) oder DIY-Sandwich (S. 168)	Gedämpfter Fisch mit Kartoffelpüree (S. 182) oder Süßkartoffelsuppe (S. 213) oder Lachs-Kichererbsen-Tarte (S. 217)
Tag 7	Kartoffel-Lauch-Waffeln (S. 157), Gesunde-Haut-Saft (S. 197) ½–2 TL Leinöl	Süßkartoffelsuppe (S. 213) oder Protein-Gemüse-Bowl (S. 150)	Süßkartoffelsuppe (S. 213) oder Antioxidativer Krautsalat (S. 212) mit Fleischstreifen nach Wahl

Snacks, Getränke und Desserts: Siehe Empfehlungen auf Seite 109.
Besondere Anlässe, Geburtstage etc.: Siehe »Hautfreundliche Party-Snacks«, S. 99.
Hinweis: Sollten Ihnen etwas Schwierigkeiten bereiten, schlagen Sie in Kapitel 12, »FAQs und Problemlösungen« nach oder treten Sie einer Selbsthilfegruppe bei (siehe S. 230).

Einkaufsliste für das Eczema-Detox-Programm[1, 2, 3, 4]

Da diese Tabelle auch Spielraum für gesellschaftliche Anlässe bietet, finden Sie auf Seite 89 hautfreundliche Snacks. Sie können dann am nächsten Tag wieder ins Eczema-Detox-Programm einsteigen. Sie müssen nicht alles auf dieser Liste essen. Hinweis: Cashewkerne sind für Nussallergiker geeignet.

	GERINGER SALICYLATGEHALT	MITTLERER SALICYLATGEHALT (Essen Sie nicht alle Lebensmittel in dieser Spalte auf einmal, sondern beginnen Sie mit kleinen Mengen.)
OBST	☐ geschälte Birnen (T) ☐ Bananen *(keine Kochbananen)* (A, T) ☐ Papaya (gelbfleischig) (A) ☐ Papaya (rotfleischig) (A)	☐ Golden-Delicious-Äpfel (S, T) ☐ Red-Delicious-Äpfel (S, T) *(keine anderen Sorten!)* ☐ Mango (S, T)
GEMÜSE	☐ getrocknete Bohnen ☐ grüne Bohnen ☐ Eisbergsalat Rosenkohl (O) ☐ getrocknete Erbsen *(nicht frisch oder gefroren)* ☐ Schälerbsen *(nur getrocknet)* ☐ Frühlingszwiebeln ☐ weiße Kartoffeln (abgeschrubbt) ☐ Rotkohl (O, T) ☐ Weißkohl (O) ☐ Lauch (Porree) ☐ Mungbohnensprossen ☐ Staudensellerie (N) ☐ Steckrübe	☐ Blattsalat (S) ☐ Bohnensprossen (S) ☐ Kartoffeln mit niedrigem GI (z. B. neue Kartoffeln) ☐ Möhren (S) ☐ Pak Choi (S) ☐ Pastinaken (S) ☐ Romana-Salat ☐ Rote Bete (S) ☐ Rüben (S) ☐ Spargel (S) ☐ Süßkartoffeln (S) ☐ Winterkürbis (S, T) ☐ Zuckerschoten (S)
KRÄUTER UND GEWÜRZE	☐ Knoblauch, frisch ☐ Knoblauchpulver ☐ Petersilie, frisch/getrocknet ☐ Safran ☐ Schnittlauch, frisch/getrocknet	
VEGANES PROTEIN	☐ Bohnen *(mit Ausnahme von dicken Bohnen)* ☐ Cashewkerne (roh) ☐ Erbsenproteinpulver (nicht aromatisiert) ☐ Hülsenfrüchte ☐ Kichererbsen ☐ Linsen (rot, braun etc.) ☐ Mohnsamen ☐ Natur-Tofu	☐ Chiasamen (S, A) ☐ Leinöl (S, A) ☐ Leinsamen (S, A)
TIERISCHES PROTEIN	Nach Möglichkeit aus Bio- oder Freilandhaltung: ☐ Fische (weißfleischig, klein, frisch, Plattkopf, Seehecht, Petersfisch etc.) ☐ Hähnchen (ohne Haut) ☐ Kalb ☐ Kaninchen ☐ Lamm ☐ Rind ☐ Vorsicht: Eier (zum Backen)	Hoher Amingehalt: ☐ Forelle (A) ☐ Lachs (A) ☐ Regenbogenforelle (A) Alle Fische sollten frisch sein *(meiden Sie gefrorenen, getrockneten, eigelegten, gesalzenen oder geräucherten Fisch)*.

	GERINGER SALICYLATGEHALT	MITTLERER SALICYLATGEHALT (Essen Sie nicht alle Lebensmittel in dieser Spalte auf einmal, sondern beginnen Sie mit kleinen Mengen.)
KOHLENHYDRATE: GETREIDE, MEHLE, GLUTEN	Glutenfrei: ☐ Buchweizen ☐ Reis mit niedrigem GI ☐ glutenfreie Haferflocken ☐ Hirse ☐ Pfeilwurzelmehl ☐ weiße Quinoa ☐ Quinoaflocken ☐ Reisnudeln ☐ glutenfreie Reisnudeln ☐ Sushi-Reis (ohne Essig) ☐ weißer Reis (kein Jasmin- oder Basmati) ☐ ungesüßte Reiszerealien (Puffreis) ☐ Sagomehl ☐ Wildreis Glutenhaltig: ☐ Dinkelmehl (G) ☐ weizenfreies Dinkel-Sauerteigbrot (S) ☐ Gerste (G) ☐ Hafer (G) ☐ Haferflocken (G) ☐ Roggen (G)	☐ Flohsamen* ☐ rote Quinoa* * kann Salicylate in unbekannter Menge enthalten
GETRÄNKE	☐ Biosojadrink (sofern keine Allergie vorliegt; ungesüßt, ohne Seetang oder Aromen) ☐ Haferdrink ☐ Reisdrink (ungesüßt) ☐ Mineralwasser *(ohne Farb- und Aromastoffe)* ☐ Quellwasser	
SÜSSSTOFFE UND AROMASTOFFE	☐ Ahornsirup (echt/rein) ☐ Carobpulver (*ungeröstet*, T) ☐ Carob-Nibs (T) (siehe »Quellen«, S. 230) ☐ Carobsirup (T) (siehe S. 144) ☐ Reismalzsirup ☐ hochwertiges, reines Meersalz ☐ Vanillemark (T) *(keine Imitate)*	
ÖLE UND FETTE	☐ Reiskeimöl* Wenn Sie allergisch gegen Reis sind, nehmen Sie Safranöl oder Sonnenblumenöl *(ohne Antioxidans E320/BHA)*.	☐ Leinöl (S, A) (kleine Flasche oder Kapseln, nicht aromatisiert)
SNACK	☐ Cashewkerne (roh, ungesalzen) ☐ Knollensellerie ☐ Reiscracker (ungesalzen) ☐ Reiswaffeln (ohne Zucker und Aromen)	☐ Möhren

Kapitel 10

Speisepläne für das FID-Programm und für Kinder

Dieses Kapitel stellt die Speisepläne für das FID-Programm für Kinder, Kochanfänger, Kochlaien, Menschen mit Glutenintoleranz und wählerische Esser vor. Der erste Plan setzt auf leicht zuzubereitende, salicylatarme Rezepte und alltägliche Zutaten. Folgen Sie zuerst diesem Plan (oder einem der anderen Pläne für die Wochen 1–2), gehen Sie dann zum Amintest-Plan (Woche 3) und zum Salicylattest-Plan (Woche 4) über, um Ihren Speisezettel zu erweitern. Wenn Sie in den Wochen 3 und 4 negative Reaktionen zeigen, kehren Sie zu den Plänen für Woche 1 und 2 zurück und lesen Sie die Tipps für das FID-Programm (S. 90).

Einige Tipps

Sie müssen das FID-Programm zwei Wochen lang streng befolgen (gefolgt von zwei Testwochen), um Unverträglichkeiten zuverlässig zu diagnostizieren. Anschließend dürfen Sie sich zwischendurch auch Auszeittage und besondere Mahlzeiten gönnen.
Hier einige Tipps für einen erfolgreichen Verlauf:

» Essen Sie während des FID-Programms nicht mehr als zwei geschälte Birnen pro Tag.

» Frische Birnen sollten reif und geschält sein. Verzichten Sie auf Nashi- und Ya-Birnen sowie auf alle harten oder apfelförmigen Birnen, die Salicylate enthalten.

» Nehmen Sie eine kleine Menge Leinöl für Ihre tägliche Omega-3-Dosis zu sich. Teenager und Erwachsene nehmen täglich ½ Teelöffel (in den ersten zwei Wochen nicht mehr, in der dritten Woche testweise etwas mehr). Die Mengen für Kinder finden Sie im Kinderplan (S. 108 f.).

» Kopieren Sie die FID-Einkaufsliste auf Seite 88 und nehmen Sie sie zum Einkauf mit. Fotografieren Sie Ihr Ekzem (oder das Ihres Kinds), bevor Sie anfangen, und danach jeden Monat, um die Fortschritte zu dokumentieren. Man vergisst schnell, wie schlimm die Haut einmal ausgesehen hat!

» Kaufen Sie sich ein neues Waffeleisen – das ist Ihr neuer bester Freund, denn die Waffeln sind damit leicht zuzubereiten und schmecken einfach jedem.

Das sollten Sie täglich essen

Das Folgende ist ein Leitfaden zu den Portionen aus den verschiedenen Lebensmittelgruppen, die Sie essen sollten, um gesund und satt zu werden:

» 2 × hochwertiges Protein (mageres Fleisch, kleine weißfleischige Fische, Hülsenfrüchte)

» 3 × hochwertige Kohlenhydrate (Reis, Quinoa, Buchweizen, geschälte Kartoffeln etc.)

» Mindestens 5 × salicylatarmes Gemüse (siehe Liste, S. 102 f.)

» 1–2 × salicylatarmes Obst (geschält, um den Salicylatgehalt zu senken)

» 1 × Omega-3-reiche Speisen, wie Fisch und/oder Leinsamen (bzw. das, worauf Sie nicht reagieren)

» 1 × violette Speisen (gekochter Rotkohl oder schwarze Bohnen)

» 3 × grünes Gemüse (Mungbohnensprossen, Blattsalat, grüne Bohnen, Petersilie, Schnittlauch, Frühlingszwiebeln)

» 1 × entzündungshemmendes Gemüse (Lauch, Frühlingszwiebeln oder Knoblauch)

Wie viel Protein pro Mahlzeit?

Wenn Sie Fleisch essen, sollte das Stück nicht größer als Ihre Handfläche sein, bei Kindern so groß wie die Handfläche des Kindes. Der tägliche Konsum von Protein ist zwar wichtig für eine gesunde Haut, aber bei tierischem Protein darf man es nicht übertreiben. Sie können zweimal am Tag tierisches Protein essen, einschließlich zwei- bis dreimal pro Woche Omega-3-reichen Fisch. Bei veganem Protein sind größere Mengen möglich. Als Vegetarier oder Veganer essen Sie zusätzlich 2–3 Esslöffel Erbsen-/Reisproteinpulver am Tag, damit Sie ausreichend Protein für eine gesunde Haut zu sich nehmen (mehr dazu siehe S. 39).

Einfacher FID-Speiseplan (Woche 1–2)

Die Tabelle unten ist ein Beispiel für einen 7-Tage-Speiseplan für die 14-tägige Ausschlussdiät und sonstige Gelegenheiten. Er enthält schnell zuzubereitende und einfache Rezepte. Weitere Varianten umfassen den Kinderplan (S. 108 f.), den Babyplan (für Kinder unter einem Jahr, S. 118 f.) und den glutenfreien Plan (S. 110 f.). Weitere Anleitungen finden Sie in Kapitel 8, »FID-Programm«.

Die folgenden Menüs enthalten viele verschiedene Lebensmittel, doch Sie müssen längst nicht alles davon essen. Sie können auch die Reihenfolge der Rezepte verändern, um Reste aufzubrauchen (*aber essen Sie in der zweiwöchigen Ausschlussphase kein übrig gebliebenes Fleisch, da es über Nacht Amine entwickelt* – das ist erst wieder ab Woche 3 erlaubt).

Einfacher 7-Tage-FID-Speiseplan (Woche 1–2)

Dieser Speiseplan eignet sich für Kochlaien, Anfänger, Kinder sowie für wählerische Esser und enthält auch vegane/vegetarische Varianten.

	Frühstück	Snacks/Lunchpaket	Mittagessen	Abendessen/Dessert
Tag 1	ungesüßter Puffreis mit Reisdrink mit Kalziumzusatz	frisch geschälte Birne oder Dosenbirne (ohne Sirup), ungesüßte Reiscracker und/oder Selleriestangen mit Hummus ohne Sesam (S. 142)	Haferwaffeln (S. 155)	Pasta mit knusprigem Hähnchen (S. 186) oder Linsen-Gemüse-Suppe (S. 174)
Tag 2	Vollkorn-Hafer-Porridge (S. 152) oder Carob-Milchshake (S. 139)	frisch geschälte Birne oder Dosenbirne (ohne Sirup), große Reiswaffeln mit Hummus ohne Sesam (S. 142)	DIY-Sandwich (S. 168) (FID-Varianten: Meiden Sie salicylatreiche Speisen wie Möhren.)	Linsen-Gemüse-Suppe (S. 174) (Dosenbirnen oder gedämpfte Birnen für ein Birnensorbet für den nächsten Abend einfrieren, S. 191)
Tag 3	Protein-Gemüse-Bowl (S. 150)	ungesüßte Reiscracker (gesalzen) mit Bohnen-Dip (S. 142)	DIY-Sandwich (S. 168) (Wählen Sie FID-Varianten.)	Einfache San Choy Bau mit Reis (nach Belieben, S. 220) Birnensorbet (S. 191)

	Frühstück	Snacks/Lunchpaket	Mittagessen	Abendessen/Dessert
Tag 4	ungesüßter Puffreis mit Reisdrink	Selleriestangen, frisch geschälte Birne, ungesüßte Reiscracker (gesalzen) mit Bohnen-Dip (S. 142)	DIY-Sandwich (S. 168) (Wählen Sie FID-Varianten.)	Protein-Gemüse-Bowl (S. 150)
Tag 5	Bohnen auf Toast (S. 148)	frisch geschälte Birne, ungesüßte Vollkorn-Reiscracker mit Bohnen-Dip (S. 142)	DIY-Sandwich (S. 168)	Pasta mit knusprigem Hähnchen (S. 186) oder Kartoffel-Lauch-Suppe (S. 173)
Tag 6	ungesüßter Puffreis mit Reisdrink	frisch geschälte Birne, Selleriestangen und ungesüßte Vollkorn-Reiscracker mit Bohnen-Dip (S. 142)	DIY-Sandwich (salicylatarme Varianten, keine Nüsse oder Bananen, S. 168)	Gedämpfter Fisch mit Kartoffelpüree (S. 182) oder Kartoffel-Lauch-Suppe vom Vortag (S. 173) (optional: Dosenbirnen oder gedämpfte Birnen für ein Birnensorbet für den nächsten Abend einfrieren, S. 191)
Tag 7	Vollkorn-Hafer-Porridge (S. 152)	frisch geschälte Birne oder Reste, ungesüßte Reiscracker mit Hummus ohne Sesam (S. 142) oder Bohnen-Dip (S. 142)	eines der Waffelrezepte oder Protein-Gemüse-Bowl (S. 150)	Lamm mit karamellisierter Lauchsauce (S. 180) oder Mungbohnen-Pfannkuchen (S. 178) mit Hummus ohne Sesam (S. 142) Birnensorbet (S. 191)

Wenn Sie auf eines der Lebensmittel auf der Liste empfindlich reagieren, ersetzen Sie es durch ein Lebensmittel von der FID-Einkaufsliste (S. 88).

Getränke: gefiltertes Wasser oder Quellwasser (ohne Aromastoffe), reines Mineralwasser (ohne Aromastoffe), Carobtee (S. 136), Safrantee (S. 138), Birne-Vanille-Tee (S. 136), Carob-Milchshake (S. 139), Reinigender Selleriesaft (S. 135), Elektrolyte-Birnensaft (S. 138), Reisdrink mit Kalziumzusatz.

FID-Speiseplan für Kinder (Woche 1–2)

Dieser Plan enthält Gerichte für das Lunchpaket sowie einfache Rezepte für wählerische Esser und die ganze Familie. Es ist oft einfacher, für alle dasselbe Essen zu kochen.

Hier einige Tipps für den FID-Kinderspeiseplan:

» Seien Sie kreativ mit Resten! Passen Sie die Portionsgrößen an Alter und Fähigkeiten Ihres Kindes an.

» Geschälte frische Birne wird in der Lunchbox schnell braun. Besser sind gedämpfte Birnen oder fest eingepackte Stücke von Dosenbirnen (ohne den Sirup).

» Bereiten Sie Rosa Birnenkonfitüre (S. 147) und Hummus ohne Sesam (S. 142) im Voraus zu.

» Ich empfehle sehr die Kartoffel-Lauch-Waffeln (S. 157) und den Birnen-Crumble (S. 188). Siehe dazu auch die Tipps am Anfang dieses Kapitels.

7-Tage-FID-Speiseplan für **Kinder** (Woche 1–2)

Manche Rezepte enthalten Gluten und können aus dem glutenfreien Plan ersetzt werden. Die Menüs sind lediglich Vorschläge und müssen nicht allesamt zubereitet werden.

	Frühstück	Snacks/Lunchpaket	Mittagessen	Abendessen/Dessert
Tag 1	Dinkeltoast mit Rosa Birnenkonfitüre (S. 147) oder Puffreis mit Reisdrink mit Kalziumzusatz	Dosenbirnen Birnen-Dinkel-Muffins (S. 161), ungesüßte Reiscracker und/oder Selleriestangen mit Hummus ohne Sesam (S. 142)	Kartoffel-Lauch-Waffeln (S. 157) oder Haferwaffeln (S. 155)	Pasta mit knusprigem Hähnchen (S. 186) oder Carob-Milchshake (S. 139)
Tag 2	Vollkorn-Hafer-Porridge (S. 152)	Dosenbirnen (abgetropft), Birnen-Dinkel-Muffins (S. 161), große Reiswaffeln mit Hummus ohne Sesam (S. 142)	DIY-Sandwich (S. 168) (mit Hähnchen, meiden Sie salicylatreiche Zutaten wie Möhren)	Linsen im Schlafrock (S. 210) (Rind- oder Lamm), Limonadeneis (Eislolli, Fertigprodukt ohne Farbstoffe) oder warmer Reisdrink
Tag 3	ungesüßter Puffreis mit Reisdrink und Birnenspalten (geschält) oder Protein-Gemüse-Bowl (S. 150)	Birnen-Crumble (S. 188) oder frisch geschälte Birne, ungesüßte Reiscracker oder Reiswaffeln (gesalzen)	Dinkel-Fladenbrot (S. 165) mit Knusprigem Hähnchen (S. 186) (optional: Eisbergsalat, das Hähnchenfleisch muss frisch gebraten sein.)	gebratenes Biohackfleisch mit Pasta und grünen Bohnen oder Sellerie (Fleisch ohne Konservierungsstoffe), übriger Birnen-Crumble

	Frühstück	Snacks/Lunchpaket	Mittagessen	Abendessen/Dessert
Tag 4	Haferwaffeln (S. 155) mit Rosa Birnenkonfitüre (S. 147)	Selleriestangen (Fäden abgezogen), übrig gebliebener Birnen-Crumble oder frisch geschälte Birne, ungesüßte Reiscracker (gesalzen)		Gedämpfter Fisch mit Kartoffelpüree (S. 182), Carob-Milchshake (S. 139)
Tag 5	Bohnen auf Toast (S. 148)	frisch geschälte Birne oder Birnen-Crumble (S. 188) mit Bohnen-Dip (S. 142)	DIY-Sandwich (S. 168)	Linsen-Gemüse-Suppe (keine Möhren) (S. 174), Limonadeneis (Eislolli) oder 1 Tasse warmer Reisdrink mit Kalziumzusatz (Haferkekse für den Folgetag backen)
Tag 6	ungesüßter Puffreis mit Reisdrink	frisch geschälte Birne oder Dosenbirne (ohne Zucker), Haferkekse (S. 192), Wunschteller (S. 158) mit Selleriestangen und Hummus ohne Sesam (S. 142)	DIY-Sandwich (S. 168) (salicylatarme Varianten, keine Nüsse oder Bananen)	Lamm mit karamellisierter Lauchsauce (S. 180) (optional: Dosenbirne oder gedämpfte Birnen für das Birnensorbet (S. 191) für den Folgetag einfrieren)
Tag 7	Vollkorn-Hafer-Porridge (S. 152)	frisch geschälte Birne oder übrig gebliebener Birnen-Crumble, Haferkekse (S. 192), ungesüßte Reiscracker und Hummus ohne Sesam (S. 142)	Kartoffel-Lauch-Waffeln (S. 157) mit Hummus ohne Sesam (S. 142)	Einfache San Choy Bau (S. 220) oder Linsen-Gemüse-Suppe (S. 174) Birnensorbet (S. 191)

Wenn Sie auf eine der Speisen empfindlich reagieren, ersetzen Sie sie aus der FID-Einkaufsliste (S. 88). Einen Getränkeplan finden Sie auf Seite 117.

Glutenfreier FID-Speiseplan (Wochen 1–2)

Wollen oder müssen Sie sich glutenfrei ernähren, finden Sie hier die geeigneten Mahlzeiten. Wenn Sie unsicher sind, ob Sie wirklich auf Gluten reagieren, folgen Sie diesem Plan zwei Wochen, essen Sie dann an den Tagen 15–20 glutenhaltige Lebensmittel, wie Dinkel, Roggen und Hafer, und achten Sie darauf, ob Ihr Ekzem sich verschlimmert. Wenn Sie binnen einem bis zehn Tagen keine Reaktion sehen, sind Sie nicht glutenintolerant. Hinweis: Testen Sie in dieser Zeit keine anderen Lebensmittel, um die Resultate nicht zu verfälschen.

Bereiten Sie für das Frühstück für Tag 1 Carob-Chia-Pudding (S. 225) mit Sago anstelle von Chiasamen zu – er braucht Zeit zum Gelieren.

Glutenfreier 7-Tage-FID-Speiseplan (Woche 1–2)

Verwenden Sie auch Reste, nur kein übrig gebliebenes Fleisch, da es nach dem Kochen oder Braten über Nacht Amine entwickelt.

	Frühstück	Snacks/Lunchpaket	Mittagessen	Abendessen/ Dessert
Tag 1	Carob-Chia-Pudding (mit Sago statt Chiasamen, S. 225)	frisch geschälte Birne, ungesüßte Reiscracker (gesalzen, ohne Zusatzstoffe) und/oder Selleriestangen (Fäden abgezogen) mit Hummus ohne Sesam (S. 142)	Kartoffel-Lauch-Waffeln (S. 157) mit Hummus ohne Sesam (optional; S. 142)	Wombok-Nudelsalat, glutenfreie Variante (S. 185)
Tag 2	Protein-Gemüse-Bowl (S. 150)	frisch geschälte oder Dosenbirne (ohne Sirup), große Reiswaffeln und abgezogene Selleriestangen mit Hummus ohne Sesam (S. 142)	DIY-Sandwich (S. 168) (keine gluten- und salicylathaltigen Zutaten wie Möhren)	Linsen-Gemüse-Suppe (ohne Möhren, S. 174) (glutenfreien Birnen-Crumble als Snack für den Folgetag zubereiten, S. 188)
Tag 3	Vollkorn-Hafer-Porridge (glutenfreie Flocken, S. 152) oder Kartoffel-Lauch-Waffeln (S. 157) mit Hummus ohne Sesam (S. 142)	Birnen-Crumble (S. 188) mit glutenfreien Hafer- oder Quinoaflocken und frisch geschälter Birne, ungesüßte Reiscracker (gesalzen)	übrig gebliebene Linsen-Gemüse-Suppe	San Choy Bau (S. 181) oder Einfache San Choy Bau (S. 220)

	Frühstück	Snacks/Lunchpaket	Mittagessen	Abendessen/ Dessert
Tag 4	Protein-Gemüse-Bowl (S. 150)	Selleriestangen (Fäden abgezogen), Reinigender Selleriesaft (S. 135), übrig gebliebener Birnen-Crumble oder frisch geschälte Birne, ungesüßte Reiscracker (gesalzen)	Salat-Basen-Bombe (S. 163)	Gedämpfter Fisch mit Kartoffelpüree mit Kartoffelpüree (S. 182)
Tag 5	Quinoa-Porridge (S. 154) Carobtee (S. 136)	frisch geschälte oder Dosenbirne (ohne Sirup), ungesüßte Reiscracker (gesalzen), Selleriestangen mit Bohnen-Dip (S. 142)	DIY-Sandwich (S. 168)	Lamm mit karamellisierter Lauchsauce (S. 180)
Tag 6	Mungbohnen-Pfannkuchen (S. 178)	übrig gebliebener Birnen-Crumble, Reinigender Selleriesaft (S. 135)	Protein-Gemüse-Bowl (S. 150)	Pasta mit knusprigem Hähnchen (S. 186)
Tag 7	Quinoa-Porridge (S. 154) oder Bohnen auf Toast (ohne Toast, S. 148)	ungesüßte Reiscracker und Hummus ohne Sesam (S. 142) Selleriestangen (Fäden abgezogen)	Protein-Gemüse-Bowl (S. 150) mit Huhn oder Lamm	Kartoffel-Lauch-Suppe (S. 173)

Wenn Sie auf eine der Speisen empfindlich reagieren, ersetzen Sie sie aus der FID-Einkaufsliste (S. 88). Einen Getränkeplan finden Sie auf Seite 107.

Getränke: 1–3 Liter gefiltertes Wasser oder Quellwasser, Birne-Vanille-Tee (S. 136), Reinigender Selleriesaft (S. 135), Basische Gemüsebrühe (S. 177), Carobtee (S. 136), Safrantee (S. 138), Elektrolyte-Birnensaft (S. 138), Mineralwasser.

Desserts: Birnensorbet (S. 191), Carob-Milchshake (S. 139), Haferwaffeln (mit glutenfreien Haferflocken, S. 155) mit Rosa Birnenkonfitüre (S. 147), Birnen-Crumble (glutenfreie Variante, S. 188).

Zusatzstoffe, die Sie meiden sollten

Um Ekzemen vorzubeugen, müssen Sie juckreizauslösende Zusatzstoffe in abgepackten und frischen Lebensmitteln meiden. Diese Tabelle hilft dabei.

Zusatzstoff	E-Nummer(n)	Lebensmittel
Geschmacksverstärker: Glutamate, Mononatriumglutamat (MNG)	620–635	aromatisierte Nudeln, gewürzte Cracker und Chips, Saucen, Brühwürfel, Bratensaucen, Fast Food, traditionelle chinesische Küche (natürliche Quellen für MNG sind Tomatenmark, Sojasauce, Brokkoli, Pilze, Spinat, Weintrauben, Pflaumen, Aufschnitt, Miso, Tempeh, Wein, Rum, Sherry, Branntwein, Liköre)
künstliche Farbstoffe: Tartrazin (gelb), rot, blau, grün, schwarz, braun	102, 104, 110, 122–129, 132, 133, 142, 151, 155	Süßigkeiten, Götterspeise, Frühstückszerealien, kandierte Kirschen, Lachs, Hotdogs (Wiener Würstchen), Softdrinks, aromatisiertes Mineralwasser, Schokolade, Kartoffelchips, Tortillachips, Eiscreme, Wassereis, Fruchtdrinks, Limonaden, aromatisierte Milchgetränke, Fleischpasteten, Cupcakes, Likör, Joghurt und Milchsnacks
natürliche Farbstoffe	160b (Annatto)	viele Joghurts, Butter, Fischstäbchen, Eiercreme und kommerziell produzierte Desserts (eine unbedenkliche Farbstoffalternative ist 160a)
Konservierungsstoffe	Sorbate 200–203, Benzoate 210–213, Sulfite 220–228, Nitrite 249–252, Propionate 280–283	in manchen industriell verarbeiteten Früchten und Gemüsen, Wein, Bier, die meisten Softdrinks, Limonaden, Säfte, industriell verarbeitetes Fleisch, Würste, Trockenobst, industriell verarbeiteter Aufschnitt (Würste, Schinken, Salami), 282 in einigen Broten, Brötchen und Wraps
antioxidative Konservierungsstoffe	310–321	Öle, Margarine, Chips, frittierte Snacks, Fast Food
künstliche Süßstoffe: Aspartam, Saccharin	951, 954	Eiscreme, NutraSweet®, Equal®, Sweet 'N Low®, Diät- und »zuckerfreie« Produkte, Diät-Softdrinks, »Zero«-Softdrinks, Kekse und Gebäck

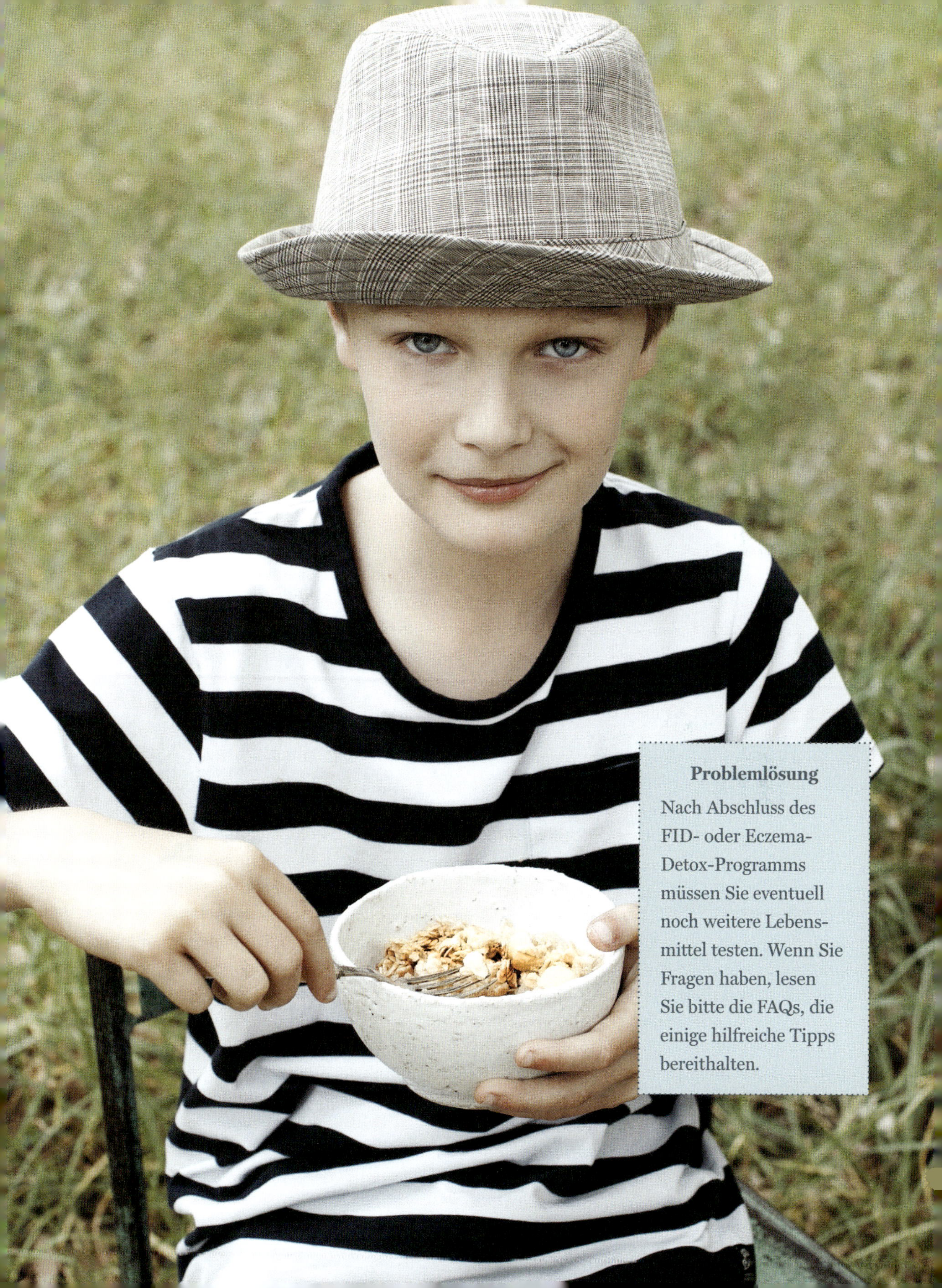

Problemlösung

Nach Abschluss des FID- oder Eczema-Detox-Programms müssen Sie eventuell noch weitere Lebensmittel testen. Wenn Sie Fragen haben, lesen Sie bitte die FAQs, die einige hilfreiche Tipps bereithalten.

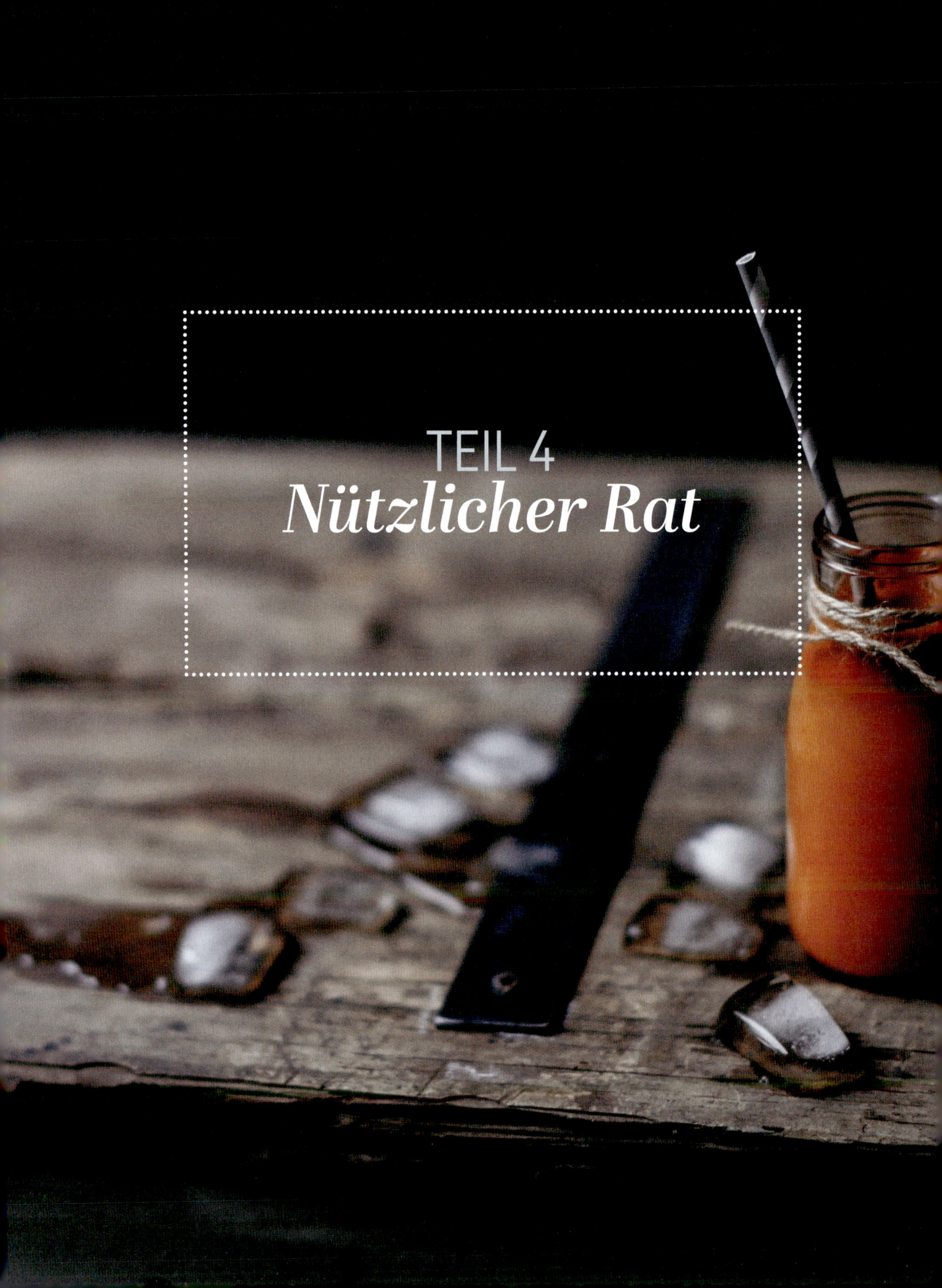

TEIL 4
Nützlicher Rat

Kapitel 11

Babys mit Ekzemen

Babys können bereits vor dem Erreichen des ersten Lebensjahrs Ekzeme entwickeln. Wichtig ist, nicht in Panik zu verfallen, wenn dies passiert. Wie bereits erwähnt, ist die Leber bei Kleinkindern bis zum Alter von etwa zwei Jahren noch nicht voll entwickelt, was sie anfällig für Erkrankungen wie Gelbsucht, Milchschorf und Ekzeme macht. Es ist völlig normal, dass die Säuglingsleber noch nicht ihre volle Entgiftungskraft besitzt, weshalb Babyprodukte auch weniger chemische Stoffe enthalten (obwohl in den meisten immer noch genug Zusatzstoffe stecken).

Während das Baby sich nur von Milch ernährt (Muttermilch oder Säuglingsmilch), haben Sie verschiedene Möglichkeiten, seine Nährstoffaufnahme zu beeinflussen.

Tipps zum Stillen

- Wenn Sie stillen, sind die essenziellen Fettsäuren, Vitamine und Mineralien, die Sie zu sich nehmen, auch in der Muttermilch vorhanden. Ihr Kind verarbeitet diese Nährstoffe für Wachstum und Erhalt der Körperfunktionen.
- Sie können Ihre Ernährung in der Stillzeit so anpassen, dass Sie weniger Phytochemikalien (pflanzliche Chemikalien) zu sich nehmen und so die Nährstoffzusammensetzung ändern.
- Sie können die Nahrungsmittel meiden, von denen bekannt ist, dass sie Ekzeme verschlimmern (siehe »Das juckende Dutzend«, S. 26).
- Alternativ können Sie mit der Behandlung warten, bis Ihr Kind älter ist und feste Nahrung zu sich nimmt.
- Sie können auch Nahrungsergänzungen für die Haut einnehmen, die für die Stillzeit geeignet sind.

Beachten Sie bitte, dass Babys Vitaminpräparate nicht direkt einnehmen dürfen (außer, sie sind vom Arzt verschrieben), und stillende Mütter brauchen viel Energie. Sorgen Sie also dafür, dass Sie selbst genug essen.

Neigt Ihr Kind zu Koliken oder Blähungen, sollten Sie unter Umständen auch auf Knoblauch, Lauch und Frühlingszwiebeln verzichten. Nutzen Sie die Einkaufsliste für das Eczema-Detox-Programm (siehe S. 102 f.).

Säuglingsmilch für die Flasche

Wenn Sie Ihr Baby mit Säuglingsmilch ernähren, sprechen Sie mit Ihrem Kinderarzt über eine Umstellung auf allergenfreie, milchfreie Säuglingsmilch (HA-Nahrung).

Umstellung auf feste Nahrung

Die neuere Forschung zeigt, dass das Risiko für Allergien und Ekzeme steigt, wenn man mit der langsamen Einführung fester Nahrung länger als sechs Monate wartet. Der derzeitige Rat lautet also, das Baby, falls vom Kinderarzt nicht anders empfohlen, ab etwa dem vierten Monat an feste Nahrung zu gewöhnen. Dies ist eine generelle Empfehlung, die nicht auf jedes Baby zutreffen muss.

Natürlich muss das Baby zum Essen erst einmal aufrecht sitzen können. Ist Ihr Kind noch nicht bereit für feste Nahrung, können Sie die Einführung insgesamt bis zu sechs Monate hinauszögern.

Tipps zur Einführung von fester Nahrung

- »Alle drei Tage ein neues Nahrungsmittel ...« Um Allergien und Unverträglichkeiten erkennen zu können, führen Sie jedes neue Lebensmittel einzeln ein und geben es drei Tage lang, bevor Sie etwas Neues ausprobieren.
- Neue Lebensmittel sollten früh am Tag gegessen werden und nicht zur Schlafenszeit, denn ist das Baby erst einmal im Bett, sehen Sie Gegenreaktionen nicht mehr. Reagiert das Kind mit Schwellungen oder Atemproblemen, können Sie dies am Tag gut erkennen und bei Bedarf sofort den Arzt konsultieren.
- Reagiert Ihr Kind auf die Einführung eines neuen Nahrungsmittels mit Ausschlag, Unruhe, Durchfall oder Erbrechen, tragen Sie dies in sein Ernährungstagebuch ein und geben ihm diese Nahrung nicht mehr. Durchfall und Erbrechen können das Baby dehydrieren. Dann sind unter Umständen hydrierende Elektrolyte notwendig. Fragen Sie Ihren Kinderarzt daher in diesen Fällen um Rat. Ein gutes Mittel gegen Durchfall bei Kindern, die bereits feste Nahrung bekommen, ist frisch geriebene Birne, gemischt mit ein wenig Carobpulver.
- Geben Sie dem Baby keine Lebensmittel, an denen es sich verschlucken kann, wie Nüsse, Kekse, Toast oder feste Obst- und Gemüsestücke etc.

Unverträglichkeiten erkennen: Reagiert Ihr Kind auf Banane oder Papaya, könnte es eine Histaminintoleranz haben. Birnen werden normalerweise gut vertragen, nur in den seltenen Fällen von Fruktose- oder Tanninintoleranz lösen auch Birnen Reaktionen aus. Aber keine Angst: Birnen sind normalerweise unbedenklich! Reagiert Ihr Kind auf Mango, Kürbis (Winterkürbis), Möhren, Äpfel und Süßkartoffeln, hat es unter Umständen eine Salicylatintoleranz. Meiden Sie in diesem Fall vorerst diese Lebensmittel und testen Sie sie nach ein paar Monaten erneut.

Leidet Ihr Kleinkind an Ekzemen, geben Sie ihm Nahrung, die es gut kauen kann. Passen Sie die Rezepte für Ihr Kind an, indem Sie Dinge pürieren, zerdrücken etc.

Keine schwierigen Esser heranziehen: erst Gemüse, dann Obst

Führen Sie Ihr Kind erst an Gemüse heran, dann an Obst, da es sich sonst zur Naschkatze entwickeln könnte, die Herzhaftes ablehnt. Es ist wichtig, dass es täglich hautfreundliche Gemüse isst, da Gemüse basenbildend sind und dem Kind so hilft, ekzemfrei zu bleiben.

Nahrung ab dem zwölften Lebensmonat

Inzwischen sollte Ihr Kind klein geschnittene feste Nahrung verschiedener Konsistenzen und Geschmacksrichtungen zu sich nehmen. Den entsprechenden Speiseplan für Kinder finden Sie in Kapitel 10.

Getränke

Die besten Getränke für Babys sind Muttermilch, milchfreie Säuglingsmilch und abgekochtes und abgekühltes Wasser.

- » Für Kinder bis zu einem Jahr muss Wasser gefiltert und abgekocht, um Bakterien abzutöten, und anschließend abgekühlt werden, bevor man es dem Baby gibt.
- » Geben Sie Kindern, die älter sind als ein Jahr, kein abgekochtes Wasser mehr, da sich der Verdauungstrakt des Kindes langsam an unsterilisiertes Wasser gewöhnen muss, um das Immunsystem zu fordern und zu stärken.
- » Ab dem Alter von einem Jahr wird gefiltertes Wasser empfohlen. Gefiltertes Leitungswasser ist in den Ländern empfohlen, in denen Leitungswasser als sicher gilt. In manchen Ländern wird zu abgefülltem Wasser geraten.

Auf feste Nahrung umstellen

Ab 4 Monaten	Lebensmittel ab 6 Monaten	Lebensmittel ab 8 Monaten
Geben Sie dem Baby weiter Muttermilch oder Säuglingsmilch.	Muttermilch (oder milchfreie Säuglingsnahrung)	Muttermilch (oder milchfreie Säuglingsnahrung)
Ungesüßte Reiszerealien*: Achten Sie darauf, dass sie zusätzlich Eisen enthalten, und nehmen Sie ungesüßte Zerealien ohne Aromastoffe. Verschlimmern sich die Ekzeme, setzen Sie diese Nahrung ab und konsultieren einen Ernährungsexperten. Quinoa ist eine Alternative (enthält aber möglicherweise keinen Eisenzusatz).	Eisenreiches Fleisch (ein neues Nahrungsmittel alle 3 Tage**: Babys benötigen viel Eisen für gesundes Wachstum. Das Fleisch sollte sehr fein gehackt sein. Beginnen Sie mit magerem Lamm, testen Sie dann Hähnchenfleisch ohne Haut, beides frisch gewolft, ohne Konservierungsstoffe, Antibiotika und am besten aus Bio- oder Freilandhaltung (kein eingefrorenes Hack verwenden, da es Amine entwickelt).	Fühlt sich Ihr Baby wohl und ist bereit für größere Nahrungsstücke, geben Sie ihm kleine Portionen folgender Lebensmittel: · weiches, hautfreundliches Obst · gedämpfte Möhrensticks · Süßkartoffel · Kartoffelscheiben · gedämpfte grüne Bohnen
Pürierte Gemüse: Testen Sie am besten erst ekzemsichere Gemüse. Dazu gehören pürierte weißfleischige Kartoffeln, Süßkartoffeln, Möhren und Chayote (Choko) – jeweils gedämpft und zerdrückt.	Geben Sie dem Baby weiterhin Reiszerealien, hautfreundliche Gemüse und Obst. Führen Sie dann folgende gedünstete und zerdrückte Gemüse ein: · Steckrübe · Butternut-Kürbis	Glutenfreier Reis oder Buchweizen-Spiralnudeln (keine Mais- oder Weizennudeln und vorerst keine langen Nudeln, wie Spaghetti)
Dies ist die Zeit zum Nachforschen. Obwohl Reaktionen auf diese Nahrungsmittel selten sind, könnte Ihr Kind eine Salicylatintoleranz haben, wenn es auf Süßkartoffeln oder Möhren reagiert. Reagiert es auf geschälte weißfleischige Kartoffeln, ist eine Intoleranz gegen Nachtschattengewächse möglich.	Eisenreiche Gemüse: Linsenbrei, pürierte Kichererbsen, pürierte Kidneybohnen, Schälerbsen (gekocht) etc. (meiden Sie Dicke Bohnen, die Salicylate enthalten, und frische Erbsen, die MNG und Salicylate enthalten). Rezepte: Linsen-Gemüse-Suppe (ohne Salz; S. 174), Baby-Zwieback (S. 121)	

Ab 4 Monaten	Lebensmittel ab 6 Monaten	Lebensmittel ab 8 Monaten
Püriertes Obst: Als ekzemsicher gelten geschälte geriebene Birnen (keine Nashi-Birnen) (geeignete Sorten siehe rechts).	zerdrückte Banane (keine Minibananen/Apfelbananen) und Papayas (rot- und gelbfleischig)	Mango (nur frisch), gekochte (geschälte) Red- oder Golden-Delicious-Äpfel (andere Sorten enthalten zu viele Salicylate), Bananen-Eiscreme (S. 226)

* In seltenen Fällen sind Babys allergisch gegen Reis oder Bananen. Bekommt Ihr Baby 1–5 Tage nach dem Verzehr dieser Nahrungsmittel Ausschlag, setzen Sie sie ab und finden Sie mithilfe eines Ernährungsspezialisten eine andere Nährstoffquelle, wie etwa Quinoa.
** Geben Sie Ihrem Baby keine Leber. In der Leber sammeln sich Giftstoffe wie Pestizide und Chemikalien an, und sie kann zu viel Vitamin A enthalten.

Nahrungsmittel, die Sie nicht anbieten sollten

Geben Sie Ihrem Kind keine potenziell problematischen Nahrungsmittel, wie Milchprodukte (Käse, Joghurt, Butter, Kuhmilch etc.), Eier, Fisch, Erdnussbutter, andere Nüsse oder Nusspasten inklusive Tahin (Sesampaste). Sprechen Sie mit Ihrem Kinderarzt über Allergietests, bevor Sie diese Nahrungsmittel anbieten. Fruchtsäfte, Softdrinks etc. sind für Babys nicht geeignet.

Zahnen

Wenn Ihr Baby zahnt, können Sie ihm weizen- und milchfreien Baby-Zwieback backen, auf dem es kauen kann. Das einfache Rezept dafür finden Sie auf Seite 121.

Hilfsmittel beim Zahnen

Zahnungshilfe-Gels für Babys enthalten oftmals Salicylate, die Ekzeme verschlimmern und zudem die Magenschleimhaut angreifen können. Studien zufolge gibt es effektivere Zahnungshilfen als salicylatreiche Zahngels, wie etwa Paracetamol oder Ibuprofen für Kleinkinder oder Kühlbeißringe.[1] Beachten Sie bei Medikamenten immer die Packungsbeilage und überschreiten Sie nie die für Alter und Gewicht Ihres Kindes angegebene Dosierung.

Empfehlungen

- Machen Sie es Ihrem Kind so angenehm wie möglich und verwenden Sie bei Bedarf die verschriebenen Hautcremes.
- Für Kinder ab dem ersten Lebensjahr finden Sie in Kapitel 10 unter »Speisepläne für das FID-Programm und Kinderpläne« auch Gerichte für Kinder und hilfreiche Tipps.

Das sollten Sie im Hinterkopf behalten

- Lachen Sie mit Ihrem Baby – Lachen unterstützt den Heilungsprozess.
- Da die Leber von Babys von Natur aus noch nicht mit voller Kraft arbeitet, empfiehlt sich bei der Einführung fester Nahrung eine chemiearme Ernährung.
- Führen Sie alle drei Tage ein neues Nahrungsmittel ein, um Unverträglichkeiten frühzeitig erkennen zu können.
- Stillende Mütter können allen Ernährungsprogrammen dieses Buches folgen, sofern sie keine Medikamente einnehmen, die eine Umstellung der Ernährung verhindern. Stellen Sie eine ausreichende Ernährung sicher und lassen Sie sich von einem Ernährungsexperten beraten.
- »Essen macht Spaß« lautet das Motto, wenn Sie Ihr Kind auf feste Nahrung umstellen. Ist Ihr Kind ein mäkeliger Esser, lassen Sie es gar nicht erst hungrig werden. In meinem Buch *Healthy Family, Happy Family* finden Sie Tipps zur Änderung der Essgewohnheiten (siehe »Quellen«, S. 230 f.).
- Weitere Hilfe finden Sie auf www.eczemalife.com oder in Selbsthilfegruppen (siehe »Quellen«, S. 230 f.).

Babyzwieback (glutenfrei)

Ergibt mind. 20 Stück, Backzeit: 1–1 ½ Std.

Sie können die Banane durch dieselbe Menge gekochte, geriebene Birne oder anderes exzemfreundliches Obst oder Gemüse ersetzen, beispielsweise durch 220 g gekochte Süßkartoffel (S), Steckrübe oder Möhre (S). Der Zwieback muss ganz trocken backen. Beachten Sie bitte, dass Ihr Kind aufrecht sitzen sollte und Sie es nie allein lassen dürfen, wenn Sie ihm Zwieback oder andere Nahrung geben, an der es sich verschlucken könnte.

- 220 g Banane
- 120 g Reismehl
- gefiltertes Wasser

Den Backofen auf 150 °C vorheizen. Die Banane in der Küchenmaschine oder im Standmixer pürieren, dann nach und nach das Mehl einrühren. Alternativ die Banane in eine Rührschüssel geben, mit der Gabel zerdrücken und mit dem Mehl verkneten. Bei Bedarf *teelöffelweise* Wasser hinzugeben, bis ein fester, trockener Teig entsteht.

Den Teig auf dem bemehlten Schneidebrett zu einer langen, dünnen Rolle formen und in etwa 8 cm lange Stücke schneiden.

Ein Backblech mit Backpapier auslegen und die Zwiebackrollen darauf verteilen. 1–1 ½ Stunden im Backofen backen, bis sie ganz hart sind (je nach verwendeter Flüssigkeitsmenge kann dies bis zu 2 Stunden dauern). In einem luftdicht verschließbaren Behälter hält sich der Zwieback bis zu 1 Woche.

Kapitel 12

FAQs und Problemlösungen

Die folgenden häufig gestellten Fragen sind in Fragen zu Lebensmitteln und in allgemeine Problemlösungen unterteilt.

Lebensmittel

Lauch und Knoblauch verursachen mir Magenkrämpfe, muss ich sie essen?

Nein, das müssen Sie nicht. Meiden Sie alles, was Ihnen Unwohlsein bereitet.

Was sind die besten basischen Lebensmittel für die Programme?

Alle Gemüse sind basenbildend, einschließlich Kartoffeln, dazu kommen Bananen und Reissirup. Wenn Sie das strengere FID-Programm befolgen, sind die besten starken Basenbildner Mungbohnensprossen, Rosenkohl, Weißkohl, Petersilie, Lauch und Frühlingszwiebeln (ohne Knolle). Während des Eczema-Detox-Programms essen Sie zusätzlich ebenfalls stark basenbildende Gemüse wie Rote Bete, Linsen- und Bohnensprossen.

Ich reagiere empfindlich auf Birne und Carob, wodurch kann ich sie während des FID-Programms ersetzen?

Da Birne und Carob (Johannisbrotfrucht) Tannine enthalten, könnten Sie eine Tanninempfindlichkeit haben. Beim FID-Programm ist es in den ersten zwei Wochen wichtig, dass Sie keine anderen Früchte essen, aber in der dritten Woche können Sie es mit Banane und Papaya versuchen. Wenn Sie nicht empfindlich reagieren, sind das die besten Früchte, die Sie essen können. Wenn Sie den Salicylattest bestehen, können Sie mittelstark salicylathaltige Früchte probieren (siehe S. 102). Wenn Sie aber auf Tannin stark reagieren, reagieren Sie möglicherweise auch auf Salicylate. Sie sollten diesen Test also nicht auslassen. Aromatisieren Sie Ihre Shakes anstelle von Carob mit Reismalz- oder echtem Ahornsirup oder wählen Sie ein anderes Rezept.

Ich reagiere empfindlich auf Bananen und Amine, was kann ich stattdessen in meinen Smoothie rühren?

Aromatisieren Sie Ihre Smoothies mit Carobpulver, echter Vanille, Reismalz- oder echtem Ahornsirup. Frieren Sie Reisdrink (oder einen anderen Milchersatz) in einem Eiswürfeltablett ein und geben Sie die Würfel zum Kühlen in Ihre Smoothies.

Mein Allergietest hat keine Allergie gegen Laktose ergeben, kann ich dann während des Programms Milchprodukte essen?

Sowohl das FID- als auch das Ekzema-Detox-Program sind laktosefrei, weil der Verzicht auf Milchprodukte Ekzeme unabhängig von einer Allergie schneller abheilen lässt. Die Forschung hat herausgefunden, dass Allergietests oft ungenau und damit für eine präzise Diagnose ungeeignet sind. So untersuchten Wissenschaftler 183 Ekzempatienten mit einer Reihe unterschiedlicher Testmethoden. 67 % von ihnen reagierten beim Pricktest auf Milchprodukte, während der unmittelbar darauf folgende Patchtest negativ ausfiel. Interessanterweise fiel der Patchtest später bei 89 % der Untersuchten, die eine verzögerte Reaktion auf Milchprodukte gezeigt hatten, positiv aus.[1] Hätte diese Gruppe sich also auf den Pricktest verlassen, wären 22 % von ihnen fälschlicherweise als nicht allergisch gegen Milchprodukte diagnostiziert worden.

Das FID-Programm zu Diagnose von Lebensmittelunverträglichkeiten in diesem Buch hilft Ihnen, Unverträglichkeiten und Allergien präzise zu diagnostizieren. Sobald Ihr Ekzem abgeheilt ist, können Sie dieselben Diagnosetechniken auf Milchprodukte anwenden (siehe »Weitere Tests«, S. 125).

Ich habe gehört, dass Kokosöl bei Ekzemen helfen soll. Warum ist es nicht Teil Ihres Programms?

Kokosnuss ist zu einem der beliebtesten Gesundheitsprodukte avanciert, eignet sich aber nicht, wenn Sie empfindlich auf Salicylate oder Amine reagieren. Sie kann Ekzeme verschlimmern und ist somit ungeeignet. Nicht jeder reagiert auf Kokosnuss, aber sie enthält große Mengen an Salicylaten und Aminen, die Juckreiz auslösen können, und besteht zu 99 % aus gesättigten Fettsäuren, die Entzündungen fördern. Negative Reaktionen können sich zwischen drei bis sieben Tage nach dem Verzehr einstellen, was ihre Identifikation erschwert. Am besten meidet man während des Programms alle Kokosprodukte und testet auf Kokosnuss, wenn das Ekzem abgeklungen ist.

Ist Avocado gut bei Ekzemen?

Man liest in Blogs immer wieder, dass man bei Ekzemen Avocados essen soll, aber wenn Sie empfindlich auf Salicylate oder Amine reagieren, wird sie Juckreiz auslösen. Sie zählen zu den Schlimmsten aus dem »Juckenden Dutzend« (siehe S. 26), und Sie sollten sie in diesem Fall meiden. Das Supplement-Programm in diesem Buch wird Ihnen auf Dauer helfen, negativen Reaktionen auf Salicylate und Amine vorzubeugen. Wenn Ihr Ekzem also erst einmal abgeklungen ist und Sie Lust auf Avocado haben, probieren Sie sie einige Tage lang und achten Sie auf Reaktionen.

Von Fruktose und Bohnen bekomme ich Blähungen, muss ich diese Zutaten während des Programms essen?

Nein, das müssen Sie nicht. Wenn Sie ein Rezept zubereiten wollen, aber empfindlich auf eine Zutat reagieren, tauschen Sie diese mithilfe der FID-Einkaufsliste (siehe S. 88) aus. Wenn Sie das Eczema-Detox-Programm befolgen, nutzen Sie die Eczema-Detox-Einkaufsliste auf Seite 102 f.

Ich soll fermentierte Speisen essen. Warum empfehlen Sie diese nicht in Ihrem Buch?

Fermentierte Speisen sind im Augenblick sehr populär, probieren Sie sie ruhig aus, aber kombinieren Sie keine unterschiedlichen Verfahren, während Sie eines der Programme befolgen. Das würde die Ergebnisse verfälschen.

Ich empfehle hier keine fermentierten Speisen, weil es riskant ist, histaminreiche Lebensmittel einzuführen, bevor man auf eine Histamin-/Aminintoleranz getestet hat. Das kann Ihr Ekzem verschlimmern, wenn Sie allergisch gegen Histamin sind. Über 36 % der Ekzempatienten reagieren negativ auf Histamine/Amine.[2] Bei dieser aminempfindlichen Gruppe lösen fermentierte Speisen oder Probiotika einen sehr starken Juckreiz aus. *Also erst testen, dann verordnen.*

Wenn Sie nach den ersten drei Wochen des FID-Programms den Histamintest (S. 92) bestehen, können Sie gern drei Tage lang fermentierten Weißkohl in Ihren Speiseplan aufnehmen und sehen, ob Ihre Haut reagiert (meiden Sie aber Essig und andere in dieser Diät nicht erlaubte Zutaten). Wenn sich Ihre Haut nach diesem Test verschlechtert, verzichten Sie auf fermentierte Speisen.

Darf ich Kartoffeln essen oder werde ich negativ reagieren, weil das Nachtschattengewächse sind?

Ich kann nicht sagen, wann Sie negativ auf irgendein Lebensmittel reagieren. Am besten testen Sie ein Lebensmittel nach dem anderen (ein neues alle drei Tage ist eine gute Faustregel). Nicht jeder reagiert negativ auf Nachtschattengewächse, das können Sie nur im Selbstversuch herausfinden. Wie das geht, lesen Sie unter »Weitere Tests« auf Seite 125.

Welche Arten von Kartoffeln kann ich während der Diät essen?

Essen Sie im Rahmen des FID-Programms nur weißfleischige Kartoffeln, keine gelbfleischigen. Die meisten Kartoffeln enthalten Salicylate, vor allem die nicht weißen Sorten. Weiße (großzügig geschälte) Kartoffeln enthalten wenige Salicylate, aber verwechseln Sie sie nicht mit cremefarbenen Sorten, die beim Aufschneiden schmutzig-weiß oder gelblich aussehen. Die meisten weißfleischigen Sorten muss man erst aufschneiden, um zu sehen, ob ihr Fruchtfleisch auch wirklich weiß ist. Meiden Sie im Rahmen des FID-Programms alle nicht weißfleischigen beziehungsweise buntfleischigen Kartoffelsorten, da sie Salicylate enthalten.[3]

Problemlösungen

Ich befolge seit zwei Wochen das Eczema-Detox-Programm, und meine Haut verschlechtert sich. Soll ich das Programm abbrechen?

Das ist noch ein bisschen früh, da es sich auch um eine Entgiftungsreaktion handeln kann, die gelegentlich innerhalb der ersten zwei Wochen auftritt. Wenn Ihre Haut sich nicht binnen drei Wochen bessert, wechseln Sie zum FID-Programm (Kapitel 8), um Lebensmittelunverträglichkeiten aufzuspüren und die für Sie geeigneten Lebensmittel zu finden.

Ich folge seit zwei Monaten dem Eczema-Detox-Programm, und meine Haut hat sich nicht gebessert. Soll ich das Programm abbrechen?

Ja, wechseln Sie zum FID-Programm (Kapitel 8), da sich bis jetzt eine Verbesserung hätte zeigen müssen. Dies ist ein Anzeichen für eine nicht diagnostizierte Lebensmittelintoleranz, die Sie mithilfe des FID-Programms identifizieren können.

Ich folge dem FID-Programm und habe alle Tests absolviert. Ich habe nicht auf Amine oder Salicylate reagiert, aber meine Haut verschlechtert sich kontinuierlich. Was nun?

Forschen Sie weiter. Sind Sie sicher, dass Sie nicht auf Amine oder Salicylate reagieren? Eine Verschlechterung Ihrer Haut während der Tests könnte ein Zeichen sein, dass Sie doch auf Salicylate oder Amine oder etwas anderes in Ihrer Ernährung reagieren. Reaktionen können sich erst mit Verzögerung einstellen, was die Diagnose erschwert. Eine Ernährungstagebuch kann hier helfen.

Stellen Sie Ihre Diät auf den glutenfreien FID-Speiseplan auf Seite 110 f. um, um eine Glutenintoleranz auszuschließen. Zusätzliche Schritte finden Sie unter »Weitere Tests« am Ende dieser Seite. Zuvor aber noch ein paar Tipps für eine eindeutige Diagnose:

- Bewerten Sie Ihr Ekzem und den Juckreiz vor jedem Test in einer Skala von 1–10. 1–3 ist gut, 8–10 ist schlecht etc.
- Fotografieren Sie Ihr Ekzem vor jedem Test, um beurteilen zu können, ob Ihre Haut sich während der Testphase verbessert oder verschlechtert.
- Essen Sie während der Tests täglich zwei oder drei gute Portionen der Testgerichte (idealerweise morgens oder mittags, wenn Sie eine starke Reaktion zeigen). Kleine Portionen erschweren eine klare Diagnose.
- Analysieren Sie anschließend mithilfe der Fotos die Ergebnisse: Hat sich Ihre Haut gebessert oder verschlechtert?
- Nicht alle Reaktionen zeigen sich auf der Haut! Achten Sie deshalb auch auf andere negative Veränderungen wie Magenbeschwerden, Kopfschmerzen, Hyperaktivität, Erschöpfung, Reizbarkeit, Asthma, Heuschnupfen, Schluckbeschwerden etc. (Symptome einer Salicylatempfindlichkeit finden Sie in Kapitel 1, S. 19.)
- Wenn sich eine negative Reaktion einstellt, brechen Sie den Test ab und warten Sie mit dem nächsten Test, bis sich Ihre Haut beruhigt hat. Meiden Sie vorläufig das problematische Lebensmittel und testen Sie es nach Belieben in acht Wochen erneut.
- Verzichten Sie auf diesen Test, wenn Sie auf Lebensmittel anaphylaktisch reagieren, oder halten Sie Ihren EpiPen bereit. Wenn Sie unter schweren Allergien leiden, ziehen Sie Ihren Arzt zurate.

Weitere Tests

In der folgenden Tabelle finden Sie einen Leitfaden für weitere Tests. Am besten beginnen Sie mit den Lebensmitteln, die Sie am häufigsten essen. Beenden Sie die Testphase, wenn Reaktionen ausbleiben.

Problemlösungen: weitere Tests

5 Tage meiden	Passendes Programm	2–3 Tage testen (bei Bedarf bis zu 7 Tage)
Wenn Sie Sojaprodukte zu sich genommen haben, meiden Sie Soja und Sojalecithine sowie Ergänzungsmittel (wie Vitamin D), die nicht »sojafrei« sind.	Wählen Sie einen der FID-Speisepläne (Kapitel 10) und meiden Sie Soja. Testen Sie Soja nicht, wenn Sie bereits wissen, dass Sie darauf reagieren.	Essen Sie 3 Tage 2–3 Portionen Soja am Tag. Analysieren Sie die Resultate.
Meiden Sie Glutenhaltiges, wie Dinkel, Weizen, Roggen und Hafer, und achten Sie auf dem Etikett auf Gluten (Sie können auch ein Getreide nach dem anderen testen und mit Dinkel beginnen).	Folgen Sie 5 Tage dem glutenfreien FID-Speiseplan (S. 110 f.).	Testen Sie 3 Tage glutenreichen Dinkel (Pfannkuchen, Dinkeltoast etc.). Geht es Ihnen besser oder schlechter? Ziehen Sie Ihre Fotos zurate. Hat sich die Haut nicht verschlechtert, testen Sie 3 Tage Hafer, dann Roggen.
Meiden Sie Kartoffeln (achten Sie auf Inhaltsangaben der Hersteller).	Wählen Sie einen der FID-Pläne (Kapitel 10) und meiden Sie Kartoffeln.	Testen Sie 2–3 Tage Kartoffeln. Analysieren Sie die Resultate. Bleibt eine Reaktion aus, verzichten Sie auf den Stärketest.
Meiden Sie Reis, Reismalzsirup, Reiskeimöl etc.	Wählen Sie einen der FID-Pläne (Kapitel 10) und ersetzen Sie Reis durch Quinoa oder Dinkel, sofern Sie nicht allergisch darauf reagieren.	Testen Sie 2–3 Tage Reis. Analysieren Sie die Resultate. Bleibt eine Reaktion aus, verzichten Sie auf den Stärketest.
Optional (nach Testergebnissen): Meiden Sie Stärke, wie Kartoffeln, Reis, Hafer, Roggen, Dinkel, Gerste, Buchweizen, Hirse, Quinoa.	Wählen Sie den Einfachen FID-Plan (S. 106 f.) und meiden Sie Stärke. Essen Sie mehr Protein und Gemüse.	Testen Sie 2–3 Tage Stärke. Analysieren Sie die Resultate. Sie können Quinoa und Buchweizen separat essen, um auf Allergien zu testen.
Staudensellerie (Allergie tritt bei 1–9 % der Ekzempatienten auf)	Wählen Sie einen der FID-Pläne (Kap.10), meiden Sie Sellerie.	Testen Sie 3–7 Tage Sellerie. Analysieren Sie die Resultate.
Meiden Sie Tannine, wie Birne, Carob, Vanille und Rotkohl.	Wählen Sie einen der FID-Pläne (Kap. 10), meiden Sie tanninreiche Speisen.	Testen Sie 3–7 Tage Tannine. Analysieren Sie die Resultate.
Fruktose (alles Süße, z. B. Reissirup, Birne und Ahornsirup)	Wählen Sie einen der FID-Pläne (Kap. 10), meiden Sie Reis.	Testen Sie 3–7 Tage Fruktose. Analysieren Sie die Resultate.

5 Tage meiden	Passendes Programm	2–3 Tage testen (bei Bedarf bis zu 7 Tage)
Meiden Sie Fleisch (ernähren Sie sich vegan).	Wählen Sie den Einfachen FID-Plan (S. 106 f.) und meiden Sie Fleisch (wählen Sie die vegetarischen/veganen Varianten).	Testen Sie 3 Tage frisches Fleisch (keinen Aufschnitt). Analysieren Sie die Resultate.
Meiden Sie FODMAPs (das ist meist der letzte Test für Menschen mit Darmproblemen), wie Birne, Rosenkohl, Weißkohl, Knoblauch, Lauch, Hülsenfrüchte, Frühlingszwiebeln, Bohnen, Knoblauchpulver, Chayote, Staudensellerie, Sojasauce und Cashewkerne.	Wenn Sie empfindlich auf Salicylate reagieren, folgen Sie dem Eczema-Detox-Programm (Kap. 9) oder dem FID-Programm (Kap. 8) und meiden Sie 10 Tage FODMAPs.	Testen Sie bis zu 7 Tage FODMAPs, vor allem Lauch und andere Zutaten, die Sie nicht einzeln getestet haben. Brechen Sie ab, wenn Sie Reaktionen zeigen. Ziehen Sie im Zweifel Ihre Fotos zurate.
Ei (nur gekocht, gebraten etc.)	Sie meiden im Rahmen des Programms bereits Ei.	Testen Sie 3 Tage Ei. Analysieren Sie die Resultate.
Sobald Ihr *Ekzem komplett abgeheilt ist,* können Sie Milchprodukte testen, aber nicht früher, da dies die Ergebnisse verfälschen kann.	Sie meiden bereits Milchprodukte.	Testen Sie 3–7 Tage Milchprodukte in großen Mengen, vor allem Milch und Joghurt. Analysieren Sie die Resultate.

Wenn Sie Weizen testen möchten, tun Sie das nach Abschluss des 12-Wochen-Programms oder sobald Ihre Haut geheilt ist. Wenn Sie sich des Ablaufs immer noch unsicher sind, konsultieren Sie einen auf Lebensmittel- und Chemikalienunverträglichkeiten spezialisierten Diät- und Ernährungsberater. Suchen Sie weiter nach Auslösern – Sie sind auf der richtigen Spur, wenn sich Ihre Haut bessert.

Ich bin allergisch gegen Gluten, Milchprodukte und Ei und empfindlich bei Salicylaten, Soja und Aminen. Was kann ich essen und wie kehre ich meine Unverträglichkeiten um, damit ich wieder mehr Dinge essen kann?

In diesem Buch finden Sie viele geeignete Rezepte und ab Seite 110 den glutenfreien FID-Speiseplan. Dazu kommen weitere Rezepte, die Sie glutenfrei zubereiten können. Das Skin-Supplement-Programm und die Diät helfen dabei, Lebensmittelunverträglichkeiten umzukehren. Haben Sie Geduld, denn das braucht seine Zeit. Wenn Sie Hilfe dabei brauchen, treten Sie unserer [Eczema Diet support group] bei, deren Mitglieder Tipps und Rezepte austauschen (siehe »Quellen«, S. 230).

Wie Sie mit einer Histaminintoleranz umgehen

»Ich habe eine Histaminintoleranz. Welche Lebensmittel muss ich meiden und muss ich jedem aminhaltigen Lebensmittel aus dem Weg gehen?«

Sie müssen Ihre Toleranzschwelle kennenlernen, d.h. welche Arten von Aminen Sie vertragen. Manche Menschen sind stark empfindlich und müssen alle aminhaltigen Lebensmittel meiden, während andere gering aminhaltige Dinge (schauen Sie auf der Liste nach) oder kleine Mengen vertragen. Allerdings müssen Sie während eines Ekzems anfangs strikt dabeibleiben.

Einige Tipps dazu:

» Lernen Sie kochen, damit Sie überwiegend Frischkost essen statt Reste.

» Nehmen Sie eine Nahrungsergänzung ein, die antihistaminisch wirkende Vitamine enthält und Ihnen hilft, sich von einer Aminunverträglichkeit zu erholen.

» Bereiten Sie die Gerichte nach den Rezepten aus diesem Buch zu, vor allem die des FID-Plans, aber meiden Sie Bananen, die Wohltuende Brühe, übrig gebliebenes gegartes Fleisch, gefrorenen Fisch, Lachs und Papaya: Sie alle enthalten Amine.

Meiden Sie stark aminhaltige Lebensmittel

Alkoholische Getränke, Ananas, Aubergine, aufgewärmtes Fleisch, Aufschnitt, Avocado, Bacon, Benzoate (Konservierungsstoffe), Blumenkohl, Bratensauce, Brokkoli, Brühwürfel, Buttermilch, Cola, Currypulver, Datteln, Dicke Bohnen, Imbissgerichte, Erdbeeren, Essig (alle; Malzessig enthält weniger Amine), Feigen, Fischrogen, fermentierte Speisen, Fleischbrühe, Fleischextrakte, Fleischwurst, Fisch (gefroren, gesalzen, geräuchert, gepökelt), gehefte Produkte, Gewürzgurken, Grüntee, Hähnchenhaut und -leber, Hefeextrakt, hydrolysiertes pflanzliches Protein, Innereien, Joghurt (alle), Kakao, Kakaopulver, Käse (alle), Kefir, Kiwi, Kochbananen, Kokosnuss, Kokosöl, künstliche Lebensmittelfarben, Lachs, Mandarine, Matcha-Tee, Miso, natives Olivenöl extra, Nüsse (die meisten, mit Ausnahme roher Cashewkerne; meiden Sie geröstete Cashewkerne), Oliven, Olivenöl, Orange, Orangensaft, Passionsfrucht, Peperoni, Pflaume, Pilze, Probiotika, Räucherfleisch, roher Schinken, Rosinen/Sultaninen, rote Bohnen, Salami, Sardellen, Sardinen, sauer Eingelegtes, Sauerkraut, Schokolade (vor allem Zartbitterschokolade), Schwarztee, Schweinefleisch, Sesamöl, Sojasauce/Tamari, Spinat, Sulfite, Tartrazin (Lebensmittelfarbe), Tempeh, Thunfisch aus der Dose, Thunfisch, Tomate, Tomatensaft, Tomatensauce, Trockenpflaumen, Fleischreste, Walnussöl, Weintrauben, Wiener Würstchen, Würste, Zitrone.

Hinweis: Man hat Histamine auch in Aprikosen, Himbeeren, Kirschen, Winterkürbissen, Krustentieren und den meisten Fischarten (außer in frischem weißfleischigem Fisch) gefunden.

Reduzieren oder meiden Sie Lebensmittel mit geringem Amingehalt

Banane, Chiasamen, Papaya und Leinsamen (Leinöl ist ein wichtiger Lieferant von Omega-3-Fettsäuren und enthält weniger Amine als die ganzen Samen. Menschen mit Aminempfindlichkeit vertragen in der Regel ¼ bis ½ Teelöffel täglich ganz gut).

Meiden Sie Histaminliberatoren

Benzoate, rohes Eiweiß, Glutamate (z. B. Mononatriumglutamat), Kakao, Nitrite (z. B. in Kochschinken), Nüsse, Schokolade, Zitrusfrüchte, Zusatz-/Farbstoffe und Sulfite (werden oft auf Weintrauben gesprüht und können sich in Multivitamintabletten und -pulvern verstecken).

Wie bereits erwähnt: Wenn bei Ihnen eine Aminintoleranz diagnostiziert wurde, müssen Sie Ihre Intoleranzschwelle bestimmen (d. h. die Menge an aminhaltigen Speisen, die Sie essen können, ohne eine Reaktion zu zeigen). Meiden Sie also anfangs alle aminhaltigen Lebensmittel und versuchen Sie dann, nach und nach ¼ bis ½ Teelöffel Leinöl und andere gering aminhaltige Lebensmittel in sehr kleinen Mengen. Testen Sie jeden Monat neue Lebensmittel und achten Sie auf die Reaktion Ihrer Haut. Sie wollen Ihren Speiseplan nach und nach erweitern und dabei ekzemfrei bleiben – befolgen Sie also die Programme so lang, wie es nötig ist.

Umgang mit und Vorbeugung einer Salicylatintoleranz

Manche Menschen reagieren extrem empfindlich auf Salicylate, und ihre Haut bessert sich, sobald sie komplett auf salicylathaltige Lebensmittel verzichten, während andere geringe Mengen an Salicylaten vertragen. Dieses Buch hilft, Ihre Toleranzschwelle zu bestimmen. Dazu einige Tipps:

- Starten Sie mit den Rezepten (ab S. 134) und der Einkaufsliste des FID-Programms (S. 88).
- Nehmen Sie Skin Friend AM und PM mit ihren besonderen Nährstoffen, die die Salicylatentgiftung und -toleranz unterstützen.
- Je nach Toleranzschwelle müssen Sie auch auf Lebensmittel mit geringem Salicylatgehalt verzichten. Entsprechende Nahrungsmittel finden Sie in der Einkaufsliste für das Eczema-Detox-Programm auf S. 102 f.

Stark salicylathaltige Lebensmittel und Getränke

Nachdem sich Ihre Haut gebessert hat, testen Sie stark salicylathaltige Lebensmittel und erweitern Ihren Speiseplan. Bis dahin meiden Sie bei einer Empfindlichkeit die folgenden Speisen und Getränke.

FRÜCHTE (STARK)

Apfel, Aprikose, Beeren (alle), Erdbeeren, Granatapfel, Guave, Feige, Kirschen, Kochbanane (Dessertbanane ist erlaubt), Limette, Litschi, Nektarine, Netzmelone, Pfirsich, Wasser- und andere Melonen, Zitrone.

FRÜCHTE (SEHR STARK!)

Ananas, Avocado, Cranberrys, Datteln, Grapefruit, Himbeeren, Johannisbeeren, Kiwi, Loganbeeren, Mandarine, Orange, Passionsfrucht, Pflaume, Tangelo/Mineola, Tangerine, Tomate, Trockenfrüchte (alle), Weintrauben.

GEMÜSE UND KRÄUTER (STARK)

Alfalfasprossen, Artischocke, Basilikum, Brunnenkresse, Chicorée, Chilischote, Endivie, Gewürze (die meisten*), Grünkohl, Kräuter, Kurkuma, Mais, Okra, Paprika, Pfeffer, Radieschen, Rosmarin, Rucola (Rauke), Schlangengurke, Thymian, Wasserkastanie, Zucchini, Zwiebel.

* Nur die von der Liste, alle anderen sind stark salicylathaltig.

GEMÜSE (SEHR STARK!)

Aubergine, Brokkoli, Blumenkohl, Dicke Bohnen, Mangold, Oliven, Pilze, sauer eingelegtes Gemüse, Spinat.

NÜSSE UND SAMEN (STARK)

Cashewkerne (geröstet, nicht roh), Erdnüsse, Haselnüsse, Kokosnuss, Kürbiskerne, Macadamianüsse, Mandeln, Paranüsse, Pekannüsse, Pinienkerne, Pistazienkerne, Sesamsamen, Sonnenblumenkerne, Walnüsse.

FLEISCH UND FISCH (SEHR STARK!)

Fleischpasteten, kalter Aufschnitt (Hähnchen, Pute etc.), Salami, vorgewürztes Fleisch, Wiener Würstchen/Hotdogs, Würste, Thunfisch in Olivenöl oder Sauce (Sie können ungewürztes, frisches Fleisch und die meisten frischen weißfleischigen Fische essen, da sie salicylatfrei sind).

WÜRZMITTEL UND -SAUCEN (SEHR STARK!)

Apfelessig, Bratensaucen, Brühe (Brühwürfel), Currypulver, die meisten Dips, Gelees, Essig, Honig, Konfitüre, Saucen, Tomatensauce, Vegemite.

ANDERE (STARK BIS SEHR STARK!)

Alkohol (mit Ausnahme von Gin, Wodka und Whisk[e]y), Bier, Cidre, Fruchtlimonaden, Grüntee, Kaugummi, Kräuterheilmittel, Kräutertees, viele Nahrungsergänzungsmittel, Obstsäfte, Pfefferminze, Softdrinks, Spirulina, Tee, Weizengras, Zahnpasta (aromatisiert). (Entkoffeinierter Kaffee enthält wenig Salicylate und ist in Maßen unbedenklich, aber meiden Sie Kaffee, der Koffein und Salicylate in geringen Mengen enthält).[4]

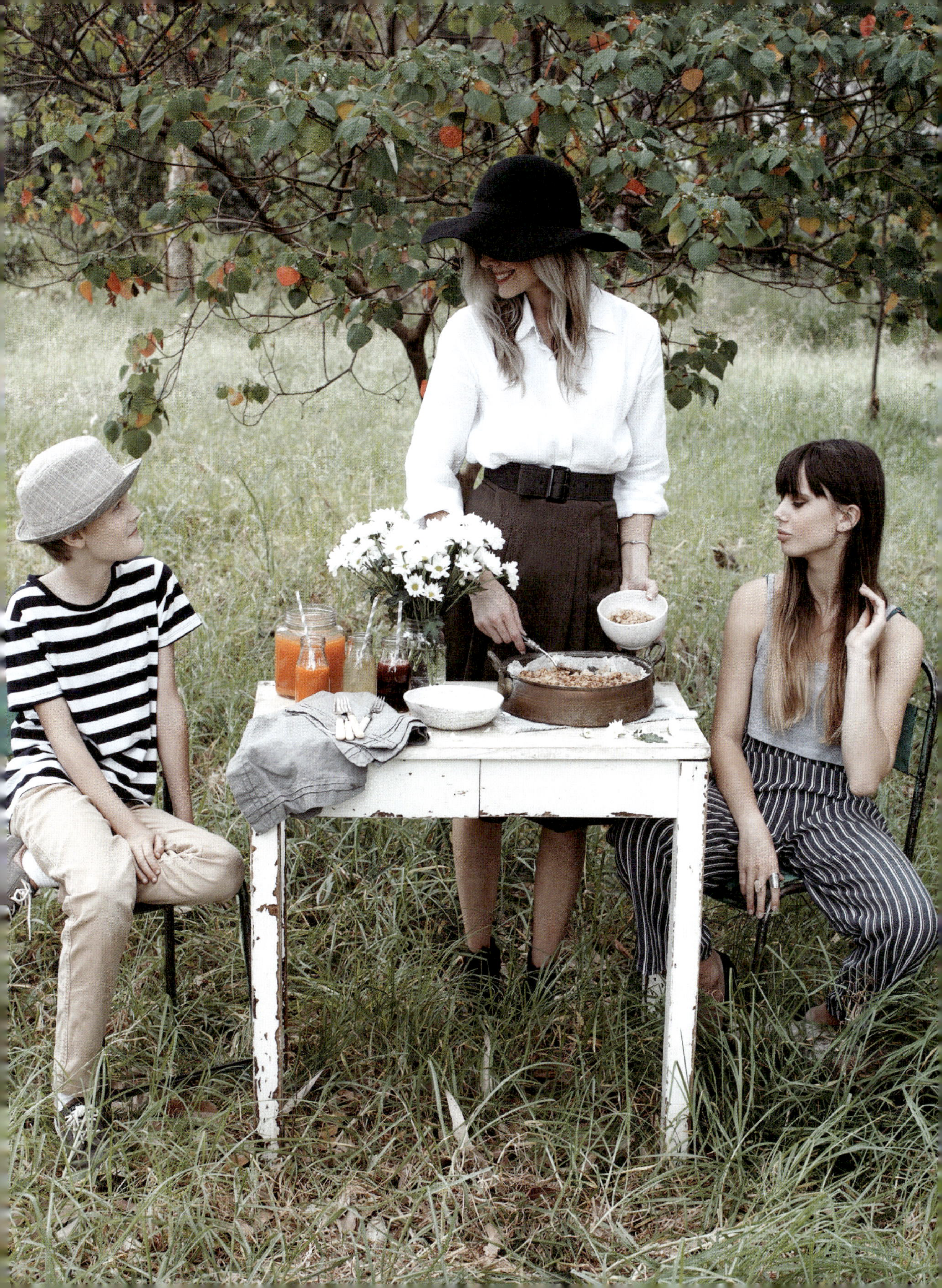

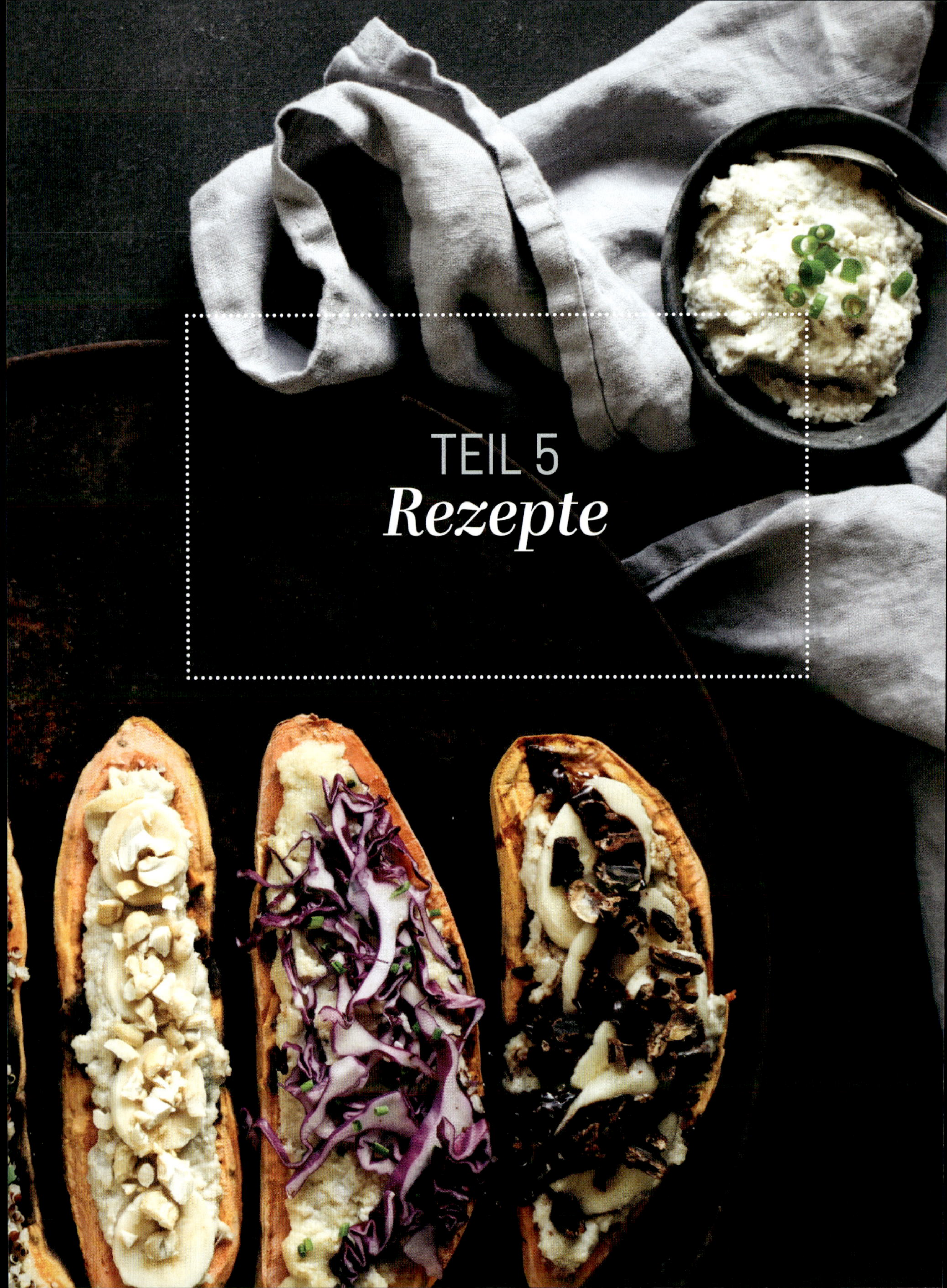

TEIL 5
Rezepte

Die Rezepte in diesem Buch sind eingeteilt in »Rezepte für das FID-Programm«, die wenig chemische Stoffe enthalten, »Rezepte für das Eczema-Detox-Programm«, die auch Nahrungsmittel mit geringem Amin- und Salicylatgehalt enthalten, sowie das »Testrezept« für das FID-Programm. Die chemiearmen Rezepte sind mit »FID« gekennzeichnet, ein geringer Amingehalt mit dem Symbol »A«, geringer Salicylatgehalt mit dem Symbol »S« und die jeweils hohen Gehalte mit den Symbolen »A+« und »S+«.

Symbole			
detox	Rezept für das Eczema-Detox-Programm	*S*	geringer Salicylatgehalt
FID	Rezept für das FID-Programm	*S+*	hoher Salicylatgehalt
VEG	Rezept auch geeignet für Veganer und Vegetarier	*A+*	hoher Amingehalt
A	geringer Amingehalt	*GF*	glutenfrei

Kapitel 13

Rezepte für das FID-Programm

Getränke

Bei Problemen mit der Haut ist es besonders wichtig, ausreichend Flüssigkeit zu sich zu nehmen. Die folgenden Rezepte sind so zusammengestellt, dass sie wenig Chemikalien, aber viele Vitamine und Mineralien enthalten sowie darüber hinaus eine Menge gesunde und sanfte Zutaten, die den Heilungsprozess der Haut unterstützen. Die Getränke sind für Kinder und Erwachsene geeignet, die das FID- oder das Eczema-Detox-Programm befolgen.

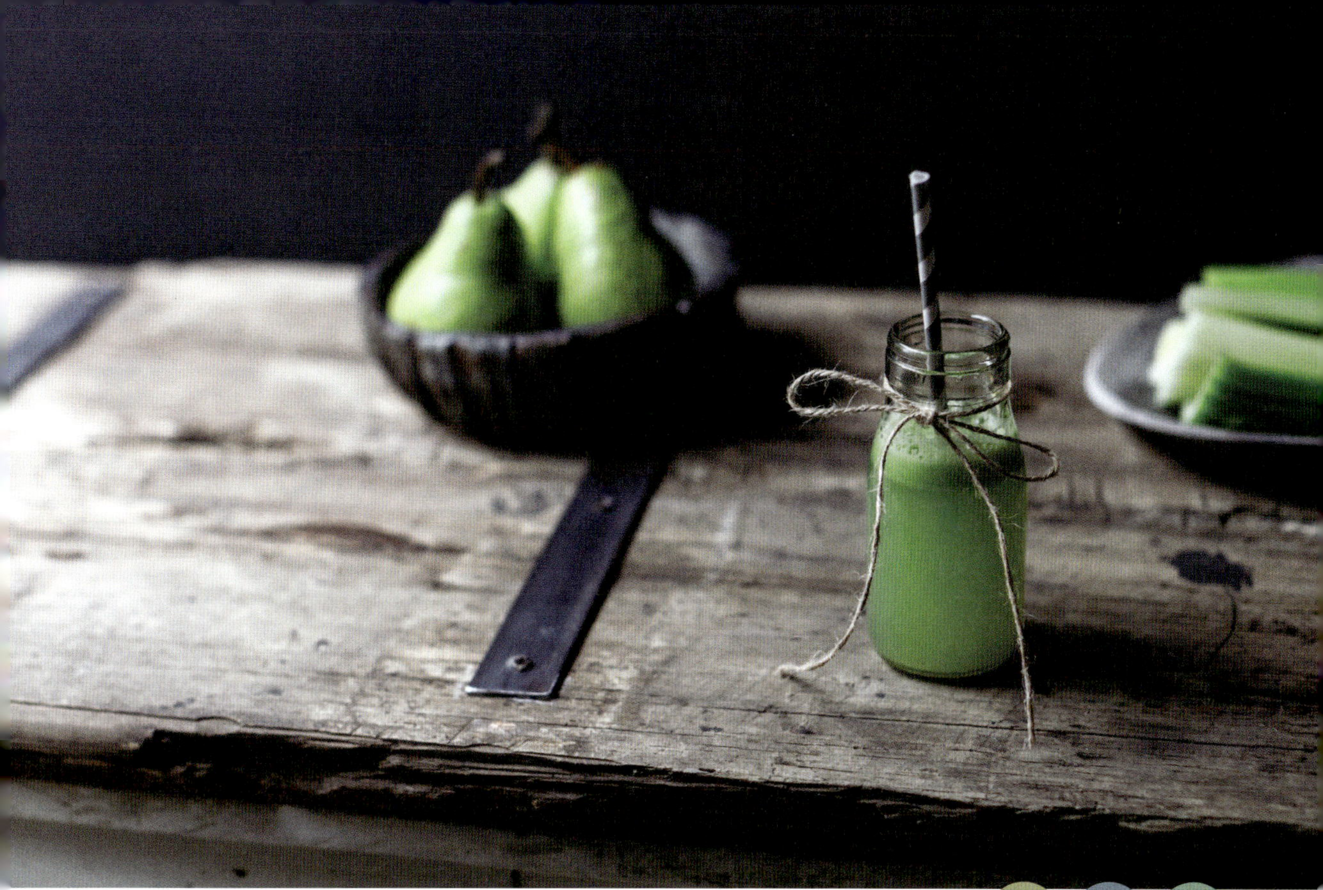

FID GF VEG

Reinigender Selleriesaft

Für 2 Personen, Zubereitung: 5 Min.

Der Saft ist auch für hochempfindliche Menschen geeignet, da es wenig natürliche Chemikalien enthält und den Ausgleich des Säure-Basen-Haushalts sowie die Leberfunktion unterstützt. Die Zutatenmengen können dem persönlichen Geschmack angepasst werden.

- 5 Selleriestangen
- ¼ Eisbergsalat
- 1 große Birne (muss reif sein; keine Nashi-Birnen)
- 1 Handvoll Mungbohnensprossen (ganz frisch; gründlich gewaschen)
- gefiltertes Wasser
- Vitamin-C-Pulver (optional)

Das Gemüse waschen und die Birne schälen. Die Zutaten in den Entsafter geben und zum Schluss einen Spritzer gefiltertes Wasser hinzugeben. Nach Belieben etwas Vitamin-C-Pulver einrühren.

FID GF VEG

Carobtee

Für 1 Person, Zubereitung: 2 Min.

- 1 TL Carobpulver
- 1 TL Reismalzsirup (oder nach Geschmack) oder ½ TL echter Ahornsirup
- Reisdrink
- Skin Friend AM oder PM (optional)

Eine Tee- oder Kaffeetasse zu drei Vierteln mit kochendem Wasser füllen. Carobpulver und Reismalzsirup einrühren und mit Reisdrink auffüllen. Gründlich umrühren.

Optional: Geben Sie am Morgen Skin Friend AM und am Nachmittag Skin Friend PM mit in den Tee. Achten Sie darauf, dass das Getränk beim Einrühren der Präparate nicht zu heiß ist, da sonst das Vitamin C und die B-Vitamine zerstört werden.

FID GF VEG

Birne-Vanille-Tee

Für 6 Personen, Vorbereitung: 4 Min., Kochzeit: 10 Min.

Vanille in Tees hilft bei Verdauungsproblemen, reduziert Spannungsgefühle und steigert das Sättigungsgefühl ebenso wie das Wohlbefinden. Dieser köstliche süße Tee hat ein wunderbares Aroma und wird in größeren Mengen zubereitet, sodass er immer vorrätig ist. Er schmeckt auch gut als Eistee.

- 2 l gefiltertes Wasser
- 3 reife Birnen (keine Nashi-Birnen), geschält, Kerngehäuse entfernt, gewürfelt
- 1 Vanilleschote
- 1 TL Reismalzsirup oder echter Ahornsirup (optional)

Das Wasser in einem großen Topf zum Kochen bringen und die Birnen hineingeben. Die Vanilleschote längs aufschneiden, in den Topf geben, den Deckel auflegen und 10 Minuten köcheln lassen. Für süßen Tee Reismalzsirup nach Geschmack einrühren.

Die Birnenstücke mit dem Schaumlöffel herausheben, in einen luftdicht verschließbaren Behälter füllen und als Snack nutzen. Den restlichen Tee in einem Krug im Kühlschrank kalt stellen.

Carob ist ein toller Ersatz für Kakao. Er regt die Verdauung an, sättigt und hemmt das appetitanregende Hormon Ghrelin. Carob schmeckt lecker, ist reich an Antioxidantien, Kalzium, Magnesium, Vitamin B_2, Vitamin B_6 und Ballaststoffen. Noch dazu ist er frei von Salicylaten und Aminen.

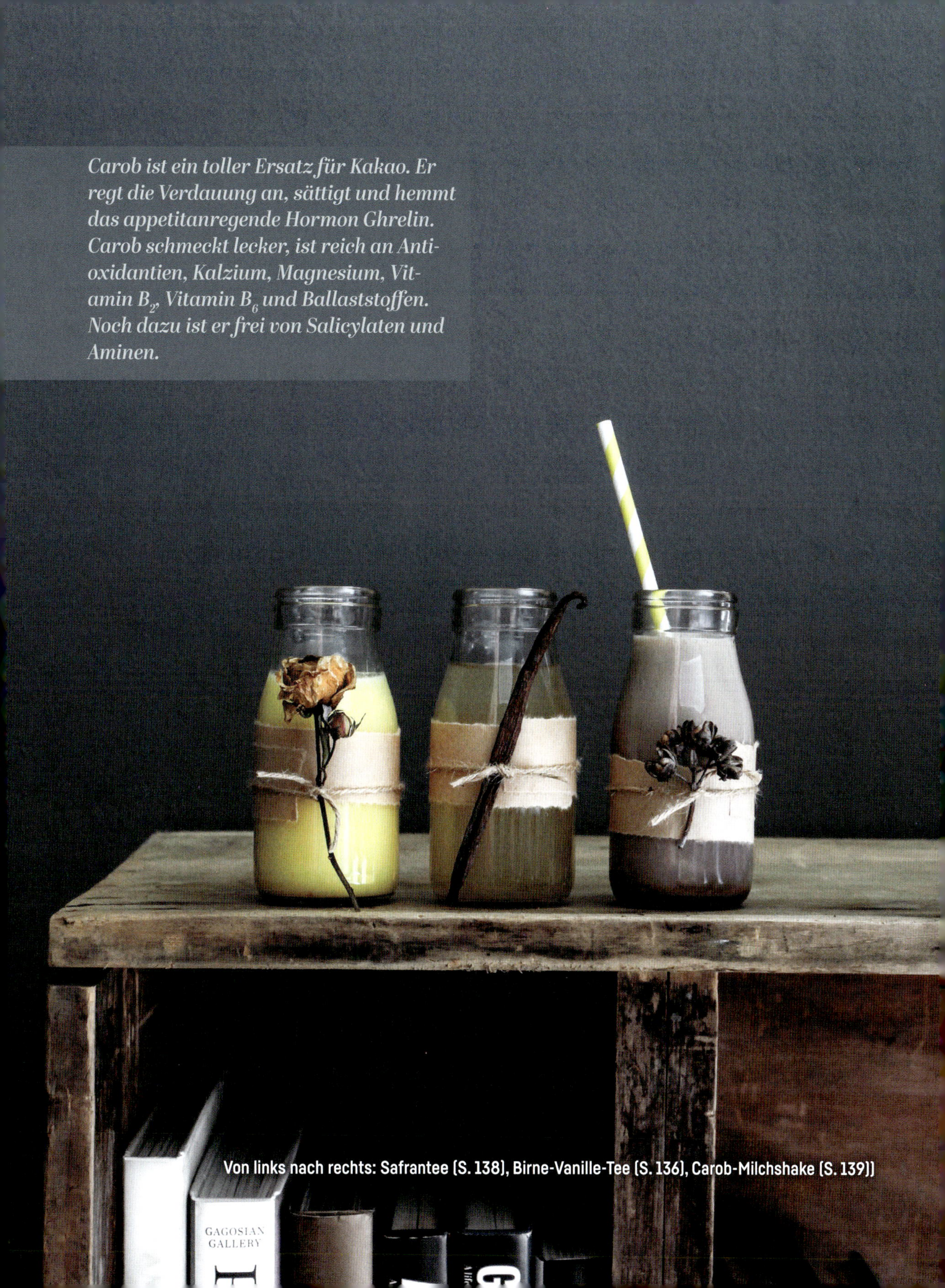

Von links nach rechts: Safrantee (S. 138), Birne-Vanille-Tee (S. 136), Carob-Milchshake (S. 139))

FID GF VEG

Safrantee

Für 1 Person, Vorbereitung: 1 Min., Kochzeit: 5 Min.

Safran ist ein natürliches Antihistaminikum, das schon seit Jahrhunderten als verdauungsanregendes Mittel geschätzt wird.

- 375 ml Reisdrink (oder Biosojadrink oder -haferdrink)
- 5 Safranfäden

Den Reisdrink mit den Safranfäden in einem kleinen Topf zum Kochen bringen, dann die Temperatur auf schwache Hitze reduzieren und 5 Minuten ziehen lassen. In einen Becher füllen und warm trinken.

Hinweise:

- Die Safranfäden lösen sich nicht auf, können aber mitgegessen werden.
- Idealerweise sollten Sie nicht süßen, da der Reisdrink bereits süß ist. Wer mag, kann aber etwas echten Ahornsirup oder Reismalzsirup einrühren.

FID GF VEG

Elektrolyte-Birnensaft

Für 4 Personen, Vorbereitung: 5 Min., Kochzeit: 5 Min.

Mit dem elektrolythaltigen Birnensaft können Sie Ihren Körper hydriert halten, sei es nach dem Sport oder für die Extraportion Flüssigkeit am Tag. Echter Ahornsirup ist reich an Mineralien und enthält u. a. Kalium, Kalzium, Magnesium und Zink. Kalium, Natrium, Kalzium und Magnesium sind natürliche Elektrolyte.

- 1,5 l gefiltertes Wasser
- 2 reife Birnen, geschält, entkernt, in Scheiben geschnitten (keine Nashi-Birnen)
- 1 Prise Meersalz
- 1 TL echter Ahornsirup oder Reismalzsirup (oder nach Geschmack)
- 1 g Kalziumpulver (optional; siehe »Quellen«, S. 230)

Das Wasser in einem mittelgroßen Topf zum Kochen bringen, Birnen und Salz hineingeben und 5 Minuten kochen lassen. Vom Herd nehmen, das Birnenwasser mit den Birnen in einen Behälter geben und im Kühlschrank abkühlen lassen. Dann Ahornsirup und Kalziumpulver einrühren und den Saft im Standmixer portionsweise mixen. Im Kühlschrank aufbewahren.

FID GF VEG

Carob-Milchshake (heiß oder kalt)

Für 1 Erwachsenen oder 2 Kinder, Zubereitung: 2 Min.

Der Shake ist ein tolles Gute-Nacht-Getränk, da er den Schlaf fördert. Carob ist von Natur aus süßer als Schokolade, absolut koffeinfrei und enthält wenig Chemikalien, weshalb er für Ekzempatienten ideal ist. Verwenden Sie keinen Kakao oder Trinkschokolade, da beide Koffein enthalten, das die Haut austrocknen und den Schlaf stören kann.

- 1 TL Carobpulver (oder mehr, nach Geschmack)
- 1 TL Reismalzsirup oder echter Ahornsirup (optional; Carob benötigt eigentlich keine Süße)
- 375 ml glutenfreier Soja- oder Reisdrink (siehe »Milchersatz«, S. 62)
- 1 g Kalziumpulver (optional; für besseren Schlaf)

Kalter Milchshake: Um Klumpen zu vermeiden, Carobpulver und Sirup zuerst in 1 Esslöffel kochend heißem Wasser verrühren und dann erst in den Drink geben. Alternativ können die Zutaten im Standmixer glatt gerührt werden.

Warmer Milchshake: Den Drink in einem kleinen Topf bei mittlerer Temperatur erhitzen. In der Zwischenzeit Carobpulver und Reissirup mit einem Esslöffel kochend heißem Wasser verrühren und dann in den warmen Drink rühren.

Hinweise:

- Weitere Informationen zu Kalziumpulver finden Sie auf Seite 193 und unter »Quellen«, auf Seite 230.
- Optional: Geben Sie für einen kalten Milchshake etwas Carobsirup (S. 144) ins Glas, bevor Sie den Shake einfüllen, und dekorieren Sie den Drink mit einem Spritzer Sirup (reiner Carobsirup ist auch online erhältlich).

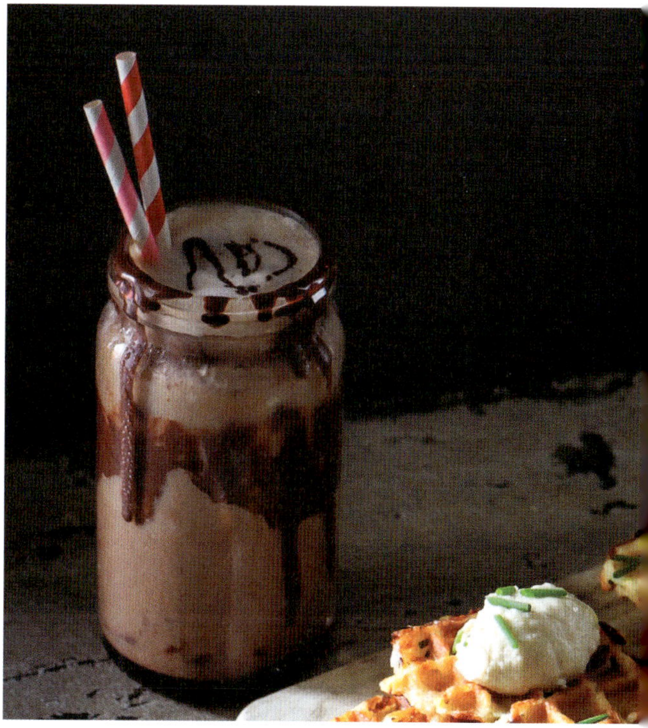

Dips, Dressings, Saucen und Konfitüren

All diese würzigen oder süßen Beigaben zum FID-Programm schmecken nicht nur köstlich, sie enthalten auch wenig Chemikalien und sind reich an hautfreundlichen Nährstoffen. Sie können diese Rezepte gern während des Eczema-Detox-Programms anwenden, um etwas Abwechslung in Ihren Speiseplan zu bringen.

FID GF VEG

Karamellisierte Lauchsauce

Für 4 Portionen, Vorbereitung: 5 Min., Zubereitung: 10 Min.

- 1 kleine Lauchstange, grüner Teil entfernt
- 1 EL Petersilienöl (S. 144)
- 2 EL echter Ahornsirup (oder nach Geschmack)
- Meersalz nach Geschmack

Den Lauch gründlich waschen und von allen Schmutzresten befreien. Die weißen und ganz hellgrünen Teile fein hacken. Das Öl bei mittlerer Hitze in einem Topf erhitzen und den Lauch darin braten, bis er weich und leicht golden ist. Sirup und Meersalz hinzugeben und bei schwacher Hitze weiterbraten, bis der Lauch golden karamellisiert ist. Übrig gebliebene Lauchsauce hält sich im Kühlschrank bis zu 5 Tage.

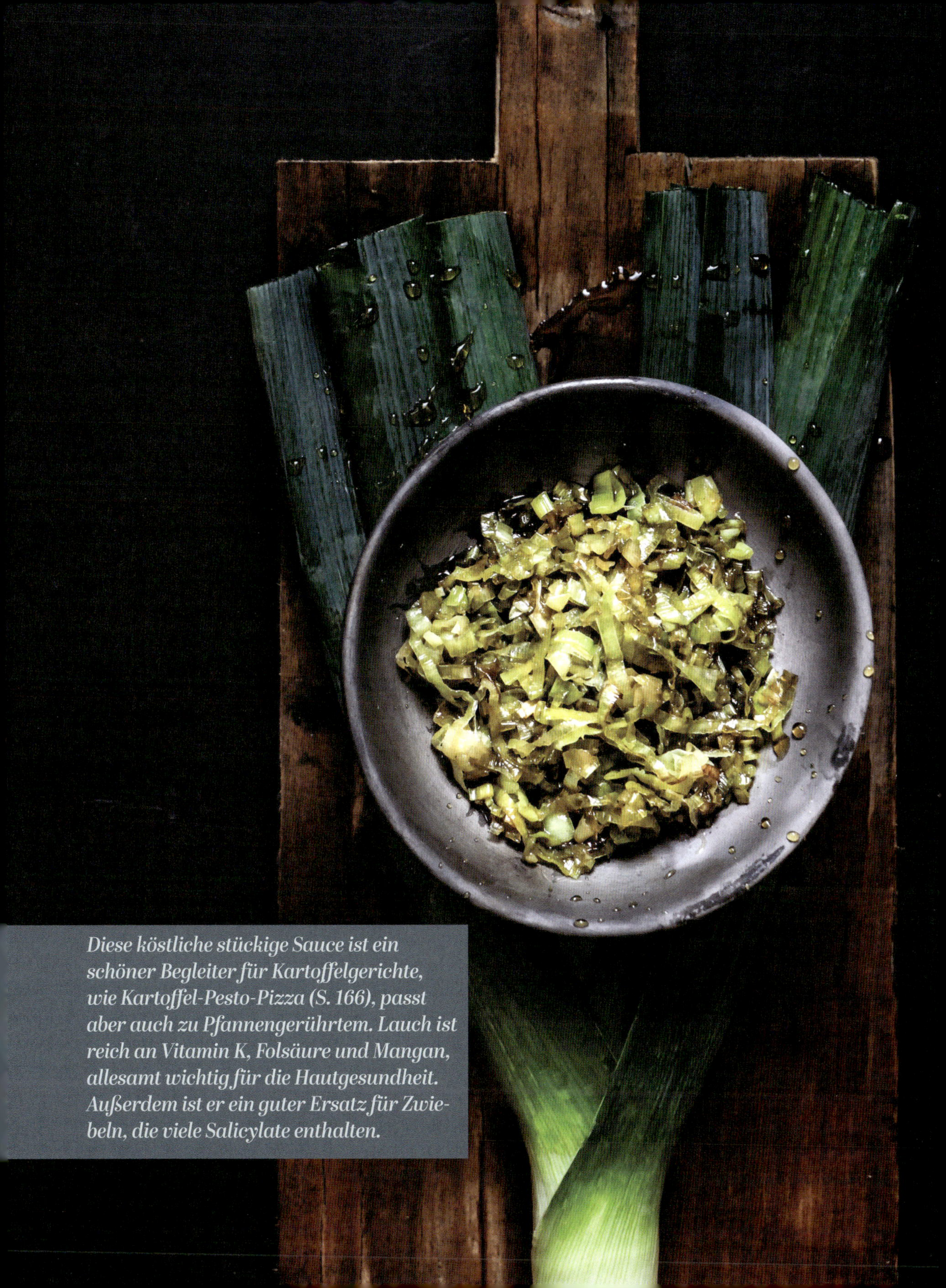

Diese köstliche stückige Sauce ist ein schöner Begleiter für Kartoffelgerichte, wie Kartoffel-Pesto-Pizza (S. 166), passt aber auch zu Pfannengerührtem. Lauch ist reich an Vitamin K, Folsäure und Mangan, allesamt wichtig für die Hautgesundheit. Außerdem ist er ein guter Ersatz für Zwiebeln, die viele Salicylate enthalten.

FID GF VEG

Bohnen-Dip

Für 6 Personen, Zubereitung: 10 Min. (getrocknete Bohnen vorher einweichen und kochen)

Kidneybohnen sind eine gute Ballaststoffquelle und enthalten das Mineral Molybdän, das zum Entgiften wichtig ist, da es Sulfite umwandelt (S. 24). Servieren Sie den Dip auf Toast oder Waffeln oder mit Reiswaffeln oder Sellerie-Sticks.

- 400 g gekochte Kidneybohnen (siehe Kochanweisung S. 181) oder 400 g Kidney- oder weiße Bohnen aus der Dose
- ½ TL fein gehackter Knoblauch
- 1 EL Petersilienöl (S. 144)
- 4 EL gefiltertes Wasser

Die Bohnen vor der Verwendung abtropfen lassen und gründlich abspülen. Alle Zutaten im Standmixer zu einer glatten Paste pürieren. Bei Bedarf etwas mehr Wasser zugeben. In einem luftdicht verschlossenen Behälter hält sich der Dip im Kühlschrank bis zu 4 Tage.

FID GF VEG

Hummus ohne Sesam

Für 6 Personen, Zubereitung: 10 Min. (getrocknete Kichererbsen vorher einweichen und kochen)

- 400 g gekochte Kichererbsen (siehe Kochanweisung S. 181) oder 400 g Kichererbsen aus der Dose, abgetropft und abgespült
- 4–5 EL gefiltertes Wasser
- 1 EL Petersilienöl (S. 144)
- ¼ TL Knoblauchpulver (optional)
- ½ TL Meersalz (oder nach Geschmack)

Alle Zutaten in der Küchenmaschine oder im Standmixer glatt pürieren. Abschmecken und bei Bedarf nachwürzen. Falls nötig, mit einem Spritzer Wasser verdünnen. In einem luftdicht verschlossenen Behälter hält sich das Hummus im Kühlschrank bis zu 5 Tage.

Hinweis: Geben Sie ½ TL fein gehackten Knoblauch dazu (optional).

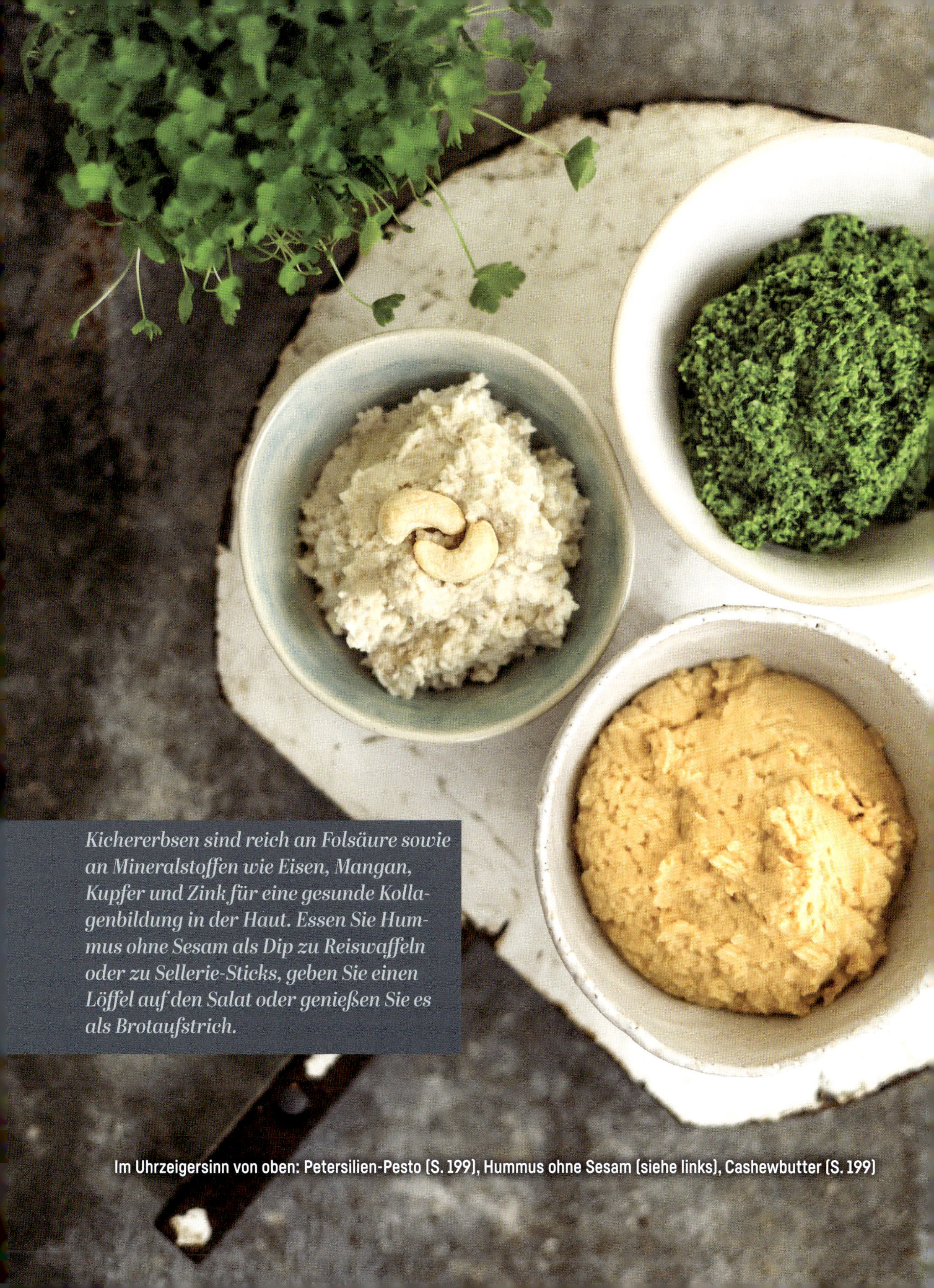

Kichererbsen sind reich an Folsäure sowie an Mineralstoffen wie Eisen, Mangan, Kupfer und Zink für eine gesunde Kollagenbildung in der Haut. Essen Sie Hummus ohne Sesam als Dip zu Reiswaffeln oder zu Sellerie-Sticks, geben Sie einen Löffel auf den Salat oder genießen Sie es als Brotaufstrich.

Im Uhrzeigersinn von oben: Petersilien-Pesto (S. 199), Hummus ohne Sesam (siehe links), Cashewbutter (S. 199)

FID GF VEG

Carobsirup

Ergibt etwa 8 Portionen, Zubereitung: 5 Min., Kochzeit: 15 Min.

Die sämige, koffeinfreie Dessertsauce ist in warmem Reisdrink auch ein feines Gute-Nacht-Getränk. Carob wirkt beruhigend auf den Verdauungstrakt, enthält schlafförderndes Kalzium und ein Tannin namens Gallussäure, das antiallergene, -oxidative, -bakterielle, -septische und -virale Eigenschaften besitzt. Wer empfindlich auf Pfeilwurzelmehl reagiert, nimmt stattdessen feines Reismehl.

- 250 ml gefiltertes Wasser plus 1 EL zusätzlich
- 55 g Carobpulver, gesiebt
- 2 TL echter Ahornsirup oder Reismalzsirup
- 1 Vanilleschote, längs aufgeschnitten, Mark herausgekratzt (optional)
- 1 TL Pfeilwurzelmehl zum Andicken

Das Wasser im Wasserkocher aufkochen und mit Carobpulver, Ahornsirup, Vanilleschote und -mark (sofern verwendet) in einen kleinen Topf geben. 10 Minuten bei schwacher Hitze köcheln lassen.

Das Pfeilwurzelmehl mit 1 Esslöffel Wasser klumpenfrei glatt rühren. Dann in den Topf geben und bei schwacher Hitze rühren, bis der Sirup andickt. Vom Herd nehmen und in einem Schraubglas im Kühlschrank aufbewahren.

FID GF VEG

Petersilienöl

Ergibt ½ Glas, Zubereitung: 4 Min.

Petersilie enthält schützende Antioxidantien, die die Bildung glykierter Endprodukte reduzieren können, die sich oft beim Garen von Fleisch bilden. Das Öl eignet sich hervorragend, um Huhn oder Lamm vor dem Grillen (Braten) zu beizen, man kann es auch einfach als Bratöl verwenden.

- 2 TL frische Petersilie
- 125 ml Reiskeimöl (siehe Hinweise)

Die Petersilie etwa 1 Minute in heißem Wasser blanchieren, dann abtropfen lassen und mit Küchenpapier trocken tupfen. Petersilie und Öl im Hochleistungsmixer glatt mixen. Das Öl durch ein Passiertuch abseihen. Das Öl hält sich in einem Schraubglas im Kühlschrank mehrere Wochen.

Hinweise:

- Wer auf Reis- oder Reiskeimöl empfindlich oder allergisch reagiert, nimmt alternativ ein salicylatarmes Produkt wie Sonnenblumen- oder raffiniertes Färberdistelöl.
- Wichtig: Achten Sie darauf, dass das Öl keine künstlichen Antioxidantien wie E310–312, E319, E320 (BHA) und E321 (BHT) enthält, die starken Juckreiz auslösen können.

FID GF VEG

Ahorn-Dressing

Ergibt 4 Portionen, Zubereitung: 5 Min.

Ein süßes Dressing mit vielen Mineralien wie Kalium, Kalzium, Mangan und Zink. Es sieht aus wie Balsamessig, hat aber keine Essigsäure. In ihm stecken das Gute des Carob und die ausgleichende Kraft des Knoblauchs für das Immunsystem. Es passt zu Salaten wie dem Wombok-Nudelsalat auf Seite 185.

- 80 ml gefiltertes Wasser
- 60 ml echter Ahornsirup
- 4 TL Carobpulver
- 4 TL Petersilienöl (S. 144)
- ½ TL Meersalz (oder nach Geschmack)
- 1 kleine Knoblauchzehe (optional)

Alle Zutaten in ein Schraubglas geben und gründlich schütteln oder im Standmixer sorgfältig mixen. Vor dem Servieren erneut gut durchschütteln oder -rühren. Das Dressing hält sich im Kühlschrank bis zu 1 Woche.

Hinweise:

- Optional: Geben Sie 1 Esslöffel frisch gehackten Schnittlauch dazu.
- Statt echtem Ahornsirup können Sie Reismalzsirup verwenden (Achtung: Er ist weniger süß!).
- Wenn Sie das FID-Programm abgeschlossen haben und auf Salicylate oder Sulfite nicht stark reagieren, können Sie 1 Esslöffel Malzessig ins Dressing geben, um ihm Säure zu verleihen und es haltbarer zu machen. Zum Testen von Malzessig nehmen Sie ihn an drei aufeinanderfolgenden Tage zu sich. Eine Hautreaktion sollte sich binnen einem bis drei Tagen einstellen.

Einmachgläser sterilisieren

Konfitüren und Saucen sollten Sie in sterilisierten Einmachgläsern aufbewahren. In schmutzigen oder nicht korrekt sterilisierten Gläsern bildet sich schnell Schimmel, und man muss den gesamten Inhalt wegwerfen.

So sterilisieren Sie richtig:

- Den Backofen auf 120 °C vorheizen.
- Die Einmachgläser (keine Kunststoffdeckel verwenden) kochend heiß ausspülen und mit dem umgedrehten Deckel und mit Abstand auf ein Backblech stellen.
- 20 Minuten im heißen Backofen sterilisieren.
- Die Gläser mit Topfhandschuhen aus dem heißen Ofen nehmen und sofort mit heißer, frisch gekochter Konfitüre oder Sauce füllen. (Tipp: Eingemachtes immer heiß einfüllen.) Den Deckel fest verschließen.

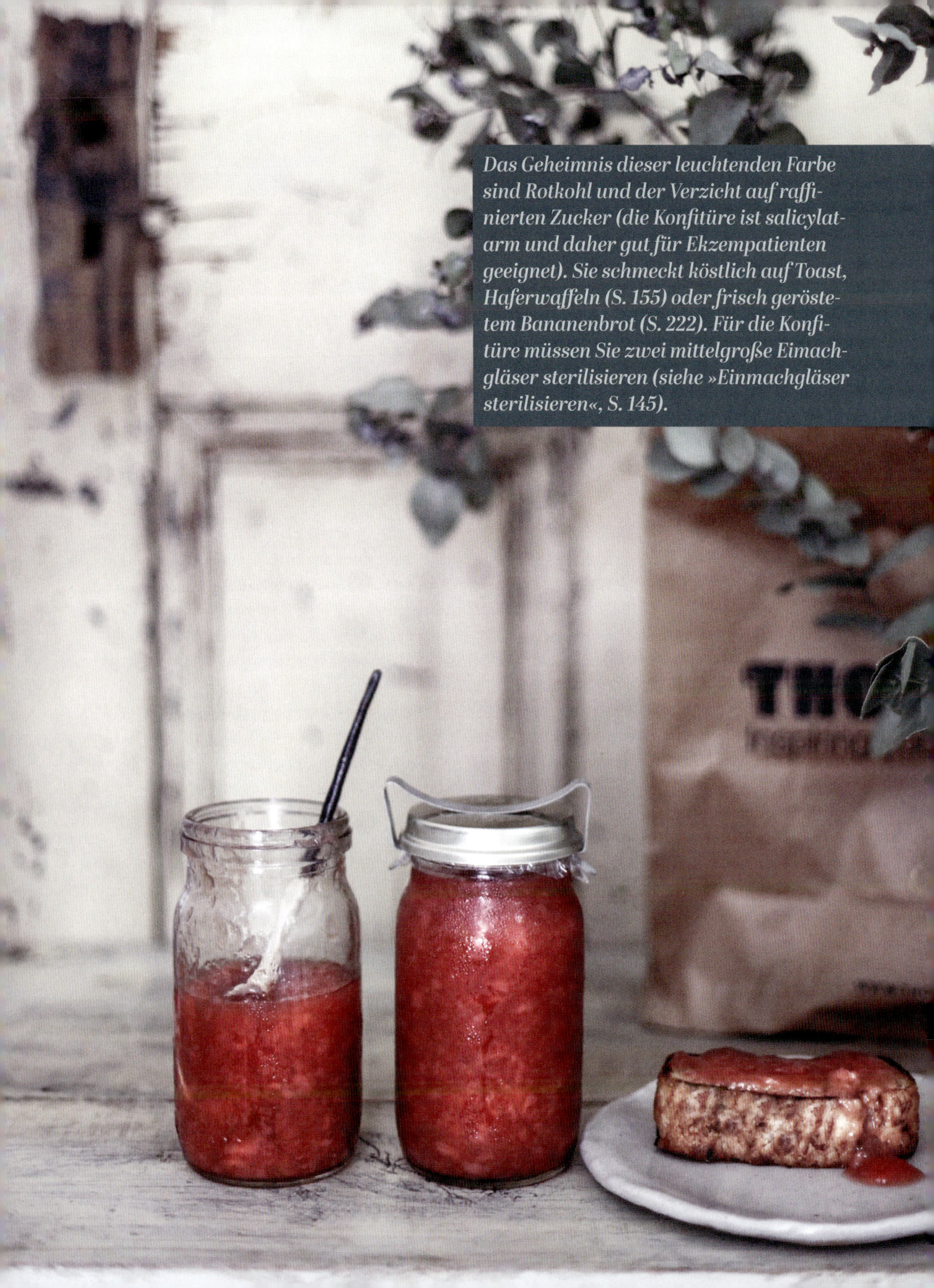

Das Geheimnis dieser leuchtenden Farbe sind Rotkohl und der Verzicht auf raffinierten Zucker (die Konfitüre ist salicylatarm und daher gut für Ekzempatienten geeignet). Sie schmeckt köstlich auf Toast, Haferwaffeln (S. 155) oder frisch geröstetem Bananenbrot (S. 222). Für die Konfitüre müssen Sie zwei mittelgroße Eimachgläser sterilisieren (siehe »Einmachgläser sterilisieren«, S. 145).

FID GF VEG

Rosa Birnenkonfitüre

Ergibt 2 mittelgroße Einmachgläser, Vorbereitung: 20 Min., Kochzeit: 30 Min.

- 12 mittelgroße reife Birnen (keine Nashi-Birnen)
- 25 g Rotkohl, fein gehobelt
- 60 ml gefiltertes Wasser
- 180 ml Reismalzsirup (für Alternativen siehe Hinweise)
- 50–75 g Pektin-Geliermittel

Ein kleines, gefrierbeständiges Gefäß ins Gefrierfach stellen.

Die Birnen schälen, die Kerngehäuse entfernen und das Fruchtfleisch würfeln. Mit Rotkohl, gefiltertem Wasser und Sirup in einen großen Topf geben und unter häufigem Rühren 20 Minuten bei mittlerer Hitze kochen, bis die Früchte sehr weich und rosa sind. Wenn die Birnenmasse ansetzt, die Temperatur auf schwache Hitze reduzieren. Reife Birnen werden schneller weich. Vom Herd nehmen, zu Mus zerdrücken und das Geliermittel (Pektin) gründlich einrühren. Weitere 10 Minuten bei mittlerer Hitze kochen.

In der Zwischenzeit die Gläser sterilisieren (siehe »Einmachgläser sterilisieren«,S. 145). Für die Gelierprobe das Gefäß aus dem Gefrierfach nehmen und einen Teelöffel Konfitüre daraufgeben. Ist sie fertig, geliert sie schnell und wirft Falten, wenn man sie schwenkt. Ist sie zu dünn, weitere 25 g Geliermittel in den Topf geben und noch mal 5 Minuten unter häufigem Rühren kochen.

Die Gläser aus dem Ofen nehmen und die Konfitüre sofort heiß einfüllen. Die Gläser verschließen und abkühlen lassen.

Hinweise:

- Statt des Reismalzsirups können Sie auch 125 ml echten Ahornsirup verwenden. Eine weitere Alternative ist Gerstenmalzextrakt (Achtung: Gerste enthält Gluten!).
- Achten Sie darauf, dass die Birnen reif sind. Unreife Birnen enthalten Salicylate.
- Sind frische reife Birnen nicht erhältlich, verwenden Sie in Zuckersirup eingelegte Birnen aus der Dose (nicht im eigenen Saft, denn dieser enthält Salicylate). Den Sirup abgießen und das Rezept, falls nötig, anpassen.
- Da die Konfitüre keinen raffinierten Zucker enthält, ist sie nicht lang haltbar. Bewahren Sie die Gläser im Kühlschrank auf. Nach dem Öffnen die Konfitüre innerhalb weniger Wochen aufbrauchen.
- Wer auf Kohl empfindlich oder allergisch reagiert, kann die Konfitüre mit Roter Bete färben, sofern keine Salicylatintoleranz vorliegt.

Frühstück

Beginnen Sie den Tag mit etwas Gesundem, Köstlichem und besonders Nahrhaftem. Diese Frühstücksrezepte für das FID-Programm bieten für jeden Geschmack etwas, von proteinreich (Low Carb) bis ballaststoffreich, von süß bis herzhaft. Viele sind auch als Snacks oder leichtes Mittagessen geeignet. Bevorzugen Sie Rezepte ohne Verwendung von Öl, also die Porridges und die gedünstete Version der Protein-Gemüse-Bowl.

FID GF VEG

Bohnen auf Toast

Für 1–2 Personen, Vorbereitung: 10 Min. Kochzeit: 10 Min. (plus Zeit für die Zubereitung der Basischen Gemüsebrühe)

- 2 Scheiben Dinkel-Sauerteigbrot (weizenfrei; optional)
- 60 ml gefiltertes Wasser oder Basische Gemüsebrühe (S. 177)
- ¼ Lauchstange, nur der weiße Teil, fein gehackt
- 300 g weiße Bohnen
- ¼ TL Meersalz (oder nach Geschmack)
- ½ TL Knoblauchpulver (optional)
- 1 EL klein geschnittener Schnittlauch (optional)

Zuerst das Brot (sofern verwendet) toasten. In der Zwischenzeit Wasser oder Brühe bei mittlerer Temperatur in einer Pfanne erhitzen. Den Lauch hineingeben und garen, bis er weich ist. Leicht mit einem Löffel zerdrücken. Weiterkochen, bis die Mischung andickt. Salz, Knoblauchpulver und Schnittlauch hinzugeben. Dann vom Herd nehmen und auf das Brot streichen.

Ein Rezept von Charlie Rioux.

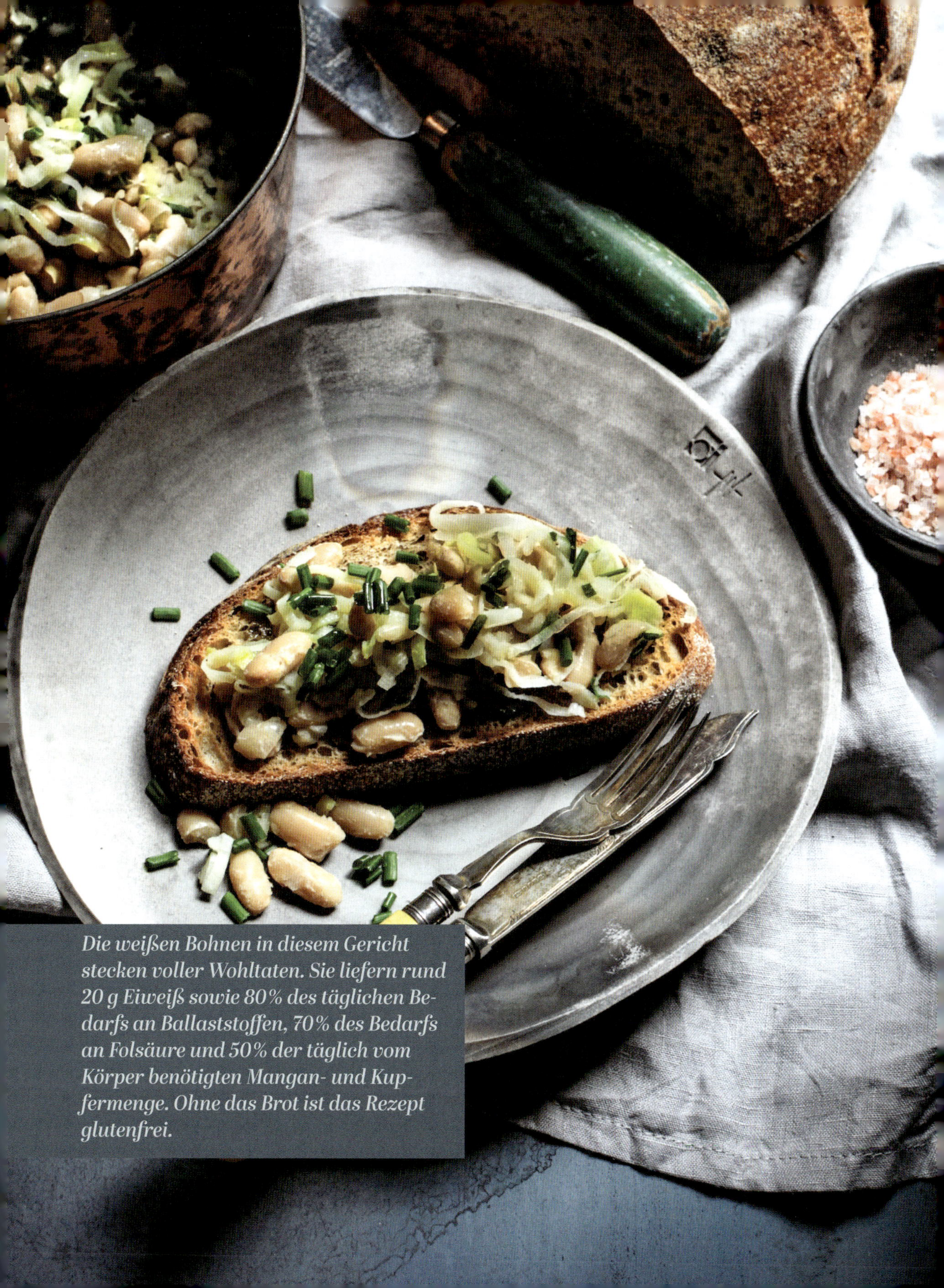

Die weißen Bohnen in diesem Gericht stecken voller Wohltaten. Sie liefern rund 20 g Eiweiß sowie 80% des täglichen Bedarfs an Ballaststoffen, 70% des Bedarfs an Folsäure und 50% der täglich vom Körper benötigten Mangan- und Kupfermenge. Ohne das Brot ist das Rezept glutenfrei.

FID GF VEG

Protein-Gemüse-Bowl

Für 1 Person, Vorbereitung: 10 Min., Kochzeit: 5 Min.

Die Gemüse für dieses gesunde, getreidefreie und Säure-Basen-ausgeglichene Frühstück können gedämpft oder kurz gebraten werden. Ich empfehle Dämpfen, um auf das Öl zu verzichten.

- 100 g Natur-Tofu, gehackt (Fleischalternative: Biohähnchen oder aus Freilandhaltung)
- 1 Prise Meersalz
- 1 Prise Knoblauchpulver
- getrockneter oder frischer Schnittlauch
- 1 TL Petersilienöl (optional; S. 144)
- 1 kleine weißfleischige Kartoffel, geschält, in dünne Scheiben geschnitten
- 50 g Rotkohl, fein gehobelt
- 60 g grüne Bohnen, geputzt, halbiert

Den Tofu (oder die Fleischalternative) in mundgerechte Stücke schneiden und mit Salz, Knoblauchpulver und Schnittlauch würzen. Das Petersilienöl bei mittlerer Hitze in einer kleinen Pfanne erhitzen und den Tofu (oder das Fleisch) rundum bräunen (Hähnchenfleisch bis zu 2 Min. von jeder Seite, es muss gut durchgebraten sein). Vom Herd nehmen und auf Küchenpapier abtropfen lassen.

Das Gemüse kann auf zweierlei Weise zubereitet werden:

Dämpfen: Einen Topf 3 cm hoch mit kochendem Wasser füllen, einen Dämpfeinsatz mit dem Gemüse darüberstellen und den Deckel auflegen. (Tipp: Den Rotkohl separat dämpfen, da er die anderen Gemüse sonst einfärbt.) 2 Minuten dämpfen, bis die dicksten Stücke beim Einstechen von der Gabel gleiten. Dann vom Herd nehmen. Nicht zu lang garen. Kohl und Bohnen sollten noch etwas Biss behalten, da sie ein wenig nachgaren.

Pfannenrühren: Die Pfanne säubern und 1 Teelöffel Petersilienöl hineingeben. Die Kartoffelscheiben bei mittlerer bis starker Hitze goldbraun braten, dann wenden und von der anderen Seite braten. Anschließend Kohl und Bohnen 1 Minute leicht anbraten. Kurz vor dem Servieren Salz und Schnittlauch über das Gemüse streuen.

FID VEG

Dinkel-Pfannkuchen

Ergibt 6–8 Pfannkuchen, Vorbereitung: 5 Min., Kochzeit: 15 Min.

Dinkel ist ein nährstoffreiches Urgetreide, das besser verdaulich ist als Weizen. Er ist reich an Ballaststoffen, Mangan, Magnesium, Zink, Selen und B-Vitaminen. Glutenintolerante sollten Dinkel jedoch meiden. Das Rezept eignet sich für die Tage 1–14 des FID-Programms (siehe Hinweise).

- 120 g Dinkelmehl
- ¼ TL Speisenatron
- 300 ml Biosoja- oder Reisdrink
- 1 Ei (oder ½ reife, geschälte Banane oder Ei-Ersatz; siehe Hinweise)
- Reiskeimöl (siehe auch »Hautfreundliche Koch- und Bratöle«, S. 60) zum Braten
- Reismalzsirup oder echter Ahornsirup
- 1–2 Birnen (keine Nashi-Birnen), geschält, zum Servieren (beachten Sie die Hinweise, wenn Sie aktuell dem Detox-Programm folgen)

Mehl und Speisenatron in eine Rührschüssel sieben und vermengen. Nach und nach mit dem Drink glatt rühren, dann das Ei (bzw. Ei-Ersatz, S. 221, oder ½ zerdrückte Banane) einrühren. Eine kleine beschichtete Pfanne erhitzen, wenig Öl hineingeben und 80 ml des Pfannkuchenteigs darin verteilen. Von beiden Seiten leicht anbraten. Aus dem restlichen Teig weiter Pfannkuchen backen.

Die Pfannkuchen zum Servieren dünn mit Reismalzsirup oder Ahornsirup beträufeln und die Birne darauf anrichten.

Hinweise:

- Wenn Sie während des FID-Programms beim Testen von Ei innerhalb der vier Testtage keine Gegenreaktion feststellen konnten, können Sie Ei in diesem Rezept nutzen. Ansonsten verwenden Sie Banane, sofern Sie nicht auf Amine reagieren, oder Ei-Ersatz (S. 221).
- Wenn Sie aktuell dem Eczema-Detox-Programm folgen (und nicht auf Amine reagieren), können Sie die Pfannkuchen mit reifer Papaya (rot- und gelbfleischig), Banane, Bananen-Eiscreme (S. 226) oder Papaya-Eiscreme (S. 226) belegen.

FID VEG

Vollkorn-Hafer-Porridge

Für 1 Erwachsenen, Vorbereitung: 5 Min., Kochzeit: 15 Min.

- 50 g Haferflocken (weitere Dosierungsangaben siehe Hinweise)
- ca. 375 ml gefiltertes Wasser
- ½ Birne (keine Nashi-Birne), geschält und in dünne Scheiben geschnitten (siehe Foto)
- 2–3 TL echter Ahornsirup oder Reismalzsirup
- Reisdrink oder anderer Milchersatz (S. 62) zum Servieren

Die Haferflocken unter fließendem kaltem Wasser abspülen und mit dem gefilterten Wasser in einen Topf geben (Mischverhältnis Haferflocken–Wasser etwa 1 : 3). Aufkochen und unter gelegentlichem Rühren bei schwacher Hitze 10–15 Minuten köcheln lassen. Bei Bedarf mehr Wasser dazugeben.

In der Zwischenzeit die Birnenscheiben leicht mit Sirup bedecken. Eine beschichtete Pfanne bei mittlerer Temperatur erhitzen und die Birnen (möglichst ohne Öl) von beiden Seiten je 2 Minuten goldbraun anbraten. Die gekochten Haferflocken in eine Schüssel geben, mit dem Reisdrink übergießen und die Birnen darauflegen. Wer es süßer mag, kann etwas Reismalzsirup, echten Ahornsirup oder Carobsirup (S. 144) hinzugeben.

Hinweise:

- Dosierungsangaben für ungekochte Haferflocken: für Erwachsene 50 g Haferflocken pro Portion, für ältere Kinder 30 g und für kleinere Kinder 25 g pro Portion.
- Instantflocken haben einen hohen glykämischen Index (GI), der später am Tag zu einem starken Energieabfall führen kann. Vollkorn-Haferflocken sind besser, da sie dank ihres niedrigeren GI den Blutzuckerspiegel stabil halten.
- Wer auf Hafer reagiert, kann sein Porridge alternativ mit Quinoa zubereiten (S. 154).

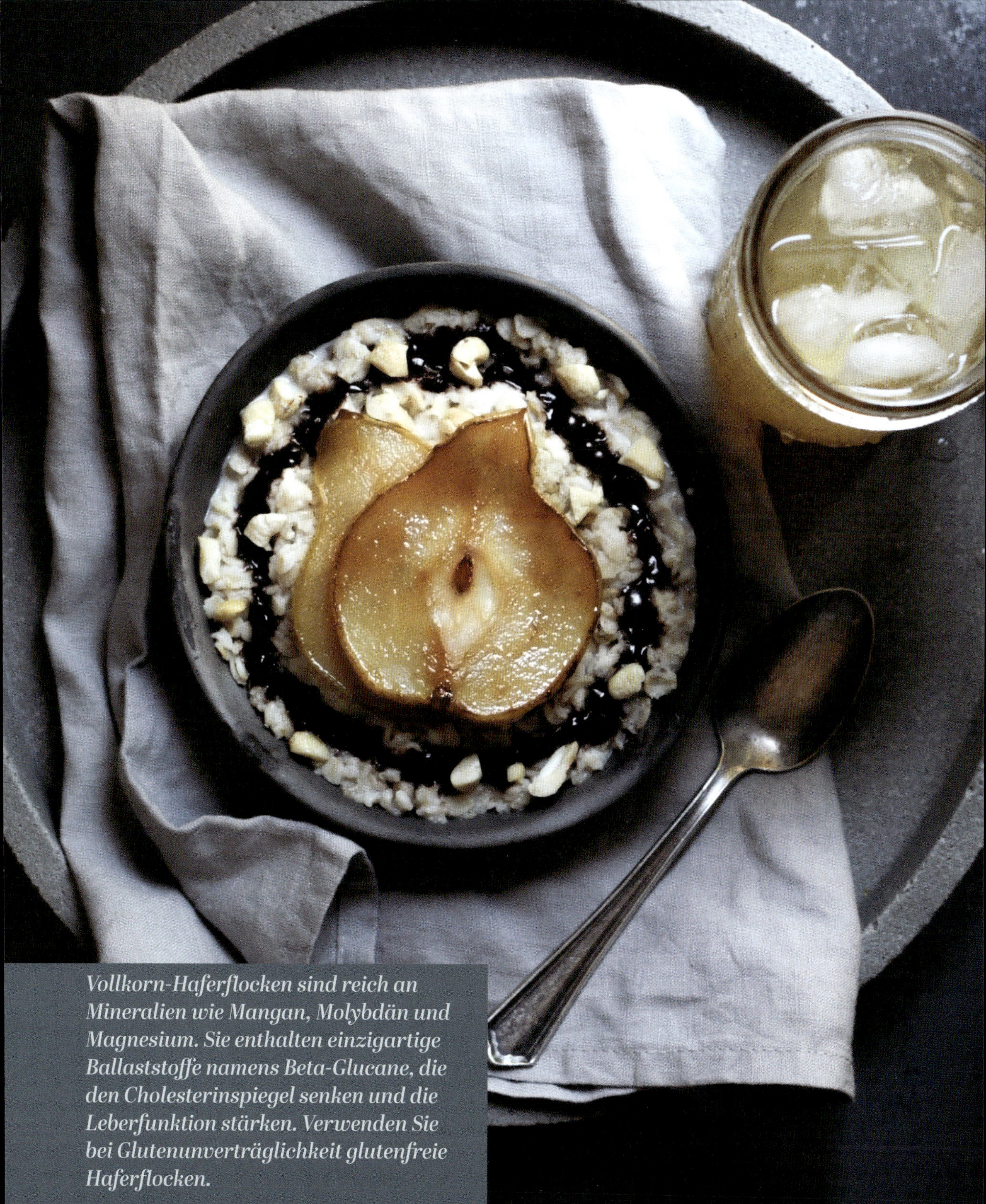

Vollkorn-Haferflocken sind reich an Mineralien wie Mangan, Molybdän und Magnesium. Sie enthalten einzigartige Ballaststoffe namens Beta-Glucane, die den Cholesterinspiegel senken und die Leberfunktion stärken. Verwenden Sie bei Glutenunverträglichkeit glutenfreie Haferflocken.

Getränk: Birne-Vanille-Tee (S. 136), gekühlt servieren

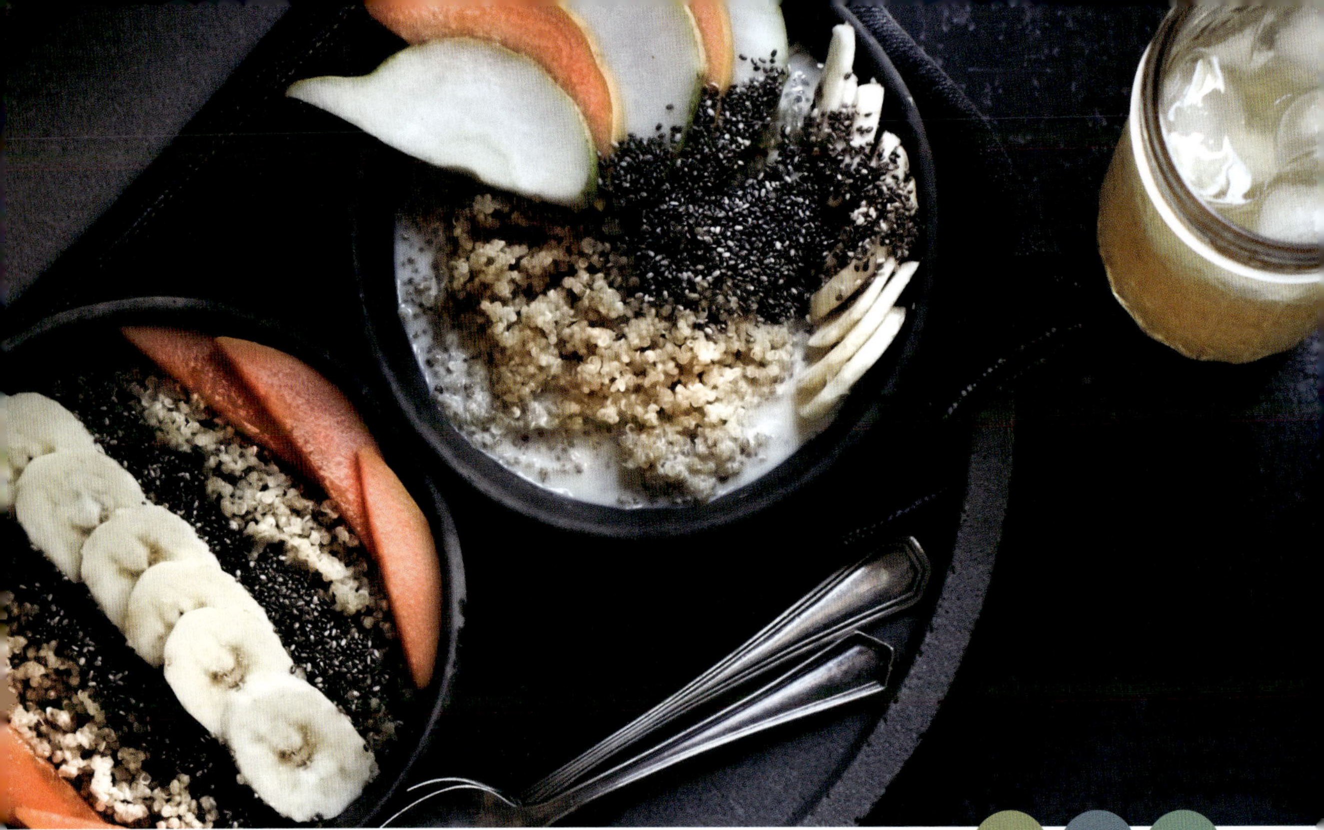

FID GF VEG

Quinoa-Porridge

Für 1 Person, Vorbereitung: 5 Min., Zubereitung: 20 Min.

Quinoa ist ein glutenfreier, getreideähnlicher Samen, der mehr Antioxidantien enthält als jedes Getreide. 100 g Quinoa liefern 275 mg Magnesium, 15 g Proteine sowie kleine Mengen an Omega-3-Fettsäuren für eine gesunde Haut.

- 80 g weiße Quinoa, gewaschen (keine gepuffte Quinoa)
- 250 ml gefiltertes Wasser
- ½ TL echter Vanilleextrakt (optional)
- 125 ml malzfreier Biosoja- oder Reisdrink (siehe »Milchersatz«, S. 62)
- Birne (keine Nashi-Birne), geschält, zum Servieren
- 1 TL Reismalzsirup oder echter Ahornsirup

Die Quinoa unter fließendem kaltem Wasser abspülen, dann mit dem gefilterten Wasser in einem Topf zum Kochen bringen. 12–15 Minuten bei schwacher Hitze köcheln lassen, bis die Samen weich sind. Vanille und Milchersatz dazugeben und weitere 5 Minuten kochen. Gelegentlich umrühren, damit das Porridge nicht ansetzt. Bei Bedarf etwas Wasser hinzugeben. Mit Birne und Sirup nach Wahl servieren.

Hinweis: Wenn Sie aktuell dem Eczema-Detox-Programm folgen, können Sie auch Banane und Papaya zum Porridge essen (siehe Foto).

FID GF VEG

Haferwaffeln

Für 2 Personen, Vorbereitung: 5 Min., Zubereitung: 15 Min.

Haferwaffeln sind ein köstlicher und gesunder Brotersatz. Vollkorn-Haferflocken sind reich an Mineralien und Beta-Glucanen, die die Leber stärken. Bei Glutenunverträglichkeit können Sie glutenfreie Flocken verwenden. Für einen ausgeglichenen Säure-Basen-Haushalt geben Sie Schnittlauch oder Petersilie in den Teig.

- 75 g Vollkorn-Haferflocken
- 250 ml Reis- oder Haferdrink
- 2 TL Petersilienöl (S. 144)
- ½ TL Backpulver (glutenfrei)
- 1 EL fein gehackte Petersilie (frisch oder getrocknet)

Das Waffeleisen vorheizen. Wenn die Waffeln knusprig werden sollen, zwischen den Portionen warten, bis das Eisen nachgeheizt hat.

Haferflocken, Getreidedrink, Öl und Backpulver im Standmixer zu einer glatten Masse mixen. Die Petersilie einrühren. Die Waffelmasse in das vorgeheizte Waffeleisen geben, sodass die Form gerade bedeckt ist. Die Waffeln portionsweise goldgelb und knusprig backen (jeweils 5–7 Minuten). Beim Warmhalten werden sie weich, deshalb am besten sofort servieren.

Hinweise:

- Für einen ausgeglichenen Säure-Basen-Haushalt servieren Sie die Waffeln mit frischer Petersilie und Gemüse als Beilage. Weitere Optionen: Für süße Waffeln reichen Sie Ahornsirup oder Rosa Birnenkonfitüre (S. 147) dazu. Mit Hummus ohne Sesam (S. 142) oder Cashewbutter (S. 199) werden die Waffeln köstlich herzhaft.
- Variation: Geben Sie für Schokowaffeln 1 EL Carobpulver in die Masse.
- Proteinpulver: Veganer und Vegetarier (sowie Sportler, die mehr Proteine zu sich nehmen möchten) können 1–2 Esslöffel reines Erbsen- oder Reisproteinpulver in die Masse geben und 60 ml mehr Milchersatz. Bei Glutamatunverträglichkeit sollte man auf das Proteinpulver verzichten.

Diese Waffelvariante bietet mit Lauch und Knoblauch entzündungshemmende Eigenschaften, ist dank der Kartoffeln salicylatarm und eine hervorragende Quelle für Ballaststoffe, Vitamin B_6, Kalium und Magnesium, die allesamt für die gesunde Haut benötigt werden. Achtung: Für dieses Rezept benötigen Sie ein beschichtetes Waffeleisen.

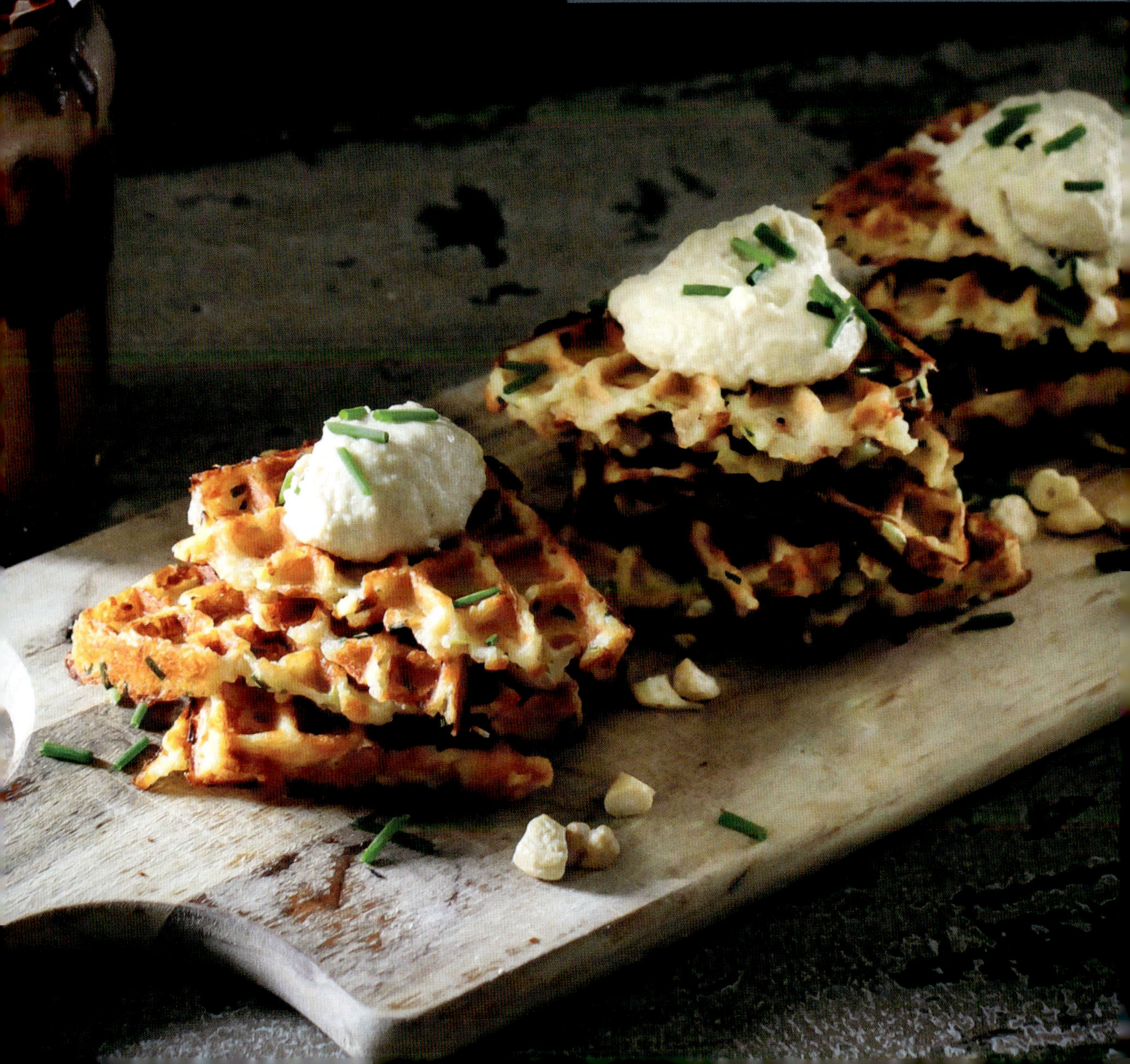

FID GF VEG

Kartoffel-Lauch-Waffeln

Ergibt 2 Portionen, Vorbereitung: 15 Min., Zubereitung: 30 Min.

- 360 g geschälte und gewürfelte weißfleischige Kartoffeln (ca. 2,5 cm große Würfel)
- 1 Lauchstange, nur weißer und hellgrüner Teil
- 1 Knoblauchzehe
- 3 TL Petersilienöl (S. 144)
- ½ TL Meersalz
- 40 g Vollkornreismehl (oder anderes gut verträgliches Mehl)
- 1 EL gehackter frischer Schnittlauch (optional)

Die Kartoffeln dämpfen oder kochen, bis sie weich sind. In der Zwischenzeit den Lauch hacken und gründlich waschen. Die Knoblauchzehe hacken oder zerdrücken.

1–2 Esslöffel Wasser bei mittlerer Hitze in eine Pfanne geben und Lauch und Knoblauch darin weich garen. Beiseitestellen.

Die garen Kartoffeln abgießen und im Topf zerstampfen. Öl, Salz und Mehl einrühren.

Das Waffeleisen vorheizen (falls nötig, ein wenig Öl auf das Eisen geben, *idealerweise kein weiteres Öl verwenden*, am besten ein neues, gut beschichtetes Eisen verwenden). Aus dem Kartoffelpüree zwei runde Küchlein formen. Ein Küchlein in die Mitte in das Waffeleisen setzen und das Eisen schließen. Backen, bis die Waffel fest und knusprig ist (5–7 Minuten). Das Waffeleisen nachheizen lassen, dann die zweite Waffel backen.

Mit gehacktem Schnittlauch garnieren und sofort servieren, da die Waffeln schnell weich werden.
Ein Rezept von Charlie Rioux.

Hinweis: Achten Sie bei Salicylatintoleranz besonders darauf, welche Kartoffeln Sie verwenden. Sie müssen weißfleischig sein und dick geschält werden. (Mehr zu salycilatarmen Kartoffeln siehe »Einkaufsliste für das FID-Programm«, S. 88.)

Snacks und Lunchpakete

Die folgenden Rezepte für das FID-Programm eignen sich fürs Lunchpaket oder für Snacks zwischen den Mahlzeiten. Sie sind aber auch im Eczema-Detox-Programm einsetzbar.

FID GF VEG

Wunschteller

Für 2 Personen als leichter Snack, Zubereitung: 5 Min.

Wählen Sie aus Folgendem:

- 1 Selleriestange, Fäden abgezogen, in schmale Stücke geschnitten
- Mungbohnensprossen (nach Belieben grüne Schalen entfernen)
- grüne Bohnen, 3 Minuten blanchiert
- Rotkohl, gekocht
- Eisbergsalat
- 1 Möhre, geschält und in Scheiben oder Sticks geschnitten (Eczema-Detox-Programm: siehe Hinweis)

Kaufen Sie sich einen besonders hübschen Teller (z. B. mit einem Lieblingsmotiv Ihres Kindes), den Sie nur als Wunschteller verwenden. Sobald das Kind zwei (oder mehr) Gemüse vom Teller isst, darf es sich etwas wünschen. Ich ermutige immer dazu, dass die ganze Familie mitmacht. Lassen Sie den Teller (abgedeckt) gut erreichbar für alle in der Küche stehen. Gesundes sollte einfacher zugänglich sein als Junkfood. Reichen Sie dazu die Dips aus diesem Buch, damit die Mahlzeit zu einem positiven Esserlebnis wird.

Kinder lieben es, wenn das Gemüse ein Bild ergibt (eine Uhr, einen Laster, eine Blume etc.). Manche Kinder gestalten die Bilder aber auch gern selbst.

Hinweis: Da Möhren einen geringen Salicylatgehalt haben, lassen Sie sie während der ersten drei Wochen des FID-Programms weg.

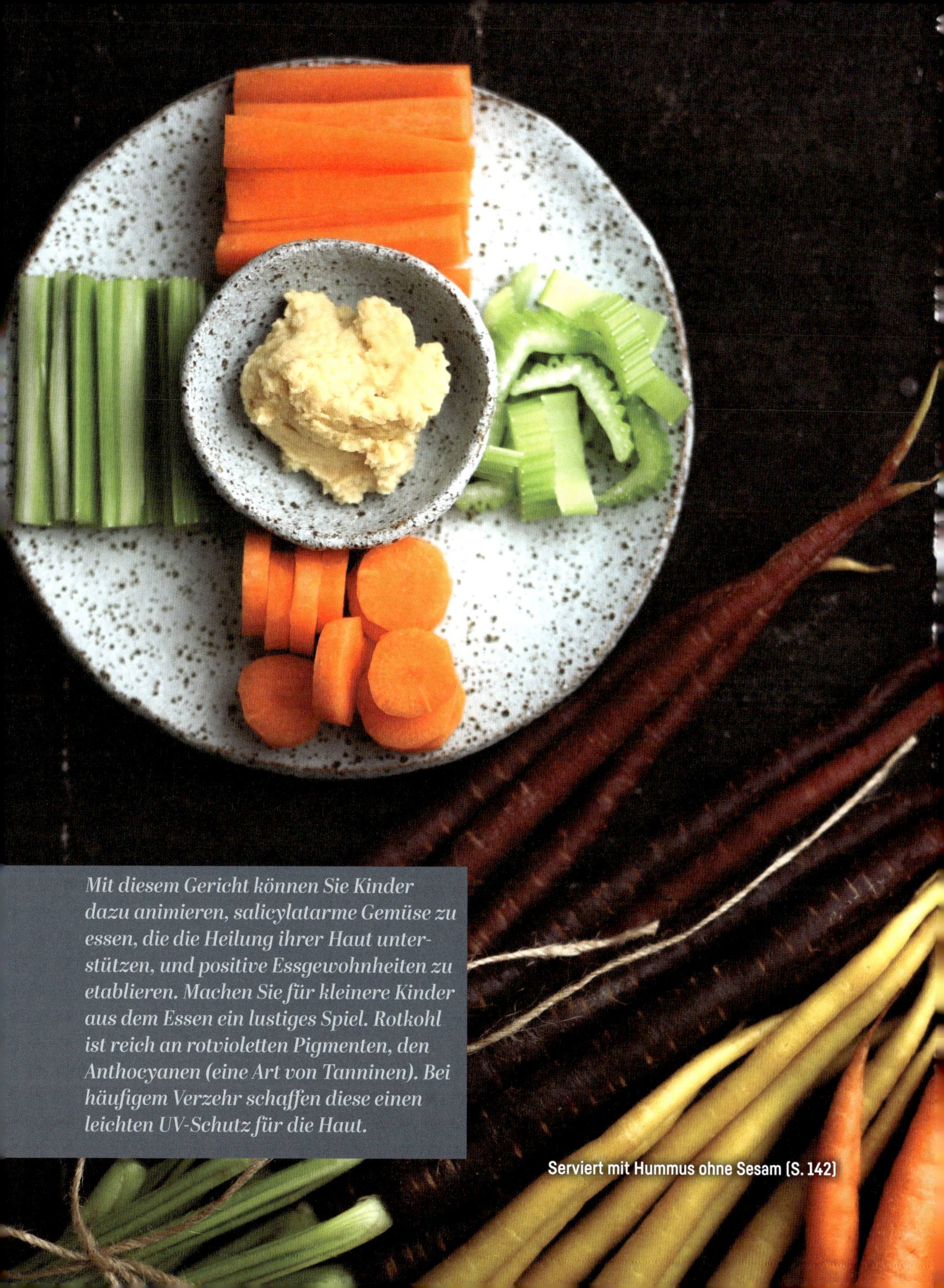

Mit diesem Gericht können Sie Kinder dazu animieren, salicylatarme Gemüse zu essen, die die Heilung ihrer Haut unterstützen, und positive Essgewohnheiten zu etablieren. Machen Sie für kleinere Kinder aus dem Essen ein lustiges Spiel. Rotkohl ist reich an rotvioletten Pigmenten, den Anthocyanen (eine Art von Tanninen). Bei häufigem Verzehr schaffen diese einen leichten UV-Schutz für die Haut.

Serviert mit Hummus ohne Sesam (S. 142)

Ballaststoffreiche Birnen-Dinkel-Muffins sind ein toller Snack, wenn man Lust auf Süßes hat. Das Pektin der Birnen ist ein löslicher Ballaststoff, der die Verdauung anregt und den Blutzuckerpegel stabil hält. Nutzen Sie dieses Rezept nicht während Woche 1 und 2 des FID-Programms. Da Eiweißallergie verbreitet ist, sollten Sie Ei nur verwenden, wenn Sie nicht darauf reagiert haben (siehe Hinweise).

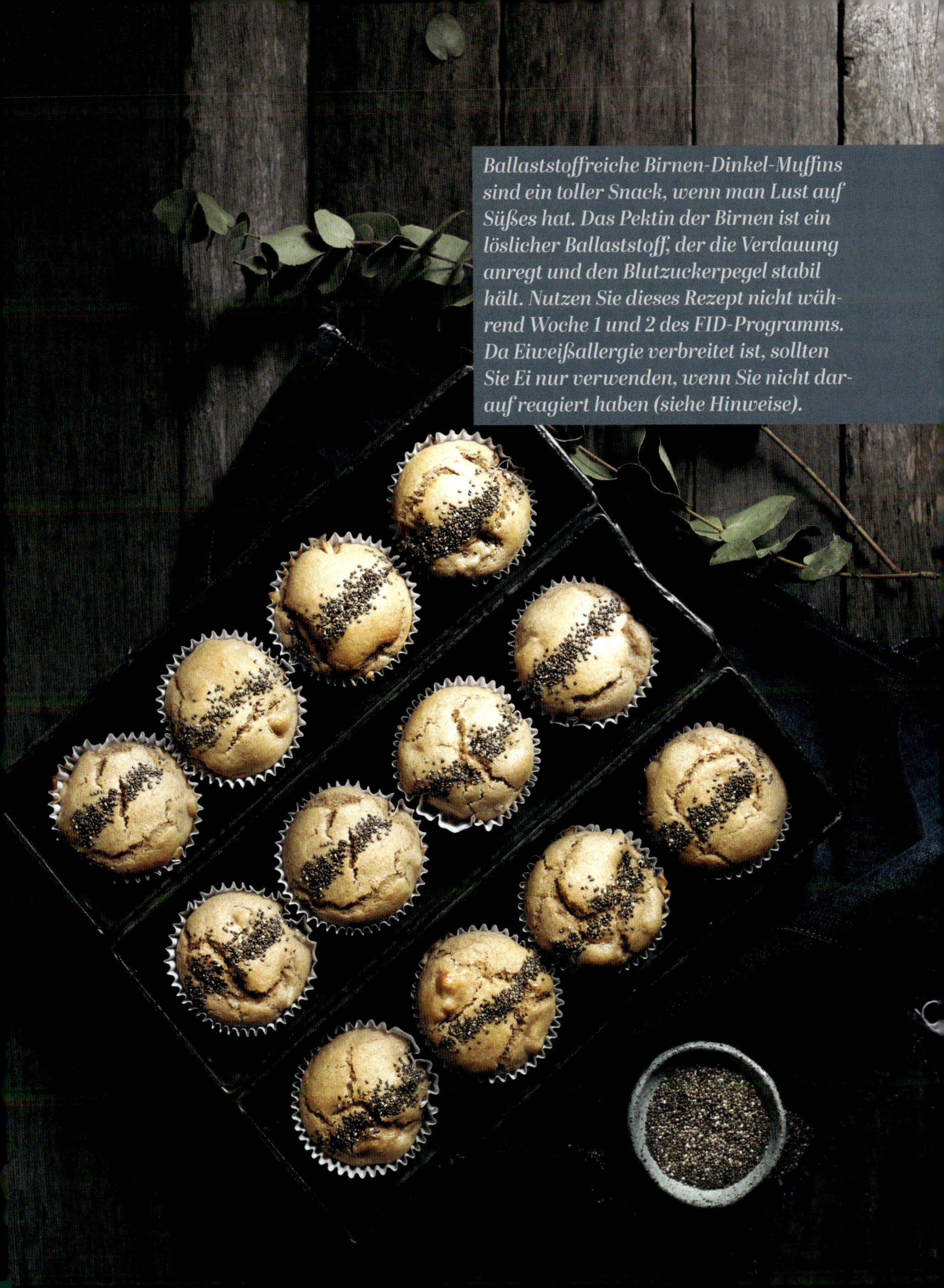

FID VEG

Birnen-Dinkel-Muffins

Ergibt 12 Muffins, Vorbereitung: 15 Min., Zubereitung: 15 Min.

- 1 Ei (oder Ei-Ersatz, S. 221)
- 80 ml echter Ahornsirup oder 60 g Ahornzucker (siehe »Hautfreundliche Süßungsmittel«, S. 62)
- 250 ml Biosojadrink (siehe »Milchersatz«, S. 62)
- 250 ml Petersilienöl (S. 144) oder Reiskeimöl
- 240 g Dinkelmehl
- 4 TL Backpulver (weizenfrei)
- 2 große reife Birnen, geschält und gewürfelt (keine Nashi-Birnen)

Den Backofen auf 180 °C vorheizen. Papierbackförmchen in die Mulden eines Zwölfer-Muffinblechs setzen (oder die Mulden mit zusätzlichem Reiskeimöl einfetten).

Sofern verwendet, den Ei-Ersatz zubereiten. Ei (oder Ei-Ersatz), Ahornsirup und Sojadrink in der Küchenmaschine oder im Standmixer glatt rühren. Dann bei laufendem Motor nach und nach das Öl einträufeln, bis eine glatte, geschmeidige Masse entsteht.

Mehl und Backpulver in eine Schüssel sieben und vermengen. Die nassen Zutaten dazugeben und zügig mit einem großen Löffel vermengen. Dann die Birnenstücke einrühren.

Den Teig auf die Förmchen in dem Muffinblech verteilen und die Mulden je etwa zu drei Vierteln füllen. Im Backofen in 15 Minuten hellgoldgelb backen, bis an einem in die Mitte hineingesteckten Holzstäbchen kein Teig mehr kleben bleibt.

Hinweise:

- Die Muffins halten sich im Gefrierfach bis zu 3 Monate.
- Wenn Sie während des FID-Programms die Verträglichkeit von Ei (in Woche 3) getestet und nach 4 Tagen keine Reaktion gezeigt haben, können Sie in diesem Rezept Ei verwenden.
- Wenn Sie glutenintolerant sind, verwenden Sie Reisdrink oder »malzfreien« Sojadrink und glutenfreies Mehl statt Dinkelmehl.
- Wer dem Eczema-Detox-Programm folgt, kann die Muffins zusätzlich mit Chiasamen bestreuen (siehe Foto).

FID VEG

Dinkel-Chips

Für 2–3 Personen, Vorbereitung: 5 Min., Zubereitung: 15 Min.

Köstliches Dinkel-Fladenbrot wird zu einem herzhaften Snack für die Lunchbox. Hummus ohne Sesam (S. 142) oder Bohnendip (S. 142) sind wunderbare Begleiter.

- Dinkel-Fladenbrot (siehe S. 165)
- Meersalz nach Geschmack

Den Backofen auf 180 °C vorheizen und ein großes Backblech mit Backpapier auslegen.

2 oder 3 Fladenbrote in der Mitte halbieren und dann in Dreiecke schneiden. Mit ein wenig Salz bestreuen und auf das Backblech legen. In 10–15 Minuten hart und knusprig backen. Die Chips halten sich in einem luftdicht verschlossenen Behälter bei Zimmertemperatur bis zu 1 Woche.

Mittag- und Abendessen

Ein wichtiger Teil des Heilungsprozesses sind regelmäßige Mahlzeiten. Dazu gehören auch Mittag- und Abendessen. Diese Mahlzeiten auszulassen oder sie verspätet einzunehmen kann den Blutzuckerspiegel ungesund absacken lassen. Müdigkeit oder Beklemmungen können die Folge sein, aber auch ungesunder Heißhunger auf Zucker. Die folgenden Rezepte für nährstoffreiche Gerichte sind frei von juckreizfördernden Chemikalien und so zusammengestellt, dass sie den Blutzuckerspiegel konstant halten.

FID GF VEG

Salat-Basen-Bombe

Für 1 Person, Zubereitung: 10 Min.

Dieser Salat ist eine stark basenbildende Beilage und ein wirksames Detox-Gericht. Mungbohnensprossen sind wie kleine »Basenbomben«, sie müssen allerdings frisch sein und dürfen keine braunen Stellen aufweisen. Sprossen selbst ziehen ist erstaunlich einfach (siehe S. 179).

- 2 Handvoll Eisbergsalat, in schmale Streifen geschnitten (Menge nach Belieben)
- 1 mittelgroße Selleriestange
- 1 Frühlingszwiebel, diagonal in dünne Ringe geschnitten
- 25 g Rotkohl, fein gehobelt
- 10 g Mungbohnensprossen, gewaschen und abgetropft
- Hummus ohne Sesam (S. 142) oder Ahorn-Dressing (S. 145)

Den Eisbergsalat in eine Schüssel geben und die restlichen Zutaten darauf anrichten. Zum Abschluss 1 Klecks Hummus ohne Sesam daraufgeben oder mit dem Dressing beträufeln.

Hinweise:

- Dazu passt Dinkel-Fladenbrot (S. 165).
- Wer Probleme mit der Schilddrüse hat, sollte den Kohl weglassen.

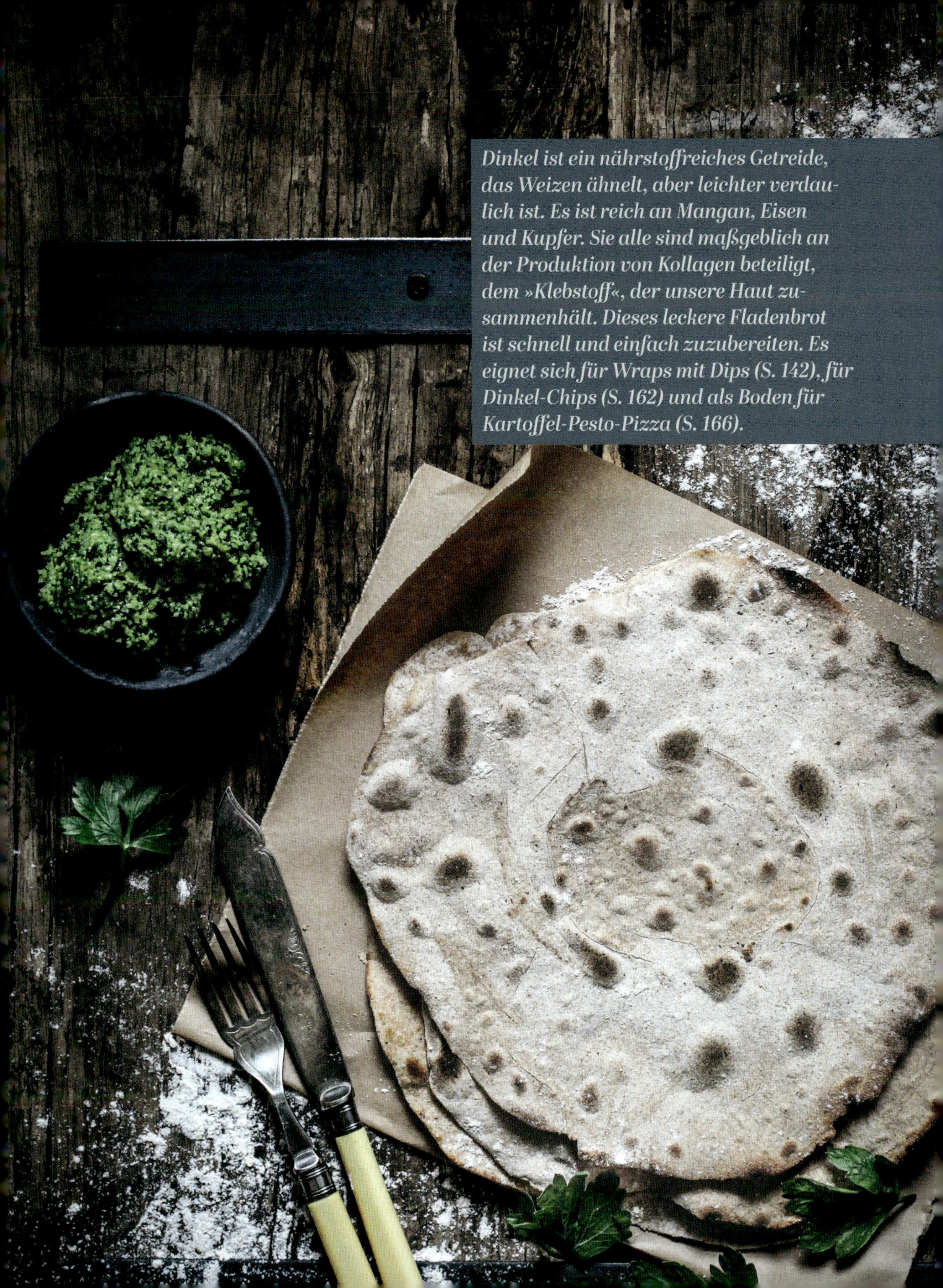

Dinkel ist ein nährstoffreiches Getreide, das Weizen ähnelt, aber leichter verdaulich ist. Es ist reich an Mangan, Eisen und Kupfer. Sie alle sind maßgeblich an der Produktion von Kollagen beteiligt, dem »Klebstoff«, der unsere Haut zusammenhält. Dieses leckere Fladenbrot ist schnell und einfach zuzubereiten. Es eignet sich für Wraps mit Dips (S. 142), für Dinkel-Chips (S. 162) und als Boden für Kartoffel-Pesto-Pizza (S. 166).

FID VEG

Dinkel-Fladenbrot

Ergibt 6 Fladenbrote, Vorbereitung: 10 Min., Zubereitung: 20 Min.

- 150 g Dinkel-Vollkornmehl plus mehr zum Kneten
- ¾ TL feines Meersalz
- 1 EL Petersilienöl (S. 144)
- 160 ml kochendes Wasser

Mehl und Salz in einer Schüssel vermengen. Öl und heißes Wasser hinzugeben und mit einem Messer vermengen. Der Teig sollte nicht klebrig sein, ansonsten mehr Mehl zugeben, bis der Teig beim Kneten nicht mehr an der Arbeitsfläche kleben bleibt.

Die Arbeitsfläche leicht mit Mehl bestauben und den Teig darauf in etwa 3 Minuten glatt und elastisch kneten, dann in 6 gleich große Kugeln teilen. Die Arbeitsfläche erneut dünn mit Mehl bestauben und die Teigkugeln zu dünnen, 20–22 cm großen Kreisen ausrollen. Währenddessen die Arbeitsfläche immer wieder mit Mehl bestauben, damit die hauchdünnen Teiglinge nicht festkleben.

Eine große beschichtete Pfanne bei mittlerer bis starker Temperatur erhitzen und die Fladenbrote einzeln etwa 1 Minute von jeder Seite backen, bis sie Blasen werfen und leicht gebräunt sind. Die Fladen für weiche Wraps nicht ganz so lang backen. Je länger sie in der Pfanne bleiben, desto knuspriger werden sie.
Ein Rezept von Bianca Rothwell.

FID VEG

Kartoffel-Pesto-Pizza

Für 2 Personen, Vorbereitung: 20 Min., Zubereitung: 15 Min. (plus Zeit für die Zubereitung von Dinkel-Fladenbrot, Petersilien-Pesto und Karamellisierter Lauchsauce)

- 2–3 Dinkel-Fladenbrote (S. 165)
- 1 Portion Petersilien-Pesto (S. 199)
- 3–4 weißfleischige Kartoffeln, geschält, in dünne Scheiben geschnitten
- Karamellisierte Lauchsauce (S. 140)
- Meersalz nach Geschmack
- 15 g klein geschnittener Schnittlauch
- 1 Handvoll gehackte Cashewkerne (optional)

Den Backofen auf 180 °C vorheizen. Beim Vorheizen einen Pizzastein mit in den Ofen geben oder ein Backblech mit Backpapier belegen. Dinkel-Fladenbrot, Petersilien-Pesto und Karamellisierte Lauchsauce zubereiten.

Die Fladenbrote auf das Backblech legen, mit Pesto bestreichen und eine dünne Schicht Kartoffelscheiben darauf verteilen. Die Lauchsauce darüber verteilen und salzen. Die Pizza im heißen Backofen 15 Minuten backen, bis die Kartoffeln weich sind. Aus dem Ofen nehmen, mit Schnittlauch und Cashewkernen garnieren und servieren.

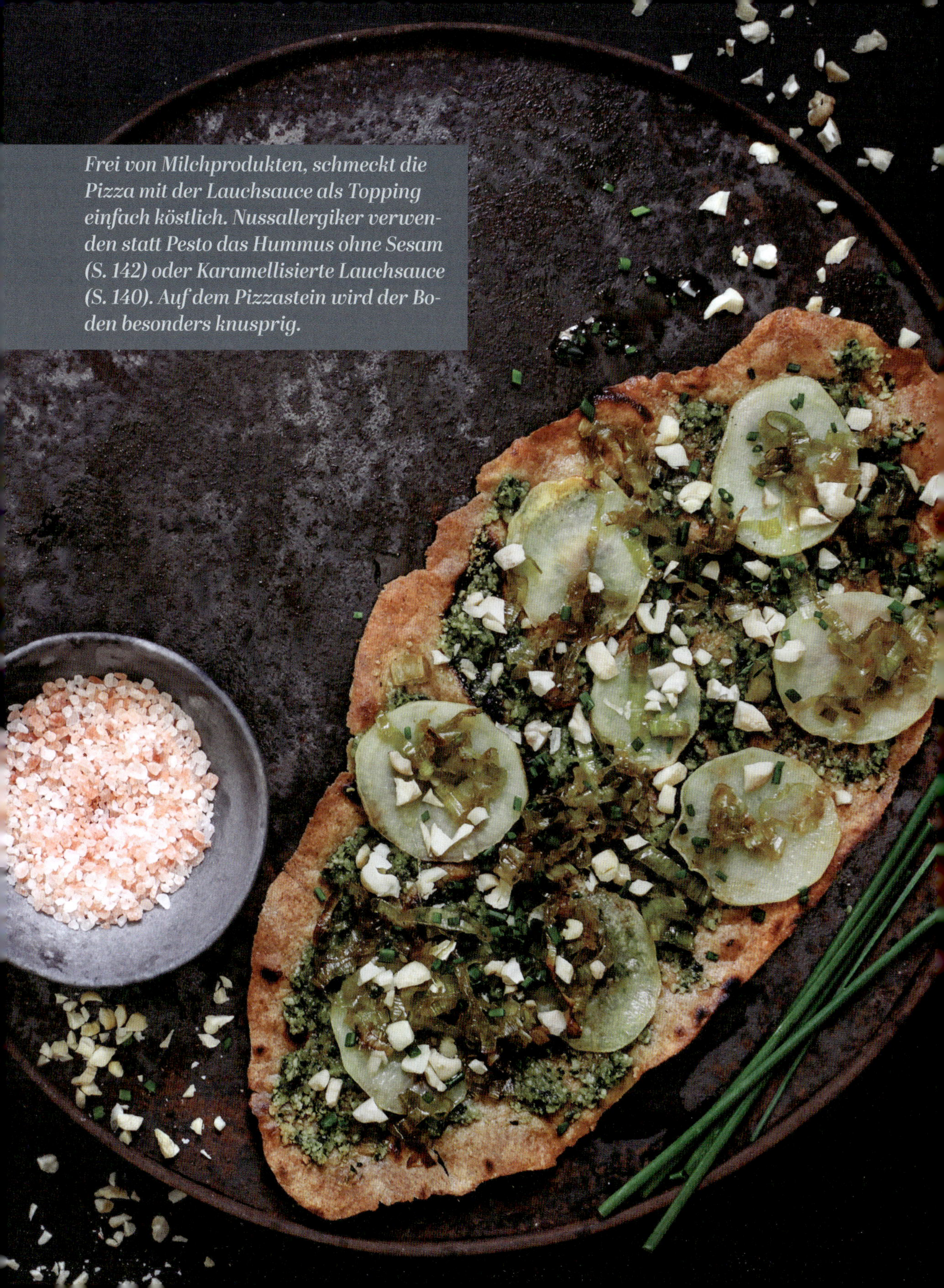

Frei von Milchprodukten, schmeckt die Pizza mit der Lauchsauce als Topping einfach köstlich. Nussallergiker verwenden statt Pesto das Hummus ohne Sesam (S. 142) oder Karamellisierte Lauchsauce (S. 140). Auf dem Pizzastein wird der Boden besonders knusprig.

FID GF VEG

DIY-Sandwich

Für 1 Person, Zubereitung: 5 Min.

Stellen Sie sich unter Verwendung der folgenden gesunden Brote (bzw. glutenfreien Alternativen) und nahrhaften Füllungen Ihre Lieblingssandwiches zusammen.

Brotauswahl:
- Dinkel-Sauerteigbrot (bei Fertigprodukt auf Inhaltsstoffe achten)
- Dinkel-Fladenbrot (S. 165)

Glutenfreie Alternativen:
- glutenfreies Brot (bei Fertigprodukt auf Inhaltsstoffe achten)
- Reiswaffeln (ohne Geschmacksverstärker und Zusatzstoffe, nur gesalzen)
- Mungbohnen-Pfannkuchen (S. 178)

Beläge:
- Hummus ohne Sesam (S. 142)
- Rosa Birnenkonfitüre (S. 147)
- Bohnen-Dip (S. 142)

Vegane Sandwichfüllungen:
- Reste von Röstgemüse (geschälte weißfleischige Kartoffeln, Lauch, Knoblauch, Rosenkohl, Steckrüben) und Hummus ohne Sesam (S. 142)
- Linsenbratlinge (S. 170), serviert mit Rotkohl, Eisbergsalat und Karamellisierter Lauchsauce (S. 140)
- Kräuter-Tofu-Brot (S. 169)

Magere Fleischfüllungen (vorzugsweise Biofleisch oder aus Freilandhaltung):
- Bohnen-Dip (S. 142) mit Eisbergsalat, Mungbohnensprossen und gehobelter Rotkohl mit Karamellisierter Lauchsauce (S. 140) mit gekochtem Lamm, Hähnchen oder Tofu
- Gekochtes Hähnchen ohne Haut (siehe Hinweise) und Mungbohnensprossen
- frischer weißfleischiger Fisch, wie Plattfisch, Seehecht- und Petersfischfilet (nicht gefroren, keine Reste)
- Bioputenbrust (siehe Hinweise)
- magerer Lammbraten, aufgeschnitten (selbst gebraten, ohne künstliche Zusatzstoffe)
- Lammsteak, Fettrand entfernt
- Brathähnchen (ohne Haut), mit Knoblauch und Petersilienöl (S. 144) zubereitet

Hinweise:
- Verwenden Sie nur Biofleisch, das Sie selbst zubereiten, da Wurst- und Bratenaufschnitt hautreizende Konservierungsstoffe wie Nitrate und Geschmacksverstärker enthalten können.
- Die folgenden zusätzlichen Zutaten sind nur für das Eczema-Detox-Programm geeignet: geraspelte Möhren, geraspelte Rote Bete, geröstete Süßkartoffeln, gerösteter Kürbis (Winterkürbis; nur gelegentlich, da Kürbis einen hohen glykämischen Index hat), Zuckererbsen und Bananenscheiben.

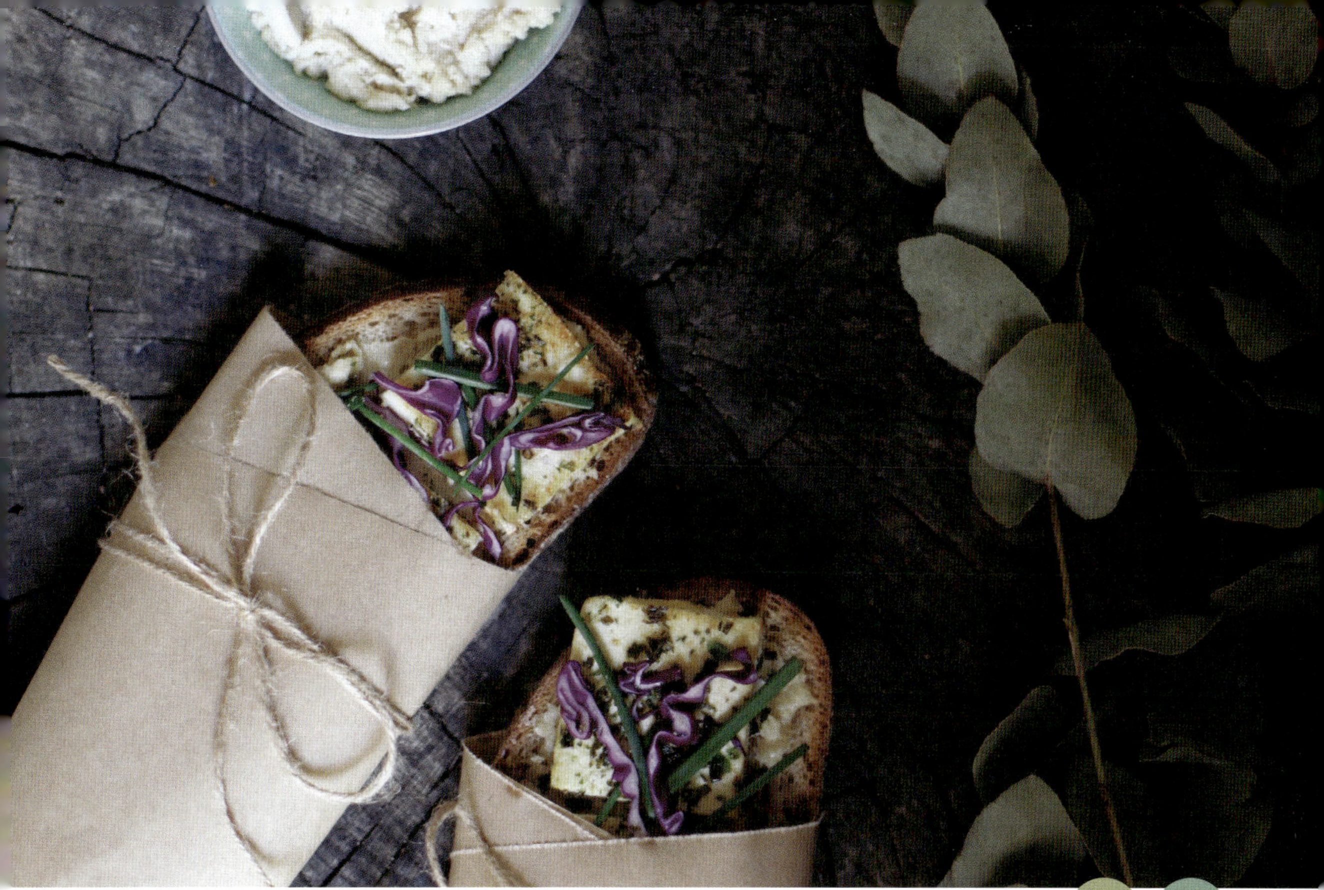

FID VEG

Kräuter-Tofu-Brot

Für 1 Person, Vorbereitung: 5 Min., Zubereitung: 5 Min.

- Dinkel-Sauerteigbrot (Fertigprodukt; ohne Weizen)
- Hummus ohne Sesam (S. 142)
- 3 Scheiben Natur-Tofu (1 cm dick; ohne Zusatz- und Aromastoffe)
- 1 Prise Knoblauchpulver
- 1 Prise Meersalz
- frischer oder getrockneter Schnittlauch
- Petersilienöl (S. 144)
- 1 Handvoll Rotkohl
- 1 Handvoll Eisbergsalat

Die Tofuscheiben von beiden Seiten mit Knoblauchpulver, Salz und Schnittlauch würzen. Bei mittlerer Temperatur mit 1 Teelöffel Öl in einen Topf geben und unter einmaligem Wenden von beiden Seiten goldgelb anbraten. Vom Herd nehmen und auf Küchenpapier abtropfen. Tofu, Hummus, Rotkohl und Eisbergsalat auf dem Brot anrichten und servieren.

FID GF VEG

Linsenbratlinge

Ergibt 12 Bratlinge, Vorbereitung: 20 Min., Zubereitung: 20 Min.

- 3 mittelgroße Kartoffeln, geschält, gewürfelt
- 2 mittelgroße Selleriestangen, längs halbiert und in dünne Scheiben geschnitten
- 400 g braune Linsen aus der Dose, abgespült und abgetropft
- 15 g klein geschnittener Schnittlauch
- ½ TL Meersalz (oder nach Geschmack)
- 100 g klein gewürfelter Rotkohl
- 1 Portion Ei-Ersatz (S. 221)
- 150 g Vollkorn-Reismehl plus Mehl zum Bestauben
- Petersilienöl zum Braten (S. 144)

Einen Topf mit Wasser zum Kochen bringen und die Kartoffeln 2 Minuten blanchieren (alternativ dämpfen). Den Sellerie hinzugeben und etwa 3 Minuten kochen, bis das Gemüse weich ist. Gründlich abtropfen lassen, dann in den Standmixer oder die Küchenmaschine füllen und bei niedriger Geschwindigkeit verquirlen. Nicht zu stark mixen. Ziel ist ein dickes, stückiges Püree, keine Suppe.

Das Püree in eine große Schüssel geben und mit Linsen, Schnittlauch, Salz und Kohl gründlich vermengen. Dann mit Ei-Ersatz (sofern verwendet) und Mehl zu einem klebrigen Teig verarbeiten. Ist der Teig noch zu feucht, etwas mehr Mehl einarbeiten.

Die Arbeitsfläche mit Mehl bestauben und den Teig zu etwa 7 cm großen und 1 cm dicken Bratlingen formen. Die Bratlinge dann auf der Arbeitsfläche in Mehl wenden, sodass sie rundum davon überzogen sind.

Das Öl bei mittlerer Hitze in einer großen beschichteten Pfanne erhitzen (nicht zu heiß werden lassen, da das Öl sonst verbrennt) und die Bratlinge von beiden Seiten in je 3–5 Minuten goldbraun anbraten. Die Bratlinge sollen fest und durchgegart sein. Wenn sie zu schnell bräunen, die Temperatur reduzieren. Aus der Pfanne heben und auf Küchenpapier abtropfen lassen. *Ein Rezept von Katie Layland.*

Hinweis: Die Bratlinge können sofort gegessen oder im Kühlschrank bzw. im Gefrierfach aufbewahrt werden. Gefrorene Bratlinge im Ofen bei 180 °C etwa 10 Minuten aufbacken, bis sie durchgewärmt sind, oder mit etwas Öl in einer beschichteten Pfanne braten.

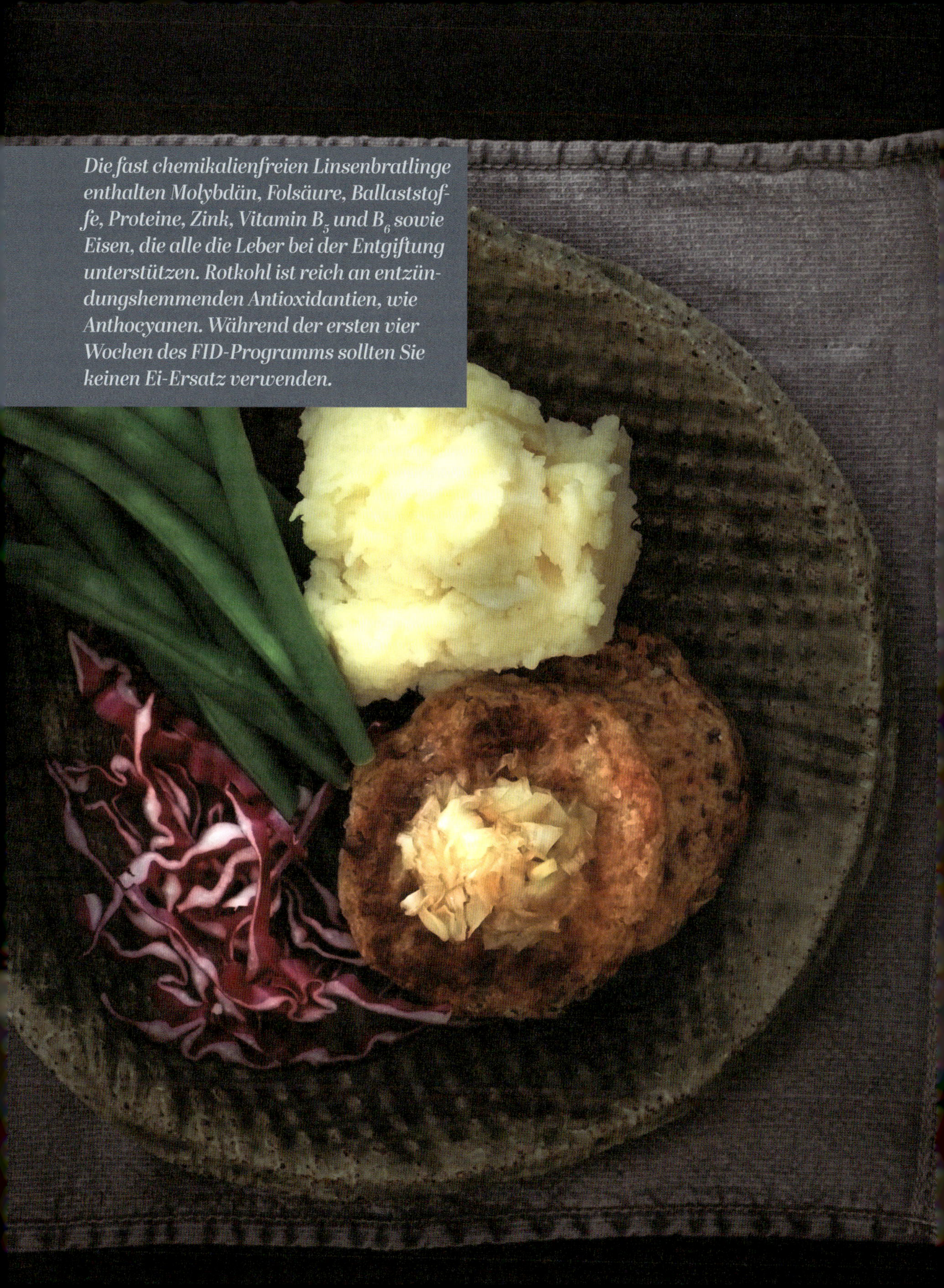

Die fast chemikalienfreien Linsenbratlinge enthalten Molybdän, Folsäure, Ballaststoffe, Proteine, Zink, Vitamin B_5 und B_6 sowie Eisen, die alle die Leber bei der Entgiftung unterstützen. Rotkohl ist reich an entzündungshemmenden Antioxidantien, wie Anthocyanen. Während der ersten vier Wochen des FID-Programms sollten Sie keinen Ei-Ersatz verwenden.

FID GF VEG

Kartoffelpüree

Für 2 Personen, Vorbereitung: 10 Min. Zubereitung: 10 Min.

Kartoffeln sind das unterschätzteste Gemüse unserer Zeit. Sie sind zwar nicht trendy, dabei aber ungemein nahrhaft und tolle Vitamin-C-Lieferanten. Kartoffeln sind basenbildend und reich an Vitamin B_6, Kalium und Kupfer für eine gesunde Haut. Geschälte weißfleischige Kartoffeln sind zudem arm an Salicylaten. Verwenden Sie bei Bedarf glutenfreie Milch.

- 4 weißfleischige Kartoffeln, großzügig geschält, gewürfelt
- 60 ml Reis-, Hafer- oder Biosojadrink
- ¼ TL Meersalz (oder nach Geschmack)
- ½ TL Knoblauchpulver
- 1 EL klein gehackter frischer Schnittlauch oder Petersilie

Reichlich Wasser in einem Topf zum Kochen bringen. Die Kartoffeln 10 Minuten kochen, bis sie weich sind. Abgießen und zurück in den Topf geben. Mit Reisdrink, Salz und Knoblauchpulver zu einem geschmeidigen Püree zerstampfen. Die Kräuter einrühren und servieren.

Hinweis: Weitere Informationen zu Kartoffeln finden Sie in der »Einkaufsliste für das FID-Programm« (S. 88).

FID GF VEG

Kartoffel-Lauch-Suppe

Für 6–8 Personen, Vorbereitung: 20 Min., Zubereitung: 20 Min.

Kartoffeln enthalten viele Antioxidantien und Vitamin B_6, bieten aber auch reichlich Vitamin C, Kalium, Kupfer, Mangan, Vitamin B_5 sowie Ballaststoffe für einen gesunden Darm und gesunde Haut. Lauch enthält Magnesium, Vitamin K, Folsäure und andere B-Vitamine sowie das vermutlich krebshemmende Flavonol Kaempferol, das entzündungs- und pilzhemmende Eigenschaften hat.

- 1 TL Petersilienöl (S. 144)
- 1 große Lauchstange, nur weißer Teil, gewaschen, in dünne Ringe geschnitten
- 2 große Knoblauchzehen, zerdrückt
- 1,25 l gefiltertes Wasser
- ca. 1,2 kg weißfleischige Kartoffeln (siehe Hinweis)
- 200 g rote Linsen
- 2 Rosenkohlröschen, in dünne Scheiben geschnitten
- ¾–1 TL Meersalz (oder nach Geschmack)
- klein geschnittener frischer Schnittlauch zum Servieren

Das Öl bei mittlerer Hitze in einem großen Kochtopf erhitzen. und Knoblauch darin anbraten. Die Temperatur erhöhen und mit Wasser aufgießen. Den Deckel auflegen und zum Kochen bringen.

In der Zwischenzeit die Kartoffeln schälen, würfeln und in den Topf geben. Die roten Linsen zunächst in einer Schüssel mit Waser gründlich waschen, abseihen und verfärbte Linsen entfernen. Linsen und Rosenkohl zu den Kartoffeln geben, abdecken und wieder zum Kochen bringen. Die Temperatur auf schwache Hitze reduzieren und alles unter gelegentlichem Rühren 20–30 Minuten köcheln lassen. Das Salz einrühren, den Topf vom Herd nehmen und die Suppe einige Minuten abkühlen lassen.

Die Suppe portionsweise im Standmixer oder in der Küchenmaschine glatt pürieren. Ist die Suppe zu dick, etwas kochendes Wasser einrühren (meist sind 250–500 ml erforderlich). Mit Schnittlauch garnieren und servieren.

Hinweis: Verwenden Sie nur weißfleischige Kartoffeln und schälen Sie die Schale großzügig ab, damit sie wirklich salicylatfrei sind. Weitere Informationen zu Kartoffeln finden Sie in der »Einkaufsliste für das FID-Programm« (S. 88).

FID GF VEG

Linsen-Gemüse-Suppe

Für 4 Personen, Vorbereitung: 10 Min., Zubereitung: 18 Min.

- 1 große Lauchstange, dunkelgrüner Teil entfernt
- 1 TL Petersilienöl (S. 144) oder gefiltertes Wasser
- 3 Selleriestangen, in dünne Scheiben geschnitten
- 2 mittelgroße weißfleischige Kartoffeln, geschält, gewürfelt (siehe Hinweise)
- 300 g rote Linsen, abgespült, verfärbte Linsen entfernt
- 1,5 l gefiltertes Wasser (oder Basische Gemüsebrühe, S. 177)
- ½ TL Knoblauchpulver
- 2 EL klein geschnittener Schnittlauch oder Petersilie plus mehr zum Servieren
- ¾ TL Meersalz (oder nach Geschmack)

Den Lauch gründlich waschen, dann weiße und hellgrüne Teile längs halbieren und in dünne Scheiben schneiden. Das Öl (oder Wasser) bei mittlerer Temperatur in einem mittelgroßen Topf erhitzen und den Lauch darin 3 Minuten andünsten, bis er weich ist. Dann Sellerie, Kartoffeln, Linsen, Wasser und Knoblauchpulver hinzugeben und zum Kochen bringen. Die Temperatur auf schwache Hitze reduzieren, den Deckel auflegen und 15 Minuten köcheln lassen, bis Linsen und Gemüse weich, aber nicht verkocht sind. Schnittlauch und Salz einrühren, dann vom Herd nehmen. Die Suppe mit Schnittlauch garniert in Suppentellern servieren.
Ein Rezept von Katie Layland.

Hinweise:

- Wenn Sie das Eczema-Detox-Programm befolgen, können Sie zusätzlich 2 klein gehackte mittelgroße Möhren mit in die Suppe geben.
- Rote Linsen eignen sich für dieses Rezept am besten. Wer braune Linsen bevorzugt, muss diese etwa 25 Minuten kochen bzw. so lang, bis sie weich sind.

Da die Suppe schnell und einfach zubereitet ist, ist das mein Notfallrezept, wenn ich für das Abendessen nichts geplant habe. Zudem liefern die roten Linsen sowohl lösliche als auch unlösliche Ballaststoffe, die unser Verdauungssystem gesund halten. Linsen helfen, unseren Eisenhaushalt auszugleichen – besonders wichtig für Veganer und Vegetarier.

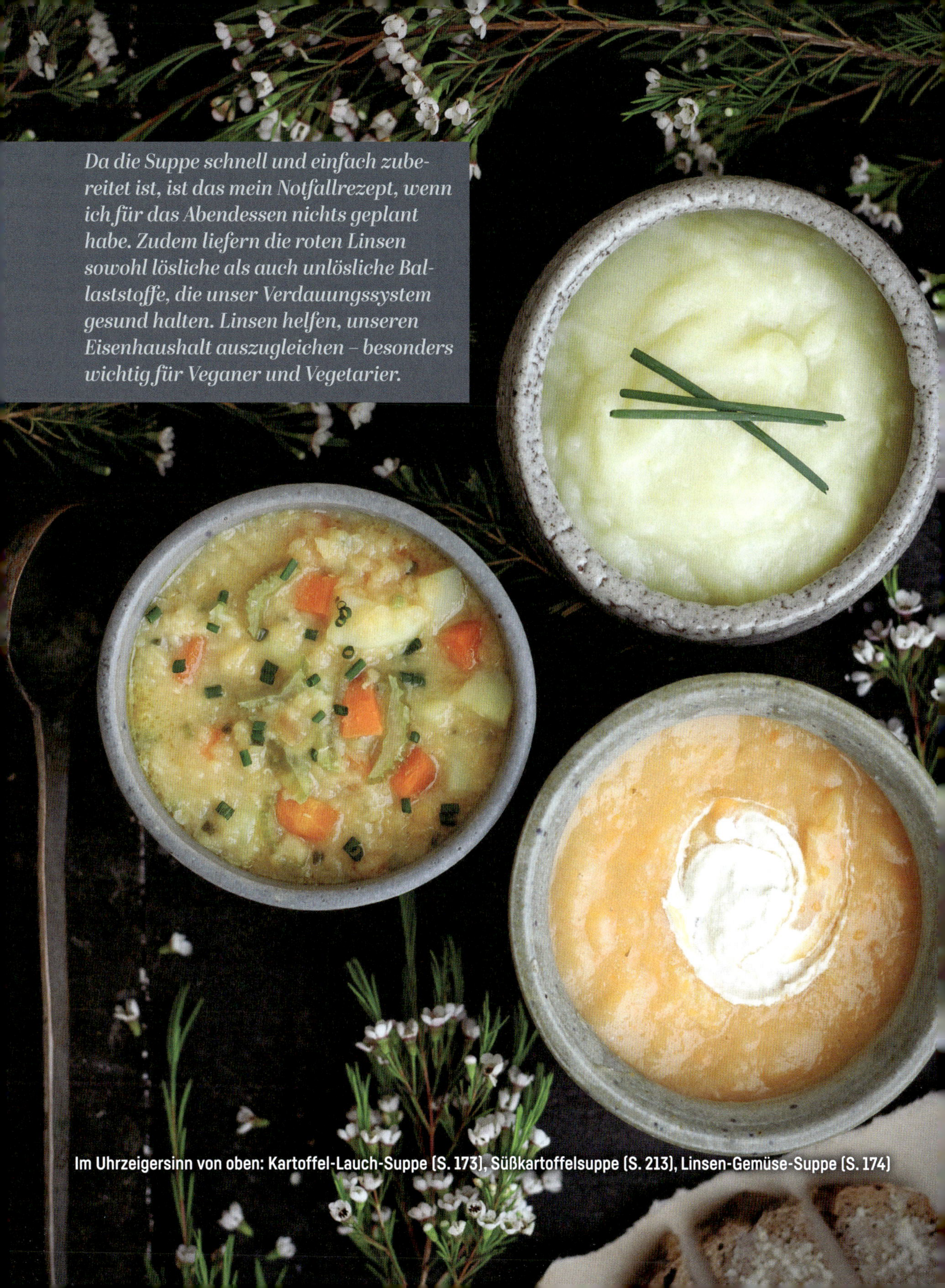

Im Uhrzeigersinn von oben: Kartoffel-Lauch-Suppe (S. 173), Süßkartoffelsuppe (S. 213), Linsen-Gemüse-Suppe (S. 174)

Die an Flavonoiden und Antioxidantien reiche vegetarische/vegane Gemüsebrühe können Sie als Basis für Suppen und Eintöpfe verwenden.

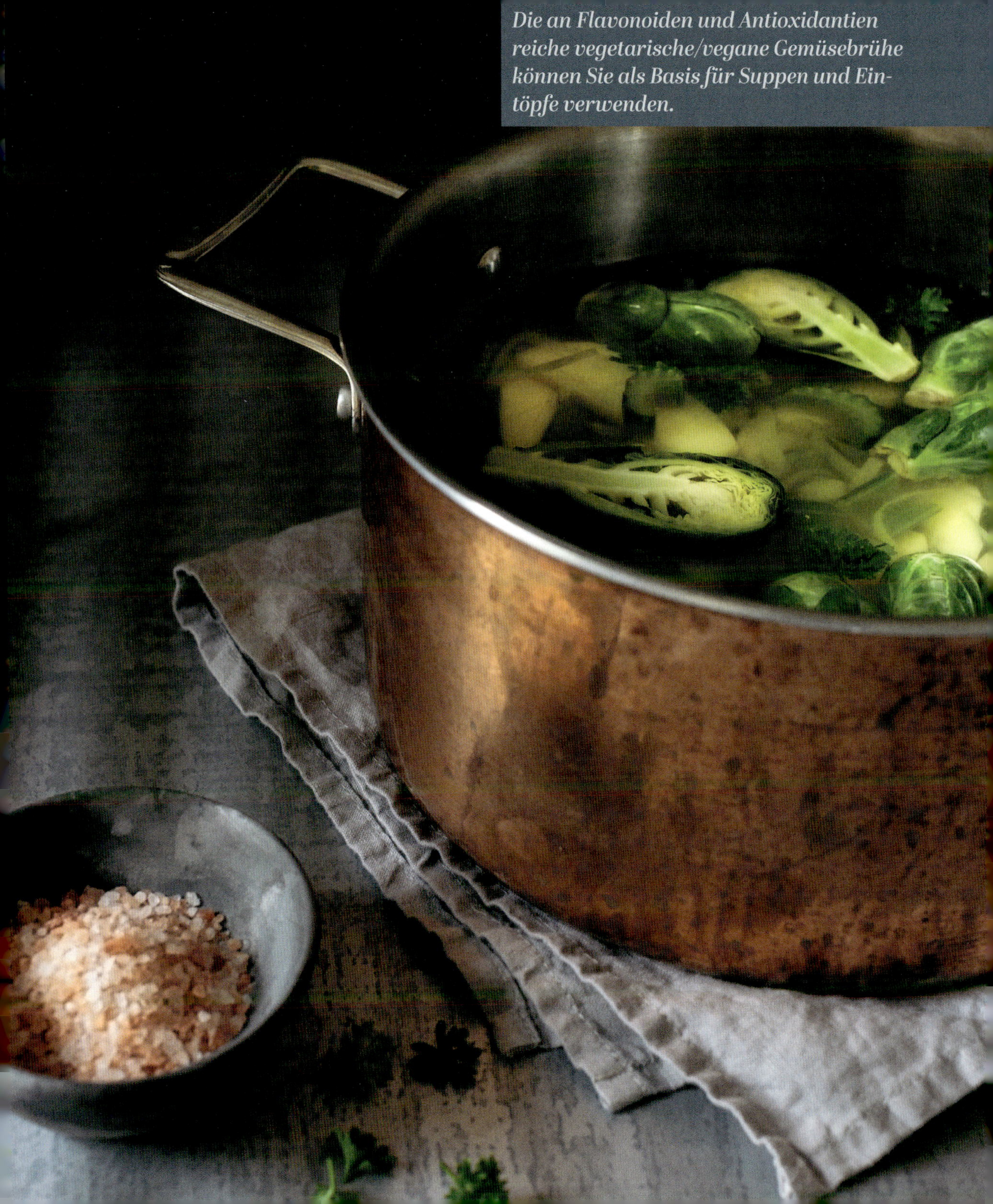

FID GF VEG

Basische Gemüsebrühe

Für 4 Personen, Vorbereitung: 10 Min. Zubereitung: 1 Std.

- ½ Lauchstange, in dünne Ringe geschnitten
- 2 Knoblauchzehen, klein gehackt
- 3 Selleriestangen, gehackt
- 3 Rosenkohlröschen, klein gehackt
- 3 weißfleischige Kartoffeln, großzügig geschält, gewürfelt (siehe Hinweise)
- 1 EL Petersilie
- 5 l gefiltertes Wasser
- ½–¾ TL Meersalz (oder nach Geschmack)

Den Lauch gründlich waschen. Zuerst ein wenig Wasser bei mittlerer Hitze in einem großen Topf erhitzen und Lauch und Knoblauch 5 Minuten darin andünsten. Nun die übrigen Zutaten in den Topf geben, abdecken und zum Kochen bringen. Die Temperatur auf schwache Hitze reduzieren und unter gelegentlichem Rühren 1 Stunde köcheln lassen. Vom Herd nehmen und einige Minuten abkühlen lassen.

Die Brühe abseihen und mit dem Schaumlöffel oder dem Boden eines Bechers möglichst viel Flüssigkeit aus dem Gemüse herausdrücken. Die Gemüse entsorgen, die Brühe aufbewahren.

Hinweise:

- Die Brühe hält sich im Kühlschrank bis zu 1 Woche. Übrig gebliebene Brühe in Schraubgläsern im Kühlschrank aufbewahren oder einfrieren.
- Beim Eczema-Detoc-Programm können Sie zusätzlich 1 große gewürfelte Möhre in die Suppe geben.
- Verwenden Sie nur weißfleischige Kartoffeln und schälen Sie die Schale großzügig ab, damit sie wirklich salicylatfrei sind. Weitere Informationen zu Kartoffeln finden Sie in der »Einkaufsliste für das FID-Programm« (S. 88).

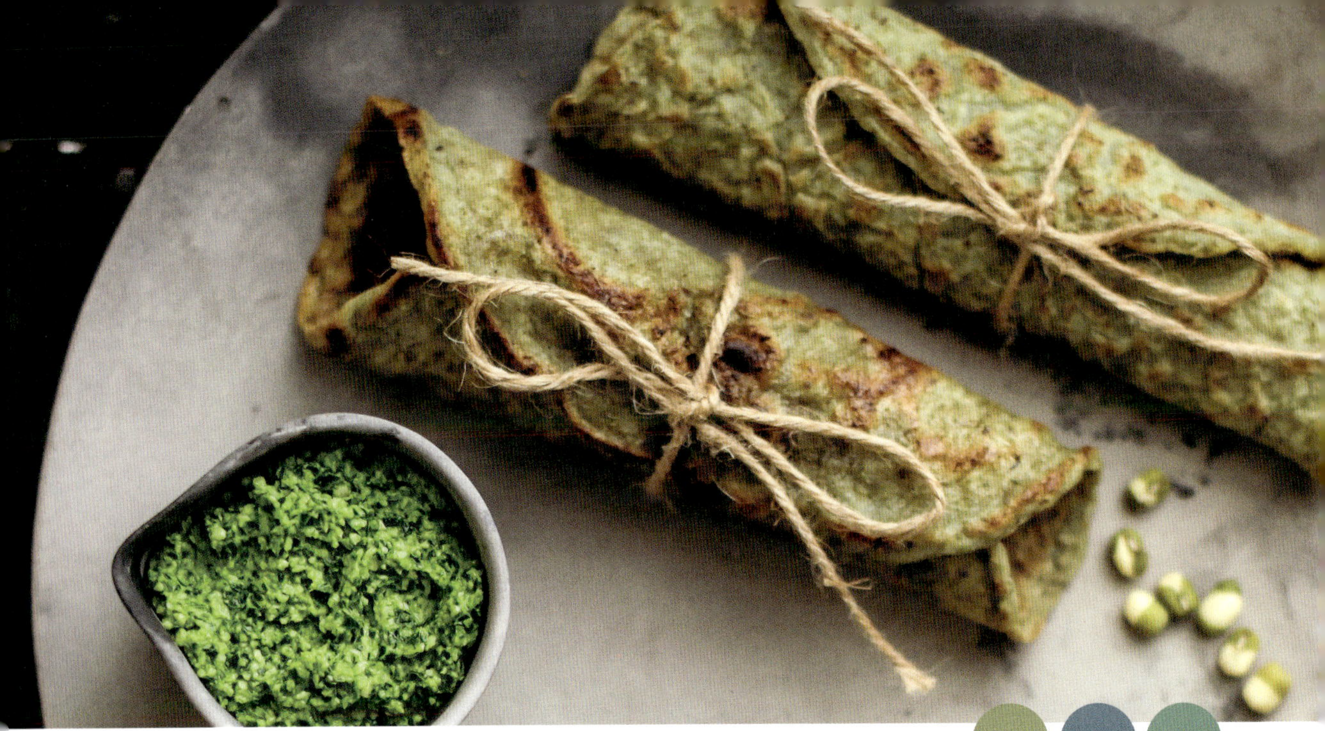

FID GF VEG

Mungbohnen-Pfannkuchen

Ergibt 6 kleine Pfannkuchen, Vorbereitung: 5 Min., Zubereitung: 15 Min.

- 200 g Mungbohnensprossen
- 180 ml gefiltertes Wasser, für eine dünnere Konsistenz etwas mehr
- ½ TL Meersalz (oder nach Geschmack)
- 2 EL Pfeilwurzelmehl (oder ein anderes hautfreundliches Mehl)
- Petersilienöl (S. 144) zum Braten

Die Mungbohnensprossen gründlich waschen, dann mit Wasser und Salz in einen Standmixer geben und bei mittlerer bis hoher Geschwindigkeit glatt mixen. Ziel ist ein dünnflüssiger Teig. Bei Bedarf nach und nach mehr Wasser zugießen, bis die gewünschte Konsistenz erreicht ist. Das Mehl dazugeben und erneut glatt rühren.

Ein wenig Öl bei mittlerer Temperatur in einer Pfanne erhitzen. Etwa 60 ml Pfannkuchenteig in die Pfanne geben. Die Pfanne leicht schwenken, wenn der Pfannkuchen dünner sein soll. Den Pfannkuchen von einer Seite leicht bräunen, wenden und erneut leicht bräunen. Diesen Vorgang wiederholen, bis der gesamte Teig aufgebraucht ist.

Die Pfannkuchen warm servieren. Reste im Kühlschrank aufbewahren und vor dem Servieren aufwärmen.
Ein Rezept von Katie Layland.

Sprossen selbst ziehen

Mungbohnensprossen gehören zu den wenigen stark basenbildenden Lebensmitteln, sind also äußerst gesund für die Haut. Sie enthalten Magnesium, Vitamin K, Folsäure, Kalium und Vitamin C und sind salicylatfrei. Die Sprossen müssen vor dem Gebrauch gründlich gewaschen werden. Sind sie im Laden nicht erhältlich, lassen sie sich auch einfach selbst ziehen. Verwechseln Sie sie nicht mit anderen Sprossen (siehe Abbildung auf S. 51).

Auf diese Weise können Sie auch Gerste und Linsen zum Keimen bringen. Sie sind ebenso unbedenklich für Ekzempatienten. Mungbohnen sind allerdings die beste Wahl und keimen am einfachsten. Beim Kauf auf ganze Bohnen/Linsen achten, geschälte gehen nicht auf. Beschädigte Hülsenfrüchte entfernen, denn sie bleiben hart.

- 50 g getrocknete Mungbohnen
- 1 weites Glasgefäß
- 1 Passiertuch oder Fliegennetz
- 1 Gummiband
- gefiltertes Wasser

Die Mungbohnen gründlich waschen, dabei beschädigte, geschälte oder verfärbte Bohnen entfernen. Die feuchten Bohnen in das Glas geben. Das Glas mit lauwarmem Wasser auffüllen, um die Bohnen darin einzuweichen. Das Passiertuch über die Gefäßöffnung legen und mit einem Gummiband befestigen. An einen schattigen Ort stellen, nicht ins direkte Sonnenlicht, aber auch nicht dunkel, z. B. nicht in den Schrank. Über Nacht quellen lassen.

Am nächsten Morgen überschüssiges Wasser abgießen und die Bohnen erneut waschen. Am einfachsten ist es, Wasser durch ein Fliegennetz laufen zu lassen, die Bohnen im Glas zu waschen und das Wasser wieder durch das Netz abzuseihen. Das Passiertuch sollte man dafür aber entfernen. Die Bohnen im Glas waschen, das Wasser durch ein Sieb abtropfen lassen und das Tuch wieder auflegen. Über die nächsten 2–3 Tage (bei heißen Temperaturen kürzer, bei kühlem Wetter länger) müssen die Bohnen 2-mal täglich gewaschen werden.

Sobald die Bohnen zu sprießen beginnen, überschüssiges Wasser abgießen, die Sprossen trocknen und in Küchenpapier gewickelt in einem luftdichten Behälter im Kühlschrank aufbewahren. Die Sprossen möglichst frisch innerhalb von maximal 4 Tagen aufbrauchen.

FID VEG

Lamm mit karamellisierter Lauchsauce

Für 2 Personen, Vorbereitung: 15 Min., Zubereitung: 15 Min.

Lammfleisch enthält viel Eisen und Proteine. Mit stark basenbildendem Gemüse wie Lauch oder Rotkohl ergibt es ein nahrhaftes Gericht, das den Säure-Basen-Haushalt ausgleicht.

- Karamellisierte Lauchsauce (S. 140)
- 100 g weißer oder Vollkornreis (kein Duft- oder Basmatireis)
- 2–4 magere Lammsteaks (je nach Hunger und Größe der Steaks)
- Petersilienöl (S. 144)
- Meersalz nach Geschmack
- Knoblauchpulver zum Würzen (optional)
- 1 EL gefiltertes Wasser
- 120 g grüne Bohnen, geputzt
- 100 g Rotkohl, fein gehobelt

Die Karamellisierte Lauchsauce zubereiten und beiseitestellen. Den Backofengrill auf mittlerer bis hoher Stufe vorheizen.

Den Reis mit reichlich Wasser in einen Topf geben, zum Kochen bringen und nach Packungsangabe gar kochen. Abgießen, abdecken und beiseitestellen.

Das Fleisch in Öl wenden und mit Salz sowie nach Belieben mit Knoblauchpulver würzen. Auf der oberen Schiene unter dem heißen Grill von jeder Seite 6 Minuten grillen, bis es außen gut gebräunt und innen leicht rosa ist.

In der Zwischenzeit 1 Esslöffel gefiltertes Wasser in eine beschichtete Pfanne geben und grüne Bohnen sowie Rotkohl bei mittlerer Hitze 1–2 Minuten andünsten. Das Gemüse auf einen Teller geben und mit Reis, Lamm und Karamellisierter Lauchsauce servieren.

FID GF

San Choy Bau

Für 2 Personen, Vorbereitung: 15 Min., Zubereitung: 20 Min.

Sie werden den Geschmack dieser hautfreundlichen Version des Chinaklassikers lieben. Es verbindet basenbildende Gemüse mit eisenreichem Hackfleisch. Statt Biolammhack können Sie auch Geflügelhack, Tofu oder schwarze Bohnen verwenden.

- 2 TL Petersilienöl (S. 144)
- 1 große Lauchstange, nur der weiße Teil, gewaschen, in dünne Ringe geschnitten
- 50 g Rotkohl, fein gehobelt
- 2 Selleriestangen, längs halbiert, klein gewürfelt
- 500 g Biolammhack oder 400 g gekochte schwarze Bohnen aus der Dose
- 2 Knoblauchzehen, geschält, klein gehackt
- 1 EL getrockneter oder frischer Schnittlauch oder Petersilie
- 125 ml gefiltertes Wasser
- Meersalz nach Geschmack
- 4–6 große Blätter Eisbergsalat zum Servieren
- Mungbohnensprossen (optional)
- Ahorn-Dressing (optional; S. 145)

Tipps zum Kochen von getrockneten Bohnen finden Sie im Kasten unten. Nehmen Sie statt der Dosenbohnen 200 g getrocknete Bohnen.

1 Teelöffel Öl bei mittlerer Temperatur erhitzen und den Lauch 2 Minuten anschwitzen. Kohl und Sellerie dazugeben und weitere 2 Minuten auf dem Herd lassen, bis das Gemüse gar ist, aber noch Biss hat. Herausnehmen und beiseitestellen.

1 Teelöffel Öl im selben Topf erhitzen, Hackfleisch, Knoblauch und Schnittlauch hineingeben. Das Hackfleisch in der Pfanne verteilen, dabei größere Klumpen zerdrücken. Unter gelegentlichem Rühren bei starker Hitze anbraten, bis es gut gebräunt ist. Gefiltertes Wasser und Salz hinzugeben und die Temperatur auf schwache Hitze reduzieren. 10 Minuten köcheln, bis das Wasser verkocht ist.

Die Salatblätter auf Teller verteilen, mit Hackfleisch und Bohnen füllen. Kohl, Lauch und Mungbohnensprossen darauf anrichten. Nach Wunsch mit 1 Teelöffel Ahorn-Dressing beträufeln.
Ein Rezept von Deb Wiseman.

Getrocknete Bohnen und Kichererbsen kochen

Die getrockneten Bohnen gründlich waschen. In einem großen Topf mit reichlich Wasser (etwa 7 cm hoch) bedecken und 8 Stunden oder über Nacht einweichen. Den Topf bei sehr heißem Wetter in den Kühlschrank stellen, da die Bohnen sonst fermentieren. Die Bohnen abgießen und waschen, dann wieder in den Topf geben und mit frischem Wasser bedecken. Zum Kochen bringen und 30–40 Minuten bei schwacher Hitze köcheln lassen. Abgießen und abspülen.

FID GF

Gedämpfter Fisch mit Kartoffelpüree

Für 2 Personen, Vorbereitung: 10 Min., Zubereitung: 25 Min.

- 1 Portion Kartoffelpüree (S. 172)
- 2 frische Plattfischfilets (oder andere weißfleischige Fischfilets)
- Petersilienöl (S. 144)
- 1 Prise Knoblauchpulver
- Meersalz
- 1 Handvoll glatte Petersilie ohne Stiele, gewaschen, gehackt
- 1 EL gefiltertes Wasser oder Basische Gemüsebrühe (S. 177)
- 2 Frühlingszwiebeln, in Ringe geschnitten
- 2 Handvoll grüne Bohnen
- 50 g Rotkohl, fein gehobelt
- optional: 1 Knoblauchknolle halbieren (siehe das Foto), mit ein wenig Öl beträufeln, auf ein Backblech setzen und 15–20 Minuten backen. Vor dem Servieren auf den Fisch legen.

Den Backofen auf 200 °C vorheizen. Das Kartoffelpüree zubereiten.

Zwei etwa 25 × 15 cm große Stücke Alufolie vorbereiten (sie sollten groß genug sein, um den Fisch darin einwickeln zu können) und jeweils mit einem gleich großen Stück Backpapier belegen. Den Fisch darauflegen, mit ein wenig Öl beträufeln und mit Knoblauchpulver, 1 Prise Salz und Petersilie bestreuen. Die Längskanten der Folie über dem Fisch zusammennehmen und mehrfach falten, um später den Dampf darin einzuschließen. Die Seiten noch offen lassen. Vorsichtig Wasser oder Brühe durch eine der offenen Seiten in das Päckchen gießen, dann die Seiten umschlagen, sodass das Paket völlig geschlossen ist.

Die beiden Päckchen auf ein Backblech legen und etwa 10 Minuten backen (abhängig von der Dicke des Fischfilets), bis sie sich aufblähen. Aus dem Ofen nehmen und die Päckchen in der Mitte öffnen, damit der Dampf entweicht und der Fisch nicht übergart (Vorsicht beim Öffnen, Verbrühungsgefahr!). Den Fisch im geöffneten Folienpäckchen servieren.

In der Zwischenzeit eine kleine Pfanne bei starker Temperatur erhitzen und Frühlingszwiebeln, grüne Bohnen sowie Rotkohl 5–10 Minuten darin anbraten. Mit Salz würzen.

Den Fisch mit dem Gemüse und mit Kartoffelpüree als Beilage servieren.

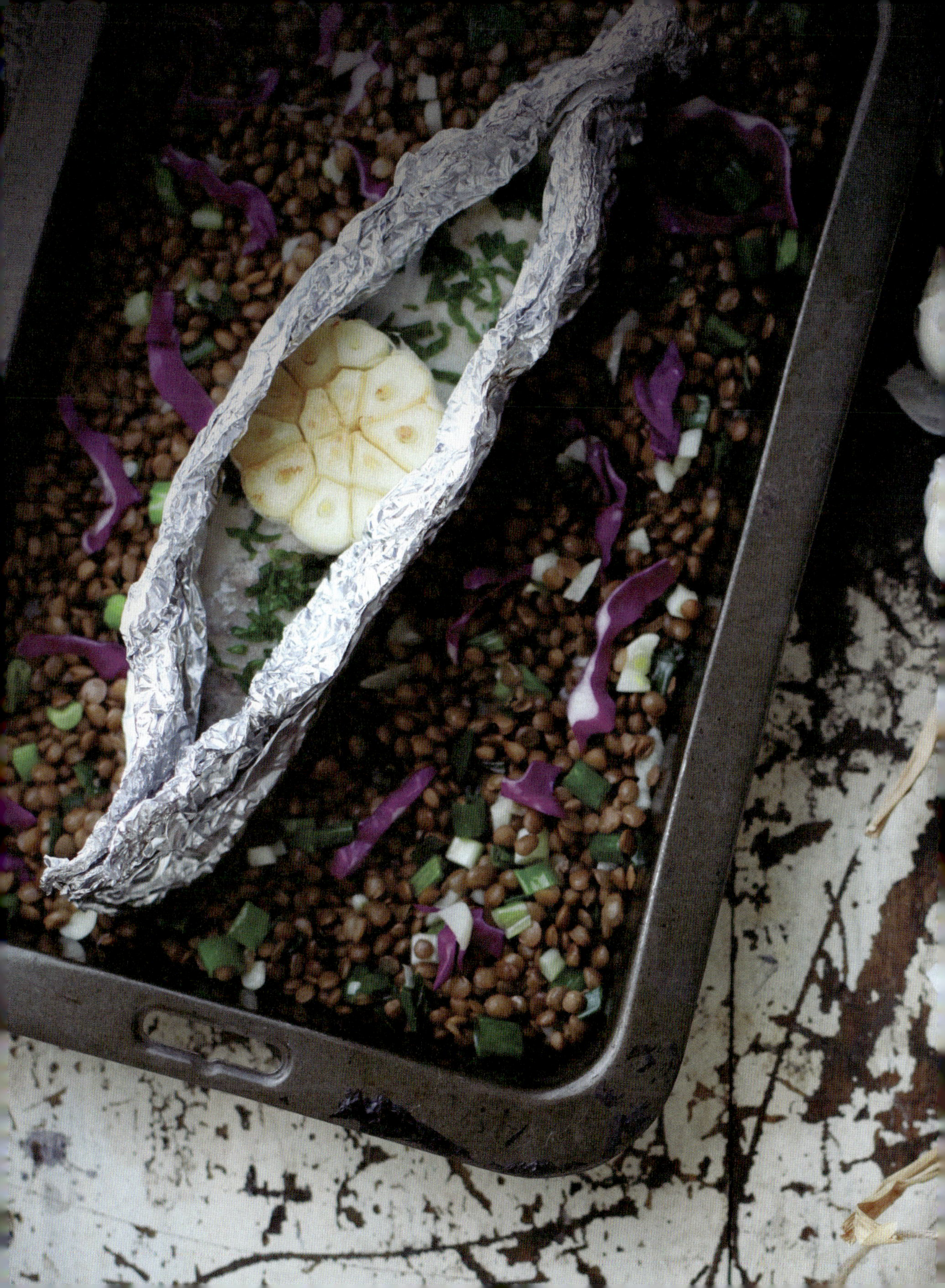

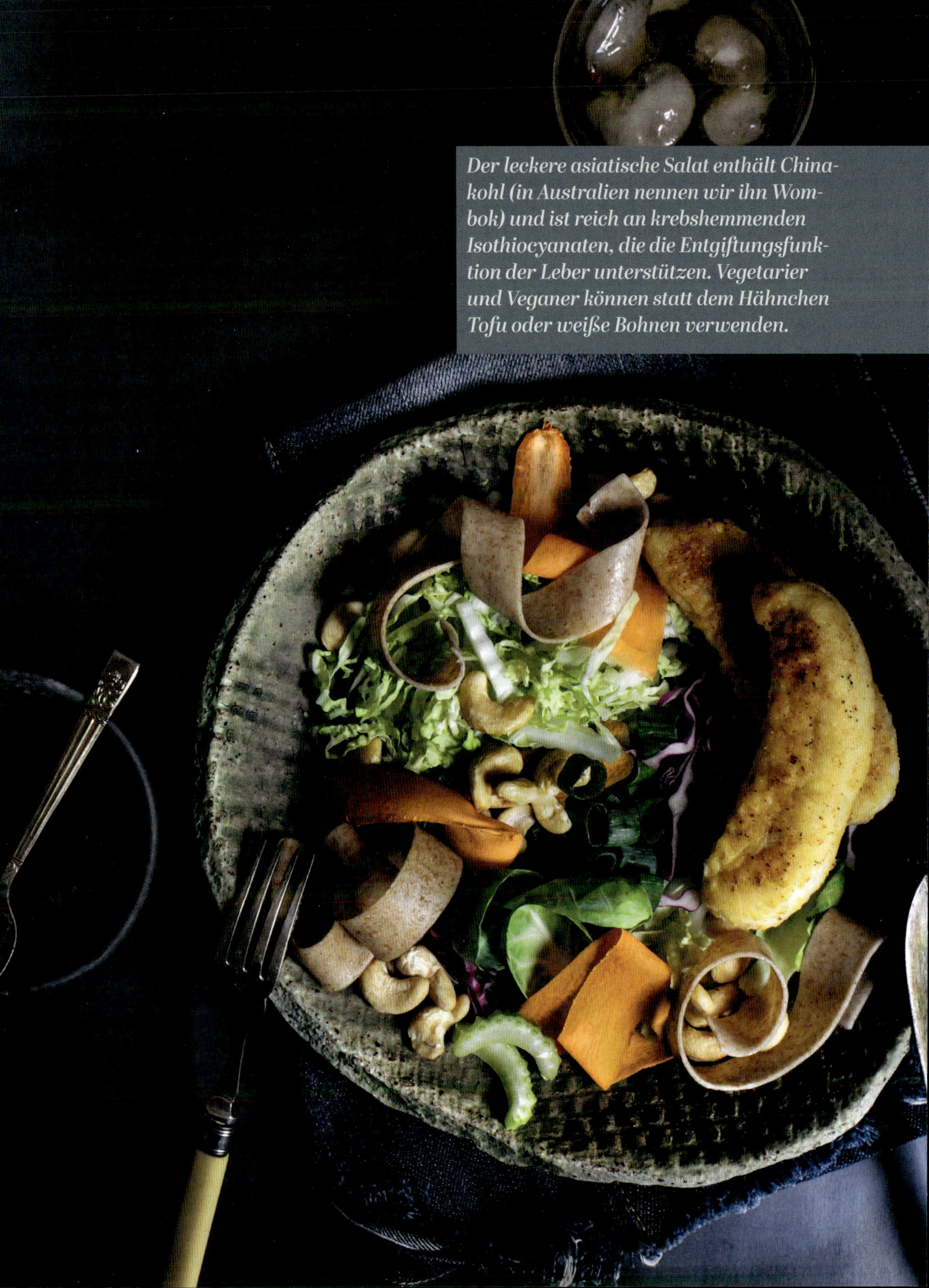

Der leckere asiatische Salat enthält Chinakohl (in Australien nennen wir ihn Wombok) und ist reich an krebshemmenden Isothiocyanaten, die die Entgiftungsfunktion der Leber unterstützen. Vegetarier und Veganer können statt dem Hähnchen Tofu oder weiße Bohnen verwenden.

FID GF VEG

Wombok-Nudelsalat

Für 2 Personen, Vorbereitung: 15 Min., Zubereitung: 15 Min.

- Ahorn-Dressing (S. 145) zum Servieren
- 4 große Hähnchenfiletspitzen ohne Haut (oder 1 Pck. Natur-Tofu)
- 1 Prise Knoblauchpulver
- 1 Prise Meersalz
- 2 EL Kichererbsen- oder Reismehl
- 1 EL Petersilienöl (S. 144)
- 4 Frühlingszwiebeln, gewaschen, in dünne Ringe geschnitten
- ½ Chinakohl, gewaschen, fein gehobelt
- 1 Selleriestange, gewaschen, in kleine Stücke geschnitten
- 200 g Reisnudeln (siehe Hinweise)
- 65 g rohe Cashewkerne (optional)

Das Ahorn-Dressing zubereiten und in ein Schraubglas füllen.

Das Fleisch (oder den Tofu) würfeln und mit Knoblauchpulver, Salz und Kichererbsenmehl in einen Gefrierbeutel geben. Verschließen und den Beutel schütteln, sodass das Fleisch rundum gewürzt wird (alternativ das Fleisch in einer Schüssel mit den Zutaten gründlich vermischen). Bei mittlerer Hitze in eine große Pfanne geben, das Öl dazugeben und Hähnchen oder Tofu rundum goldbraun braten. Aus der Pfanne nehmen und auf Küchenpapier abtropfen lassen.

Frühlingszwiebeln, Chinakohl und Sellerie in eine große Schüssel geben. Die Nudeln nach Packungsangabe kochen und dann mit Hähnchen und Cashewkernen in die Schüssel füllen. Den Salat vorsichtig durchmischen.

Das Ahorn-Dressing gut schütteln und kurz vor dem Servieren über dem Salat verteilen (etwa 1 Esslöffel Dressing pro Person, nach Wunsch auch mehr). Den Salat erneut vorsichtig durchmischen.

Hinweise:

- Chinakohl enthält geringe Mengen an Salicylaten. Ersetzen Sie ihn während der ersten drei Wochen des FID-Programms durch Rotkohl.
- Wer gegen Nüsse allergisch ist oder das FID-Programm absolviert, sollte auf Cashewkerne verzichten.
- Achten Sie bei Glutenintoleranz darauf, dass Sie glutenfreie Reisnudeln kaufen.
- Wer Gluten verträgt, kann statt der Reisnudeln auch Dinkelnudeln verwenden (siehe Foto).

FID GF

Pasta mit knusprigem Hähnchen

Für 1 Person, Vorbereitung: 20 Min., Zubereitung: 15 Min.

- 100 g glutenfreie Nudeln (bei Glutenverträglichkeit auch Mungbohnen- oder Dinkelnudeln)
- 2 Hähnchenfiletspitzen oder 1 Hähnchenschenkel ohne Knochen und Haut
- 2 EL Kichererbsenmehl (oder Vollkornreismehl)
- 1 TL getrocknete Petersilie oder Schnittlauch
- 1 Prise Meersalz
- 1 Handvoll grüne Bohnen, geputzt
- 25 g Rotkohl, fein gehobelt
- Petersilienöl (S. 144) zum Braten
- 1–2 TL Reismalzsirup oder echter Ahornsirup (optional)

Einen großen Topf mit Wasser zum Kochen bringen und die Nudeln nach Packungsangabe kochen. Abgießen und beiseitestellen.

Das Fleisch in mundgerechte Stücke schneiden, dabei Sehnen und Fett entfernen. Das Fleisch mit Mehl, Kräutern und Salz in einen Gefrierbeutel geben, verschließen und schütteln, sodass das Fleisch rundum gewürzt wird (alternativ das Fleisch in einer Schüssel gründlich mit den Zutaten vermischen).

Eine große beschichtete Pfanne bei mittlerer Temperatur erhitzen, das Öl hineingeben und das Fleisch in 7–10 Minuten von allen Seiten knusprig anbraten. Aus der Pfanne nehmen und auf Küchenpapier abtropfen lassen.

Die Pfanne auswischen, erneut auf mittlere Temperatur erhitzen und 1 Teelöffel Öl hineingeben. Bohnen und Kohl mit 1 Teelöffel Sirup 5–10 Minuten anbraten. Die Nudeln kurz mit kochendem Wasser übergießen, abtropfen lassen, mit Gemüse und Hähnchen anrichten und servieren.

Ein schnell und einfach zubereitetes Gericht, das reich ist an Proteinen, Ballaststoffen und basenbildendem Gemüse. Kichererbsenmehl enthält viele Proteine sowie Folsäure und sorgt für die wunderbar knusprige Panade. Sie können die Portionsgröße dem Hunger der bekochten Personen anpassen.

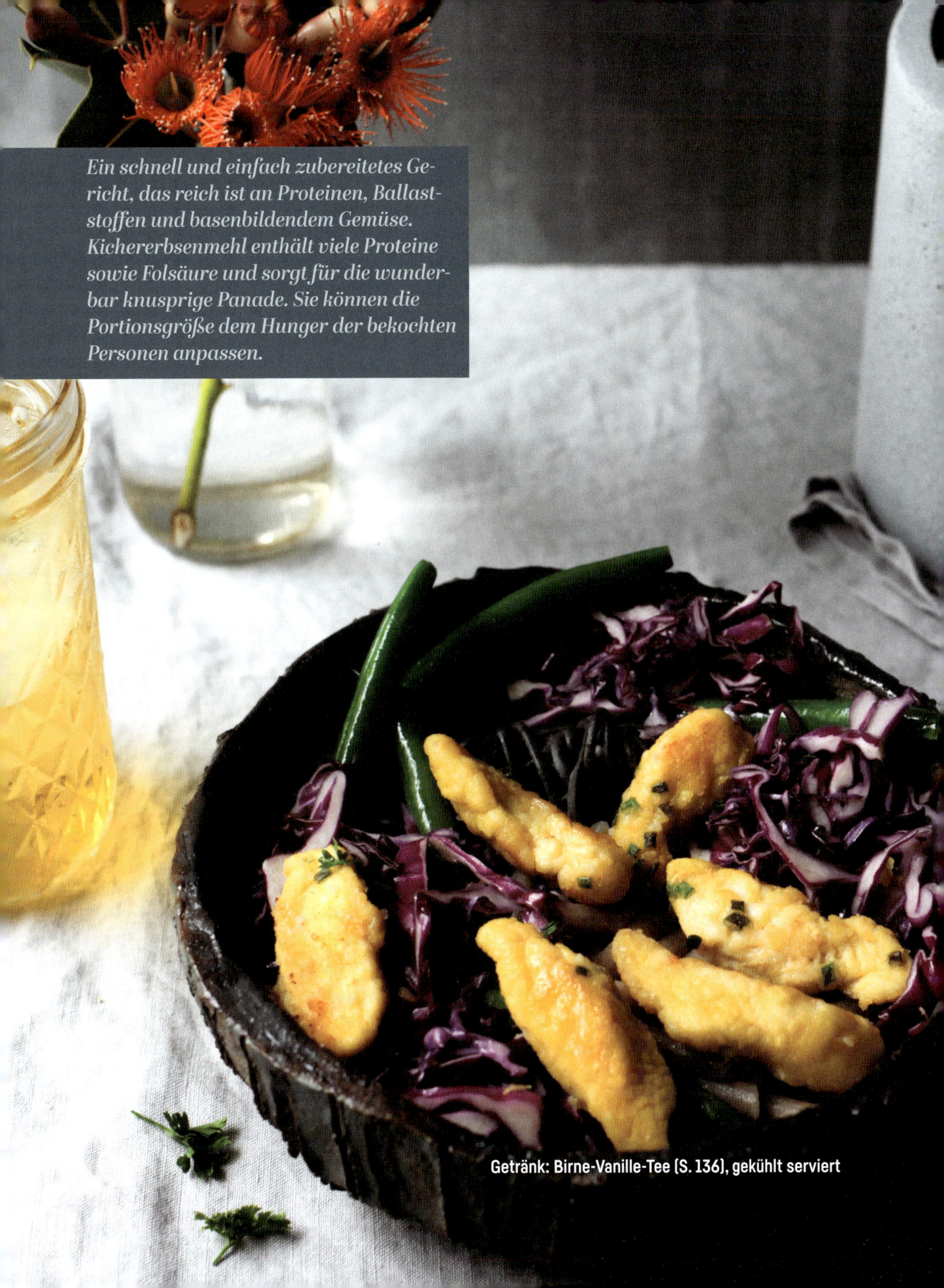

Getränk: Birne-Vanille-Tee (S. 136), gekühlt serviert

Desserts

Die folgenden Rezepte für salicylatarme Desserts eignen sich auch für die Ernährungsprogramme. Da es aber darum geht, die Haut zu heilen, sollten Sie es nicht übertreiben: Die Desserts beinhalten natürliche Sirupe und sind weniger süß als sonst üblich, aber Zucker bleibt Zucker. Kalziumpulver sorgt u.a. für einen ausgeglichenen Säure-Basen-Haushalt.

FID GF VEG

Birnen-Crumble

Für 7–8 Personen, Vorbereitung: 20 Min., Zubereitung: 20–30 Min.

- 10 reife Birnen, geschält und Kerngehäuse entfernt (für Alternativen siehe Hinweise)
- 60 ml gefiltertes Wasser oder Elektrolyte-Birnensaft (S. 138)

Streusel:

- 200 g Haferflocken (möglichst glutenfrei)
- 75 g Quinoaflocken
- 30 g Leinsamen (sofern Sie beim Test in Woche 3 des FID-Programms auf Leinsamen nicht reagiert haben)
- 60 ml echter Ahornsirup (oder 125 ml Reismalzsirup)
- 1½ EL Petersilienöl (S. 144)

Den Backofen auf 180 °C vorheizen und eine runde Backform (22 cm Durchmesser) mit Backpapier auslegen oder leicht mit Öl einfetten. Die Birnen in Stücke schneiden und in die Backform geben. Mit Wasser oder Elektrolyte-Birnensaft beträufeln.

Haferflocken, Quinoaflocken, Leinsamen, Sirup und Öl in eine große Schüssel geben und zu klebrigen Streuseln vermengen. Sind sie zu trocken, etwas mehr Sirup hinzugeben. Die Birnen mit den Streuseln bedecken und 20–30 Minuten backen, bis die Birnen gar sind und die Streuseldecke goldbraun ist.

Hinweise:

- Meiden Sie Nashi-Birnen (apfelförmige, asiatische Birnen), die Salicylate enthalten.
- Wenn Sie keine frischen Birnen bekommen, verwenden Sie 2 × 400 g Dosenbirnen in Zuckersirup (keine Birnen im eigenen Saft, da der Saft salicylatreich ist).

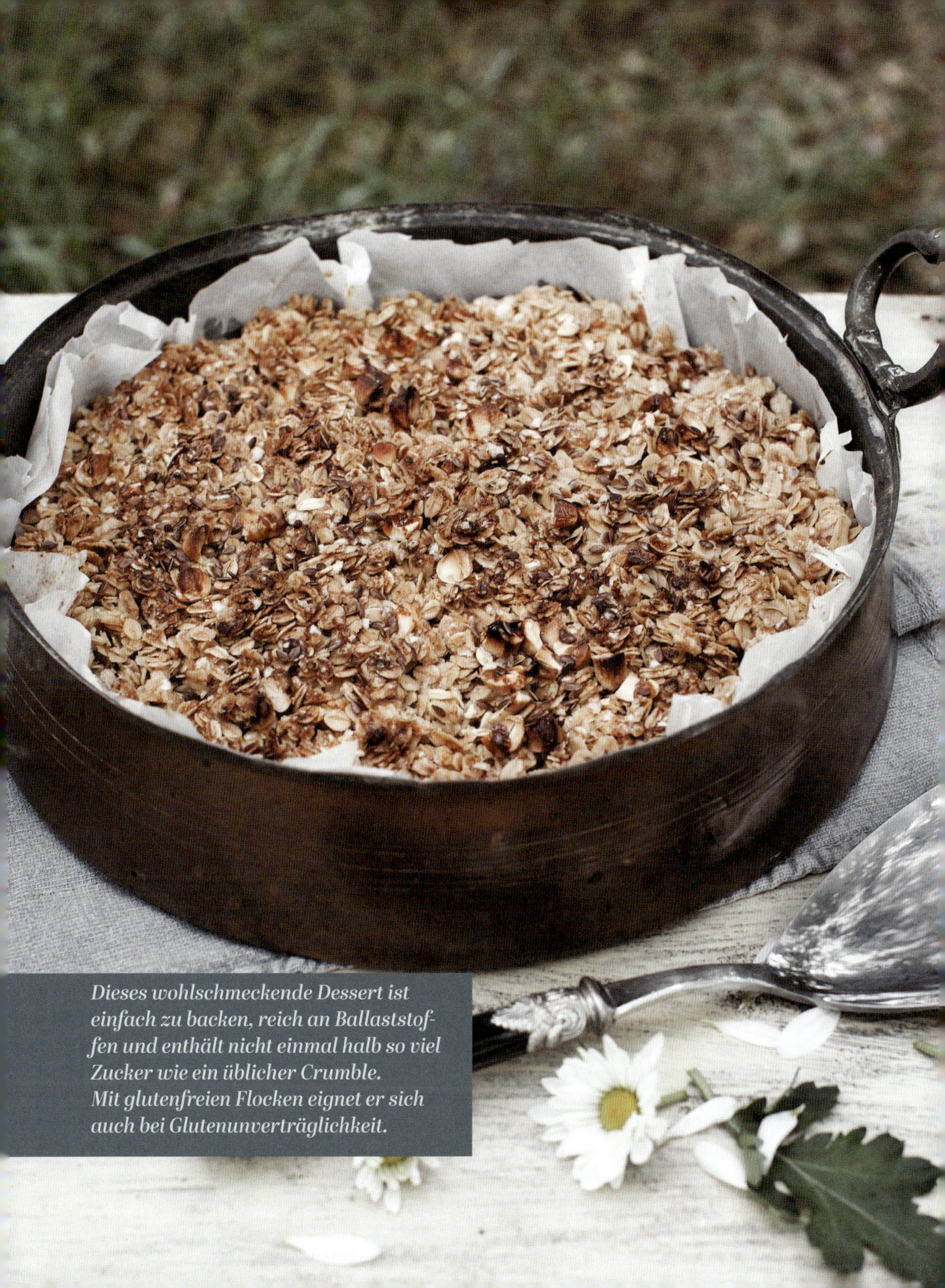

Dieses wohlschmeckende Dessert ist einfach zu backen, reich an Ballaststoffen und enthält nicht einmal halb so viel Zucker wie ein üblicher Crumble. Mit glutenfreien Flocken eignet er sich auch bei Glutenunverträglichkeit.

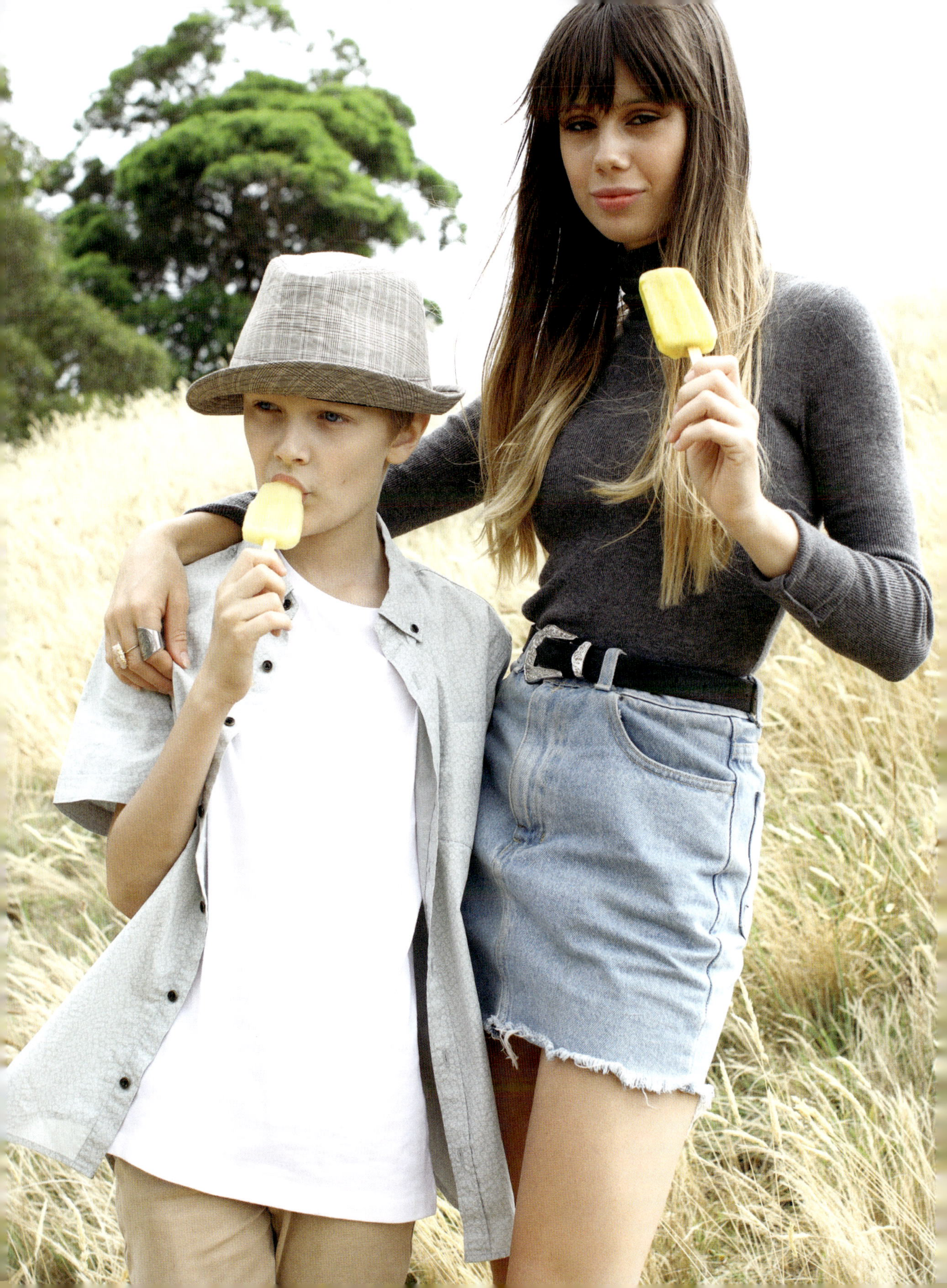

FID GF VEG

Birnensorbet

Für 2 Personen, Vorbereitung: 5 Min., Zubereitung: 5 Min. (plus Zeit zum Gefrieren)

Eine schlichte Birne ist eine ungemein gesunde Frucht. Sie enthält zwei Arten von Ballaststoffen sowie entzündungshemmende Nährstoffe wie Quercetin und Vitamin C. Mit der Zugabe von Kalziumpulver gleicht das Dessert zudem den Säure-Basen-Haushalt aus und versorgt den Körper auf leckere Art mit dem Nährstoff.

- 4–5 reife Birnen, geschält (keine Nashi-Birnen; oder 400 g Dosenbirnen in Zuckersirup, abgetropft)
- 3 g Kalziumpulver (optional; siehe »Quellen«, S. 230)
- gefiltertes Wasser
- echter Ahornsirup nach Geschmack (optional bei Verwendung frischer Birnen)

Achten Sie bei Dosenbirnen darauf, dass sie keinen Maissirup enthalten. Den Zuckersirup abtropfen lassen und entsorgen. Die Birnen klein schneiden. Frische Birnenstücke zunächst in einen mittelgroßen Topf mit dem gefilterten Wasser geben, zum Kochen bringen und in etwa 5 Minuten weich kochen. Abseihen, die Flüssigkeit auffangen und für eine spätere Verwendung (als Saft oder für Birne-Vanille-Tee, siehe S. 136) im Kühlschrank aufbewahren. Die Birnenstücke abkühlen lassen.

Die Früchte in einem Gefrierbeutel oder einem verschließbaren Behälter flach verteilen und einfrieren, sodass einzelne Stücke einfach zu entnehmen sind. Mindestens 3 Stunden oder bis sie gefroren ins Gefrierfach legen sind.

Die gefrorenen Birnenstücke im Standmixer oder in der Küchenmaschine mit einem Spritzer Birnensaft bei mittlerer Geschwindigkeit zerkleinern. Bei frischen Birnen das Sorbet probieren und nach Geschmack Ahornsirup einrühren. Das Sorbet sofort servieren. Reste in Eisförmchen einfrieren.

Hinweise:

- Optional: Geben Sie etwa 5 Safranfäden zu den Birnen ins Kochwasser, um die Birnen oder das Eis am Stiel einzufärben und zu aromatisieren (siehe Foto).
- Die Sorbetmischung für Eis am Stiel in geeignete Förmchen füllen und im Gefrierfach gefrieren lassen.

FID VEG

Haferkekse

Ergibt 20 Haferkekse, Vorbereitung: 15 Min., Zubereitung: 20 Min.

Die Kekse sind eine hautfreundliche Variante eines australischen Klassikers. Es enthält weniger Zucker und mehr Vollkornzutaten als die in Australien als Anzac Cookies bekannten Haferkekse und ist frei von Milchprodukten. Das Rezept verwendet zwar keinen Weizen, ist aber bei Glutenintoleranz nicht geeignet, da auch Dinkel Gluten enthält. Glutenfreie Mehlalternativen finden Sie in der »Einkaufsliste für das FID-Programm« auf Seite 88.

- 150 g Haferflocken
- 120 g Vollkorndinkelmehl
- 125 g Ahornzucker (siehe Hinweis)
- 125 ml Petersilienöl (S. 144) oder Reismalzöl
- 1 EL echter Ahornsirup
- 1 TL Speisenatron
- 1–2 EL gefiltertes Wasser (bei Bedarf)

Den Backofen auf 150 °C vorheizen. Zwei Backbleche mit Backpapier belegen. Haferflocken, Dinkelmehl und Ahornzucker in einer Rührschüssel vermengen. Einen kleinen Topf bei hoher Temperatur erhitzen, Öl und Ahornsirup hineingeben und so lange unter Rühren erhitzen, bis der Sirup Blasen wirft (Achtung: Der Sirup darf nicht anbrennen!). Nun das Speisenatron hineingeben und kräftig weiterrühren, bis die Mischung schäumt. Sofort vom Herd nehmen, die schäumende Flüssigkeit zu den trockenen Zutaten geben und gründlich vermengen. Der Plätzchenteig sollte leicht feucht sein und sich formen lassen. Ist er zu trocken, 1–2 Esslöffel Wasser einrühren.

Den Teig mit zwei Teelöffeln oder den Händen zu etwa 20 Kugeln formen, diese auf die Backbleche setzen und leicht flach drücken. Genügend Abstand lassen, da die Kekse beim Backen in die Breite gehen. Im heißen Backofen in 15 Minuten goldbraun backen.

Hinweis: Wenn Sie keinen Ahornzucker bekommen können, verwenden Sie Biozucker. Nutzen Sie Zucker aber grundsätzlich nur als Ausnahme, da er säurebildend und daher schlecht für Ekzempatienten ist. Rohrohrzucker enthält Salicylate.

Kapitel 14

Rezepte für das Eczema-Detox-Programm

Die Rezepte in diesem Kapitel sind für das Eczema-Detox-Programm entworfen und dienen speziell dazu, den Körper zu entgiften und die Haut von innen heraus zu heilen. Hier finden Sie Rezepte mit geringem Gehalt an natürlichen Stoffen, die mit einem »S« für geringen Salicylatgehalt und einem »A« für geringen Amingehalt gekennzeichnet sind. Enthält eine Zutat eine große Menge an Salicylaten oder Aminen, wird das durch »S+« bzw. »A+« angezeigt.

Wenn Sie das Eczema-Detox-Programm befolgen, ist es Ihr Ziel, mit der Zeit weniger empfindlich auf Chemikalien zu reagieren und, sobald Sie die in Kapitel 10 beschriebenen Salicylat- und/oder Amintests bestanden haben, zu den Detox-Rezepten in diesem Kapitel überzugehen. Haben Sie ein kleines Kind mit Ekzemen, beginnen Sie am besten mit den Rezepten für das FID-Programm (ab S. 134) und passen diese an Alter, Allergien und Essfähigkeit Ihres Kindes an. Sobald sich sein Ekzem bessert, gehen Sie zu den Detox-Rezepten in diesem Kapitel über.

Skin Friend

Wenn Sie Ihren Säften und Smoothies einen entgiftenden Vitaminschub verpassen wollen, ergänzen Sie sie mit Skin Friend AM und PM (erhältlich bei www.skinfriend.com). Rühren Sie das Pulver einfach ins Getränk ein oder mischen Sie es mit Wasser, das Sie zum Essen trinken. Beachten Sie die Packungsangaben für die richtige Dosierung.

Weitere Rezepte

Wenn Sie dem Ekzema-Detox-Programm folgen, können Sie alle Rezepte in diesem Buch ausprobieren, auch die mit »FID« gekennzeichneten (siehe Kapitel 13).

Getränke

Versorgen Sie Ihre Haut von innen mit Feuchtigkeit und stärken Sie Ihre Leber mit den folgenden Detox-Drinks.

detox GF VEG

Cashewdrink

Ergibt 1 l, Zubereitung: 5 Min. (plus mind. 4 Std. Einweichzeit)

Bereiten Sie sich Ihren eigenen cremigen Nussdrink zu. Dieses Rezept enthält wenig Salicylate und viel basenbildendes Kalzium und ist somit ausgewogen.

- 130 g rohe Cashewkerne (weder geröstet noch gesalzen)
- gefiltertes Wasser zum Einweichen (so viel, dass die Cashewkerne bedeckt sind)
- 750 ml gefiltertes Wasser
- 5 g feines Kalziumpulver

Die Cashews in einer Schüssel mit Wasser bedecken und einen Deckel auflegen. Vor direktem Tageslicht geschützt, mindestens 4 Stunden oder über Nacht einweichen.

Die Cashews abgießen und abspülen (um alle Anhaftungen zu entfernen), dann bei Bedarf in mehreren Portionen mit dem gefilterten Wasser und dem Kalziumpulver in den Standmixer geben und glatt mixen. In einen Krug füllen, abdecken und kalt stellen. Am besten verzichten Sie während des Eczema-Detox-Programms auf Süßstoffe (versuchen Sie, sich gänzlich von Süßstoffen zu entwöhnen), aber Sie können den Smoothie mit ein wenig Reismalzsirup süßen.

Hinweise:

- Bereiten Sie den Drink im Standmixer in zwei Portionen zu. Wenn Sie eine Küchenmaschine verwenden, müssen Sie die Cashews möglicherweise noch abseihen (ich empfehle einen Hochleistungsstandmixer für Smoothies … Sie werden es nicht bereuen).
- Allergietests sind nicht immer präzise, es kann also sein, dass Sie unwissentlich empfindlich auf Cashews reagieren. Wenn das der Fall ist, meiden Sie Cashewkerne. Sie können sich im Rahmen des FID-Programms (S. 94) auf eine Cashewkern-Allergie testen.

detox GF VEG S A

Gesunde-Haut-Smoothie

Für 1 Erwachsenen, Zubereitung 5 Min. (ggfs. plus Gefrierzeit)

Der Smoothie soll Ihre Haut mit Feutigkeit versorgen und Ihre Leber stärken. Frieren Sie die Banane für einen kalten Drink vorher ein. Reines Erbsen- oder Reisproteinpulver (oder eine Kombination) kräftigt Haare, Haut und Nägel. Sie können sich zwischen Banane und Papaya entscheiden, aber auch beide verwenden.

- ½ reife Banane, klein geschnitten (A) (frisch oder eingefroren und geschält)
- 1 Scheibe Papaya, geschält (A) (frisch oder gefroren)
- 350 ml Milchersatz nach Wahl (siehe Hinweise)
- ½ TL Leinöl (S, A)
- 2 EL Erbsen-/Reisproteinpulver (optional; ohne Aromastoffe)

Alle Zutaten in einem Hochleistungsstandmixer bei hoher Geschwindigkeit glatt mixen.

Hinweise:

- Bananen vor dem Einfrieren schälen, in mundgerechte Stücke schneiden und dann in einen Gefrierbeutel oder verschließbaren Behälter geben. Binnen 3–4 Tagen verbrauchen.
- Sie können einen klein gehackten Petersilienstiel hinzugeben (für die Basenbildung).
- Milchersatz: Cashewdrink (s. links), glutenfreie Biosoja-, -reis- oder -haferdrink.
- Wenn Sie allergisch gegen Glutamate/MNG sind, meiden Sie alle Proteinpulver.

Frisch gepresste Säfte unterstützen die Heilung. Der stark basenbildende Saft soll Entzündungen lindern, das Säure-Basen-Gleichgewicht im Körper wiederherstellen und die Leberfunktion stärken. Geben Sie Petersilie als natürliches Deodorant von innen und für frischen Atem dazu. Sie können die Mengenverhältnisse ganz nach Bedarf anpassen.

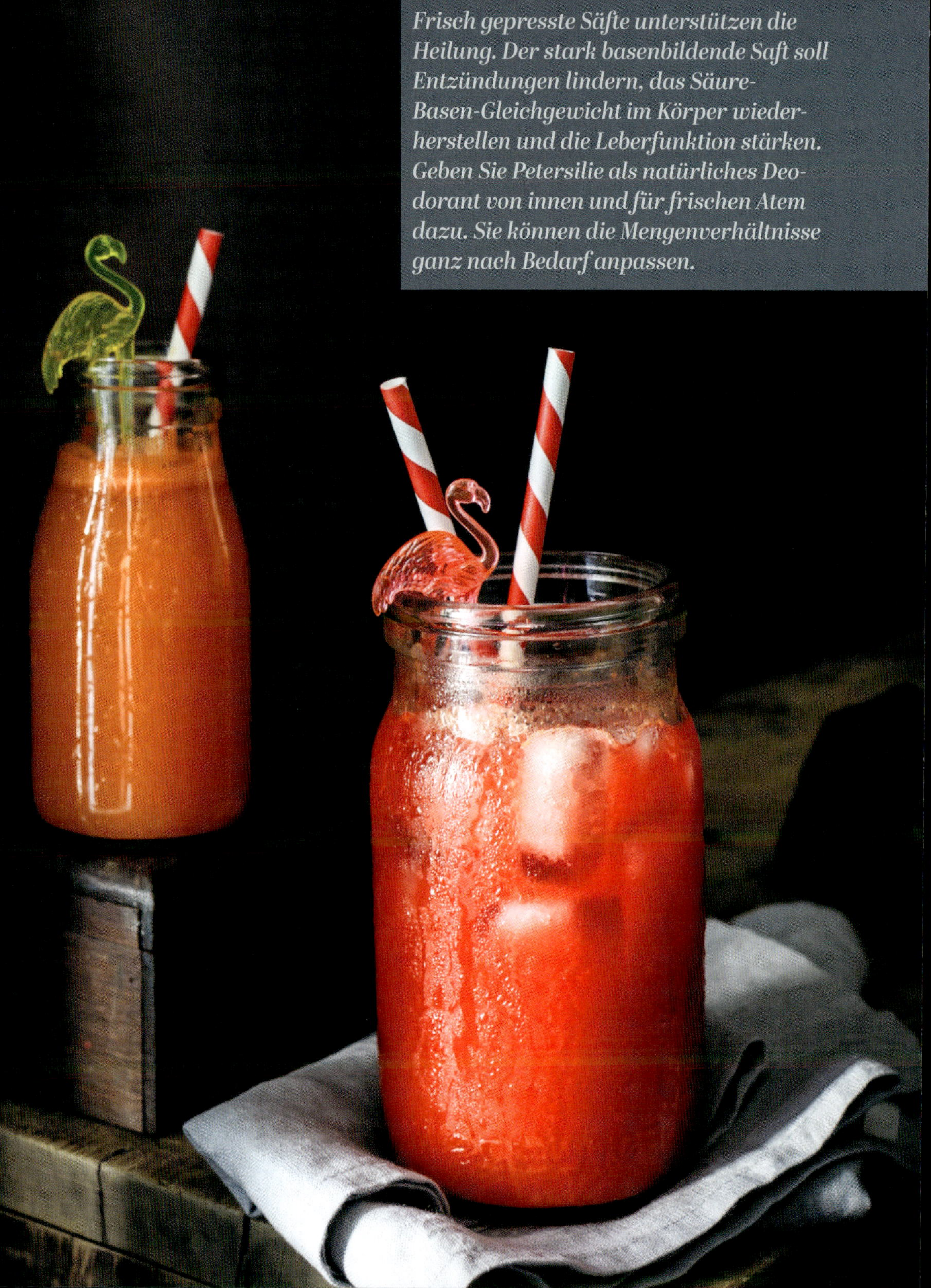

detox GF VEG S

Gesunde-Haut-Saft

Für 2 Portionen oder 2 Tagesportionen für 1 Erwachsenen, Zubereitung: 5 Min.

Wählen Sie aus den folgenden Zutaten aus:

- 4 Selleriestangen
- 2 geschälte Birnen (reif; keine Nashi-Birnen), (S: Die Schale enthält Salicylate)
- 2 Möhren ohne Grün (S)
- ¼ kleine Rote Bete (S)
- 100 g Eisbergsalat, gehobelt
- 50 g Rotkohl, gehobelt
- 1 Handvoll frische Petersilie
- 20 g frische Mungbohnensprossen, abgespült

Gemüse und Birnen abwaschen bzw. abschrubben. Im Entsafter entsaften und zum Schluss einen Spritzer gefiltertes Wasser dazugeben.

Hinweise:

- Ein langsam laufender Entsafter erhält mehr Enzyme aus Obst und Gemüse, aber jedes beliebige Modell ist besser als gar kein Entsafter!
- Wenn Sie gegen Birnen allergisch sind, nehmen Sie stattdessen 1 Red-/Golden-Delicious-Apfel (enthält nur wenig Salicylate – alle anderen Apfelsorten enthalten hohe Salicylatmengen und sollten während des Programms gemieden werden).

detox GF VEG S A

Sprossen-Smoothie

Für 1 Erwachsenen, Zubereitung: 5 Min. (ggfs. plus Gefrierzeit)

Der reinigende Smoothie desodoriert Ihren Körper und stärkt die Leberfunktion. Mungbohnensprossen und Petersilie sind stark basenbildend und reich an Vitamin C, Chlorophyll, Vitamin K und Folsäure. Ihre Haut wird strahlen!

- 350 ml gefiltertes Wasser
- 10 g Mungbohnensprossen
- 2 EL frisch gehackte Petersilie
- ½ TL Leinöl (S, A)
- 1 Banane, geschält, eingefroren, klein geschnitten (A)
- feines Kalziumpulver (optional)

Alle Zutaten in einem Hochleistungsstandmixer bei hoher Geschwindikeit glatt mixen.

Variante: Nehmen Sie Reisdrink anstelle des Wassers und geben Sie 35 g rohe Cashewkerne und 1 Esslöffel Carobpulver hinzu.

detox GF VEG A S+

Body-Fresh-Smoothie

Für 1 Erwachsenen, Zubereitung: 5 Min. (ggfs. plus Gefrierzeit)

Ein reinigender, chlorophyllreicher Smoothie, der Ihren Körper desodoriert und die Leberfunktion stärkt. Chlorella ist eine Süßwasseralge, die Schwermetalle aus dem Körper löst und Ihre Augen zum Strahlen bringt! Sie enthält Salicylate und eignet sich damit nicht für besonders empfindliche Menschen oder das FID-Programm.

- 350 ml Gesunde-Haut-Saft (S. 197) oder Biosoja- oder -reisdrink
- 1 TL reines Chlorellapulver (S+) (ohne Aromastoffe, Inhaltsstoffe prüfen)
- 1 kleine Banane (A), klein geschnitten, eingefroren (oder frisch)

Alle Zutaten in einem Hochleistungsstandmixer bei hoher Geschwindikeit glatt mixen.

Hinweise:

- Wenn Ihnen Chlorella zu stark hevorschmeckt, nehmen Sie stattdessen Gerstengraspulver. Verwenden Sie kein Weizengras-, Spirulina- oder anderes grünes Detoxpulver, da sie alle sehr viel Salicylat enthalten, was den Ausschlag verschlimmern kann.
- Chlorella und Gerstengras treten oft in Form versteckter »natürlicher« Geschmacksstoffe, Fruchtextrakte oder anderer Zusätze auf, die Hautausschläge verschlimmern können. Achten Sie also auf die Packungsangaben und kaufen Sie nur absolut reines Pulver. Gerstengras kann Spuren von Gluten enthalten.
- Wenn Sie empfindlich auf Chlorella reagieren, versuchen Sie den Sprossen-Smoothie (S. 197).

Dips und Dressings

detox GF VEG S A

Cashewbutter

Ergibt 250 ml, Zubereitung: 5 Min. (plus mind. 4 Std. Einweichzeit)

Cashewkerne sind reich an Zink, Mangan und Kupfer, die die Produktion von Kollagen und die Selbstheilungskräfte der Haut unterstützen. Weichen Sie die Cashews über Nacht ein, um sie zu aktivieren und ihre Nährstoffe leichter zugänglich zu machen.

- 130 g rohe Cashewkerne
- ½ TL feines Meersalz (oder nach Geschmack)
- 1½ EL Petersilienöl (S. 144) oder Reiskeimöl
- 1 TL Leinöl (S, A)
- 3 EL gefiltertes Wasser
- 3 g feines Kalziumpulver (optional)

Die Cashewkerne in einem verschließbaren Behälter knapp mit Wasser bedecken. 4 Stunden oder über Nacht einweichen, dann abgießen und abspülen, um alle Anhaftungen zu entfernen.

Alle Zutaten im Standmixer oder der Küchenmaschine glatt mixen. Bei Bedarf mehr Wasser hinzugeben. Die Butter hält sich in einem verschlossenen Behälter im Kühlschrank bis zu 1 Woche.

Hinweise:

- Das feine Kalziumpulver dieses milchfreien Aufstrichs sorgt für eine ausgeglichene Säure-Basen-Balance. Weitere Informationen zu Kalzium finden Sie in Kapitel 7.
- Mit dieser Cashewbutter können Sie Suppen, Eintöpfe und Wokgerichte würzen und Sandwiches, Cracker und Waffeln bestreichen.

detox GF VEG S A

Petersilien-Pesto

Ergibt 2 kleine Gläser, Zubereitung: 10 Min.

Das proteinreiche, basenbildende Pesto eignet sich für viele Anwendungen. Essenzielle Fettsäuren, Leinöl, Cashewkerne und Reiskeimöl unterstützen die Hautfeuchtigkeit. Verwenden Sie es mit Crackern, Gemüsesticks, Sauerteigtoast und Sandwiches oder zum schnellen Veredeln von Pasta. Achtung: Große Mengen Petersilie enthalten Salicylate, essen Sie das Pesto also nur in kleinen Portionen.

- 1 kleines Bund frische Petersilie
- 75 ml Petersilienöl (S. 144) oder Reiskeimöl
- 2 TL Leinöl (S, A)
- 200 g rohe Cashewkerne (vorzugsweise mind. 4 Std. eingeweicht)
- 2–3 EL gefiltertes Wasser
- 1 TL zerdrückter Knoblauch (nach Geschmack)
- ½ TL feines Meersalz (nach Geschmack)

Die Hälfte der Petersilienstiele abschneiden, die Blätter in einer Schüssel waschen und überschüssiges Wasser abschütteln, dann in die Küchenmaschine geben. Die übrigen Zutaten hinzugeben und gut mixen. Hinweis: Nicht den Hochleistungsstandmixer verwenden, da die Mischung dann zu musig wird.

Frühstück

Alle Rezepte enthalten sorgfältig ausgewählte, hautheilende Zutaten, die sowohl nahrhaft als auch frei sind von großen Mengen an Salicylaten oder anderen Chemikalien.

detox GF VEG A

Bananen-Buchweizen-Pfannkuchen

Ergibt 8–10 Pfannkuchen, Vorbereitung: 5 Min., Zubereitung: 15 Min.

Bananen stecken voll Kalium, Magnesium und histaminsenkenden Nährstoffen wie Vitamin C. Buchweizen ist ein Samen, der an Getreide erinnert. Er ist reich an entzündungshemmendem Quercetin und Mangan für eine gesunde Haut. Sie können die Cashewkerne nach Belieben auch weglassen.

- 60 g Buchweizenmehl
- 60 g Reismehl (oder Naturreismehl)
- 2 TL Backpulver (glutenfrei)
- 100 g rohe Cashewkerne (vorzugsweise mind. 4 Std. eingeweicht)
- 350–500 ml Reisdrink (oder Hafer- oder glutenfreier Sojadrink)
- 2 kleine bis mittelgroße Bananen, geschält (1 in Scheiben geschnitten)
- 1 EL echter Ahornsirup plus mehr zum Servieren
- Reiskeimöl zum Backen

Beläge:
Nach Belieben: 1 große Birne, geschält (T), frische Papaya, Banane, Papaya-Eiscreme (S. 226), Bananen-Eiscreme (S. 226), Cashewbutter (S. 199) oder Rosa Birnenkonfitüre (S. 147)

Buchweizen- und Reismehl mit dem Backpulver in die Küchenmaschine geben und kurz vermischen. Eingeweichte Cashewkerne, Drink, 1 Banane und Ahornsirup hinzugeben und glatt mixen.

Eine kleine Pfanne bei mittlerer bis starker Temperatur erhitzen, das Öl hineingeben, 60 ml Teig abmessen und in einer dünnen Schicht in die Pfanne gießen und sofort die Bananenscheiben daraufsetzen. Von einer Seite kurz backen und wenden, sobald der Teig auf der Oberseite Blasen wirft oder unten hellbraun ist. Auf der zweiten Seite backen, bis die Unterseite hellbraun ist. Weitere Pfannkuchen backen, bis der Teig aufgebraucht ist.

Die Pfannkuchen mit einem Belag nach Belieben servieren.

detox GF VEG S

Gebackene Süßkartoffeln mit Tofu oder Huhn

Für 1 Person, Vorbereitung: 10 Min., Zubereitung: 30 Min.

Süßkartoffeln sind reich an Vitamin C, B-Vitaminen, Mangan und Betacarotin, die durch ein wenig Öl beim Kochen besser aufgeschlossen werden. Frühlingszwiebeln sind basenbildend und salicylatarm und helfen, Entzündungen zu hemmen. Sie haben im Gegensatz zu anderen Zwiebeln, die reich an Salicylaten sind, keine knollige, sondern eine längliche, zylindrische Knolle. Auf Seite 61 finden Sie ein Foto, das zeigt, was ich meine.

- 1 kleine bis mittelgroße Süßkartoffel, geschält, längs halbiert (S)
- Petersilienöl (S. 144)
- Meersalz nach Geschmack
- 50 g Natur-Tofu (oder schwarze/grüne Bohnen oder Freiland-/Biohähnchen – siehe Hinweis)
- getrockneter Schnittlauch nach Geschmack
- 25 g in dünne Ringe geschnittene Frühlingszwiebeln

Optional:

- 1–2 EL Kichererbsenmehl (bei Verwendung von Hähnchenfleisch)
- 10 g frische Mungbohnensprossen
- frischer Schnittlauch zum Servieren

Den Backofen auf 200 °C vorheizen und ein tiefes Backblech mit Backpapier auslegen. Die Süßkartoffelhälften darauf verteilen, mit ein wenig Öl beträufeln und mit Meersalz bestreuen. 30–40 Minuten backen, bis sie weich sind. Aus dem Ofen nehmen und auf Küchenpapier abtropfen lassen (oder überschüssiges Öl mit Küchenpapier abtupfen).

In der Zwischenzeit Tofu (oder Hähnchenfleisch) in mundgerechte Stücke schneiden und den Tofu mit Salz und Schnittlauch bestreuen (Hähnchen zusätzlich mit Kichererbsenmehl). Eine kleine Pfanne mit wenig Öl bei mittlerer Temperatur erhitzen und das Protein rundum goldbraun anbraten (siehe Hinweis zu Hähnchenfleisch). Vom Herd nehmen und auf Küchenpapier abtropfen lassen.

Süßkartoffeln und Tofu oder Fleisch auf einem Teller anrichten und mit Frühlingszwiebeln, Sprossen und Schnittlauch bestreuen.

Hinweis: Das Hähnchenfleisch muss gründlich durchgegart sein. Wenn Sie auf Öl verzichten wollen, dämpfen Sie die Stücke getrennt, bis sie gar sind.

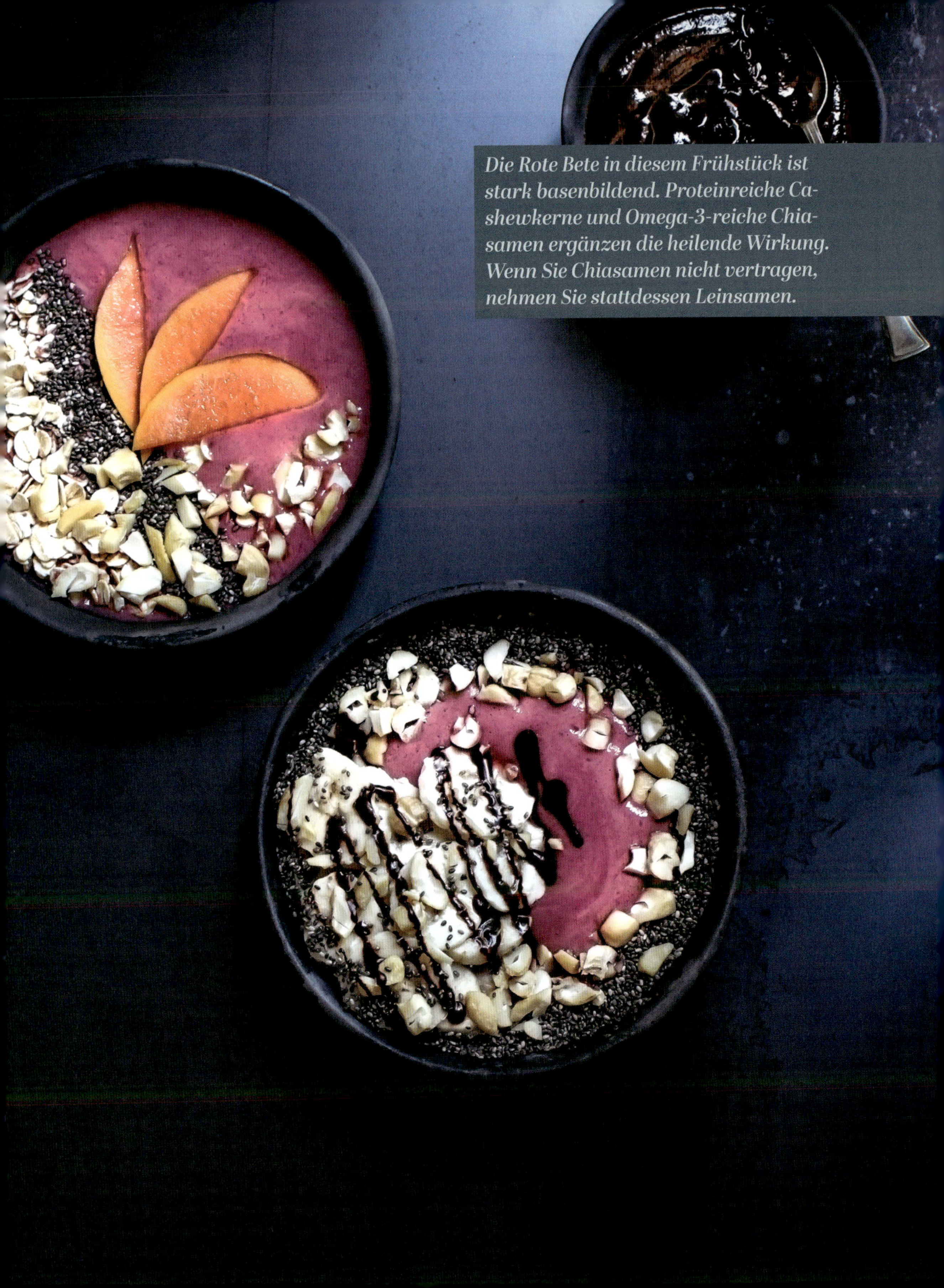

Die Rote Bete in diesem Frühstück ist stark basenbildend. Proteinreiche Cashewkerne und Omega-3-reiche Chiasamen ergänzen die heilende Wirkung. Wenn Sie Chiasamen nicht vertragen, nehmen Sie stattdessen Leinsamen.

detox GF VEG S A

Bananen-Rote-Bete-Smoothie-Bowl

Für 1 Person, Zubereitung: 5 Min. (plus Gefrierzeit über Nacht)

- 1 Banane (A)
- 35 g eingeweichte Cashewkerne (mind. 4 Std.)
- 125 ml Cashew- (S. 194) oder Reisdrink
- 1 EL geschälte, frische Rote Bete (S)

Optional:

- 2 Scheiben gelb- oder rotfleischige Papaya (frisch oder tiefgefroren)
- ½ TL Leinöl (S, A)

Toppings:

- 1 TL Chiasamen (S, A)
- Bananen- oder Papayaspalten (A)
- gehackte rohe Cashewkerne (sofern keine Nussallergie besteht)

Die Banane einige Zeit vor der Zubereitung schälen, in mundgerechte Stücke schneiden und in einem Gefrierbeutel oder verschließbaren Behälter einfrieren.

Alle Zutaten mit Ausnahme der Toppings im Hochleistungsstandmixer glatt mixen. In eine Schüssel geben und zum Servieren mit Chiasamen, Früchten und gehackten Cashewkernen garnieren.

detox GF VEG S A

Omega-Müsli

Ergibt 5–6 Portionen, Zubereitung: 7 Min.

In Müsli stecken meist juckreizfördernde Zutaten wie Trockenobst und Honig, aber diese Version ist arm an natürlichen Chemikalien und glutenfrei, sofern Sie glutenfreie Haferflocken verwenden. Quinoaflocken sind gewalzte Quinoakörner. Sie liefern viel Mangan, Kupfer, Zink und Magnesium.

- 250 g Haferflocken (nach Möglichkeit glutenfrei)
- 150 g Quinoaflocken oder ungesüßter Puffreis
- 75 g ganze Leinsamen
- 50 g rohe Cashewkerne, halbiert (optional; siehe Hinweis)

Alle Zutaten in einem großen verschließbaren Behältnis gründlich mischen. Mit Milchersatz nach Wahl servieren (siehe »Einkaufsliste für das Eczema-Detox-Programm«, S. 102 f.) und mit hautfreundlichem Süßstoff süßen.

Hinweis: Manche Menschen reagieren empfindlich auf Cashewkerne, ohne es zu wissen. Testen Sie also besser, bevor Sie sie verwenden (siehe S. 94).

detox GF VEG S A

Protein-Smoothie-Bowl

Für 1 Person, Zubereitung: 5 Min. (plus Gefrierzeit über Nacht)

- 1 mittelgroße Banane (A)
- 1–2 EL reines Erbsen-/Reisproteinpulver (ohne Aromastoffe oder Früchte)
- 125 ml Cashew- (S. 194), Reis- oder Haferdrink
- 1 TL Carobpulver
- ½ TL Leinöl

Optional:

- 2 Scheiben gelb- oder rotfleischige Papaya (kann gefroren sein) (A)
- echter Ahornsirup (zum optionalen Süßen)

Optionale Toppings:

- Bananenscheiben (A)
- 1 TL gehackte rohe Cashewkerne
- Chiasamen oder Leinsamen (S, A)

Die Banane einige Zeit vor der Zubereitung schälen, in mundgerechte Stücke schneiden und in einem Gefrierbeutel oder verschließbaren Behälter einfrieren.

Alle Zutaten mit Ausnahme der Toppings im Hochleistungsstandmixer glatt mixen. In eine Schüssel geben und zum Servieren mit Bananenscheiben, gehackten Cashewkernen und Chia- oder Leinsamen garnieren.

Hinweis: Wenn Sie empfindlich auf Glutamate oder MNG reagieren, vertragen Sie unter Umständen keine Proteinpulver, da diese Glutaminsäure enthalten. Sie können Proteinpulver mit dem FID-Programm (S. 94) testen.

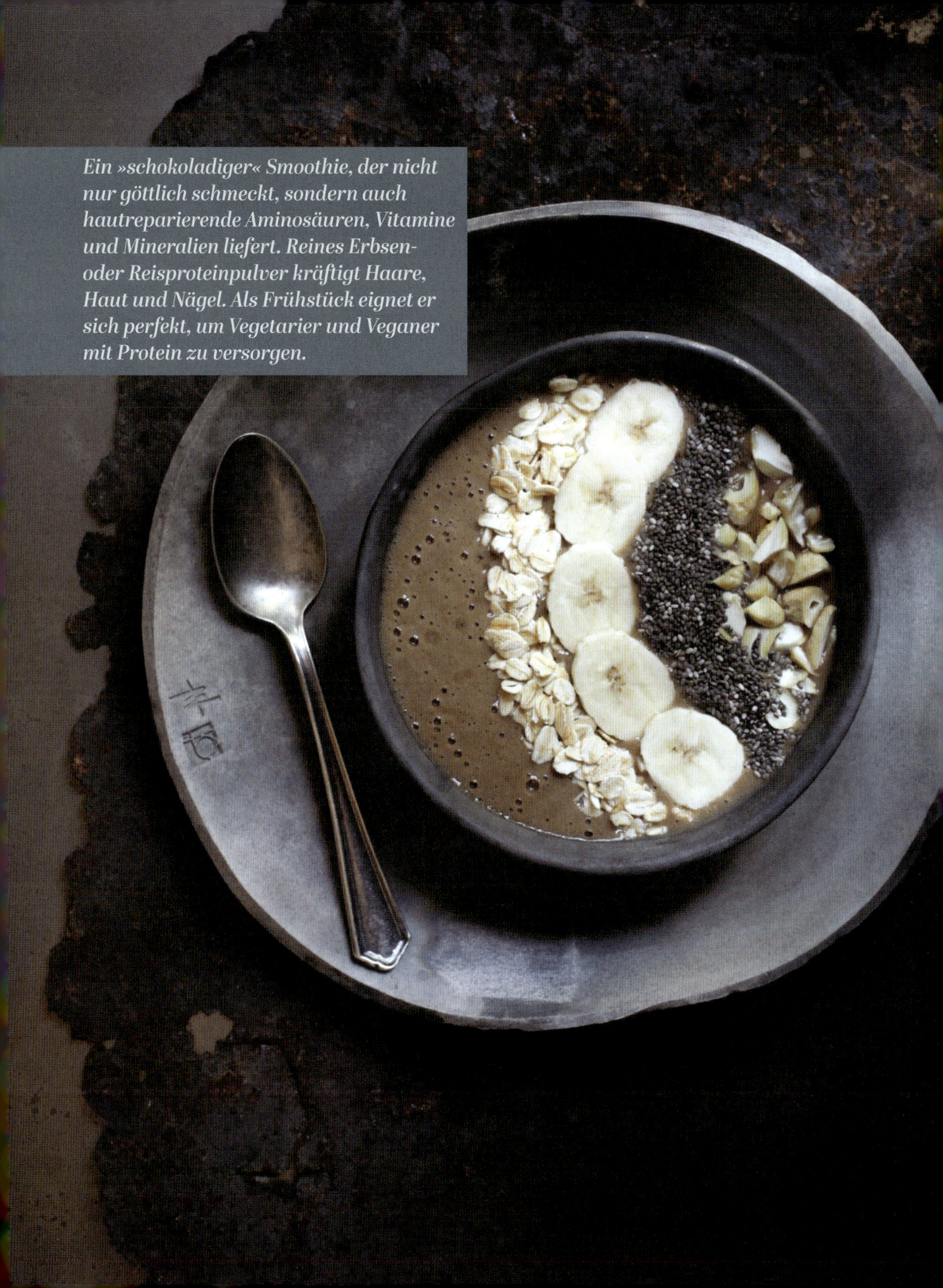

Ein »schokoladiger« Smoothie, der nicht nur göttlich schmeckt, sondern auch hautreparierende Aminosäuren, Vitamine und Mineralien liefert. Reines Erbsen- oder Reisproteinpulver kräftigt Haare, Haut und Nägel. Als Frühstück eignet er sich perfekt, um Vegetarier und Veganer mit Protein zu versorgen.

Mittag- und Abendessen

Bei Hautproblemen ist es wichtig, ballaststoffreiche Lebensmittel voller Antioxidantien, Vitamine und Mineralien zu sich zu nehmen, um die Gesundheit von Leber und Verdauungstrakt zu stärken. Die folgenden Rezepte liefern die dafür notwendigen Nährstoffe.

16 zusätzliche FID-Rezepte für Mittag- und Abendessen, die sich auch für das Eczema-Detox-Programm eignen, finden Sie ab Seite 162.

Sie können auch mithilfe der Einkaufsliste des Eczema-Detox-Programms auf den Seiten 102 bis 103 Ihre eigenen Gerichte zusammenstellen und bedenkenlos Tofu, Bohnen, mageres Lamm- oder Rindfleisch, Hähnchenfleisch ohne Haut, Kalbfleisch oder Fisch und folgende Würzmittel und Mehle verwenden (aber ausschließlich diese!):

Knoblauch
Knoblauchpulver
Schnittlauch (frisch und getrocknet)
Petersilie (frisch und getrocknet)
Meersalz (ohne Zusatzstoffe)
Himalajasalz
jodiertes Meersalz (kein Tafelsalz)
Kichererbsenmehl
Naturreismehl
Dinkelmehl

detox GF VEG S

Kürbis-Zuckerschoten-Bowl

Für 1–2 Personen, Vorbereitung: 10 Min., Zubereitung: 7 Min.

Das Gemüsegericht steckt voller Antioxidantien und sorgt gleichzeitig für eine gute Säure-Basen-Balance. Es eignet sich als getreidefreies Frühstück oder Mittagessen. Reichen Sie dazu nach Belieben die Karamellisierte Lauchsauce (S. 140).

- 120 g geschälte Kürbiswürfel (S)
- 220 g geputzte Zuckerschoten (S)
- 50 g Rotkohl, fein gehobelt
- 50 g Natur-Tofu (oder Freiland- bzw. Biohähnchen oder gekochte schwarze bzw. grüne Bohnen)
- Meersalz nach Geschmack
- Knoblauchpulver nach Geschmack
- Petersilienöl (S. 144) (optional für Hähnchenfleisch)
- getrockneter oder frischer Schnittlauch zum Servieren

Sie können den Kürbis entweder dämpfen oder backen.

Dämpfen: Den Kürbis in einen Dämpfeinsatz geben, einen Topf 3 cm hoch mit Wasser füllen, den Einsatz darüberstellen und den Deckel auflegen. Den Kürbis 5 Minuten dämpfen, dann Zuckerschoten und Kohl hinzugeben und weitere 2 Minuten dämpfen, damit das Gemüse noch ein wenig Biss hat. Es gart noch weiter, nachdem man es aus dem Dampf genommen hat.

Im Backofen: Den Backofen auf 180 °C vorheizen. Den Kürbis in 1–2 Teelöffel Petersilienöl wenden, dann ein Backblech mit Backpapier auslegen. Den Kürbis darauf verteilen und 25 Minuten im Ofen rösten, bis er weich ist.

In der Zwischenzeit den Tofu in mundgerechte Würfel schneiden und in etwas Meersalz und Knoblauchpulver wälzen. Sie können Tofu- oder Hähnchenwürfel vom Gemüse getrennt dämpfen oder bei mittlerer Hitze in einer kleinen Pfanne etwa 2 Minuten von jeder Seite in etwas Öl braten, bis sie rundum gebräunt sind (Hähnchenfleisch muss vollständig durchgegart sein). Vom Herd nehmen und auf Küchenpapier abtropfen lassen.

Zum Servieren Tofu oder Hähnchen mit dem Gemüse anrichten und mit Meersalz bestreuen.

detox FID GF VEG

Glutenfreier Kichererbsen-Tarteboden

Für 1 große Tarteform, Vorbereitung 20 Min., Zubereitung: 30 Min.

- 180 g Kichererbsenmehl plus Kichererbsenmehl zum Bestauben
- 1 TL Meersalz
- 60 ml Reiskeimöl (Naturreisöl)
- 60 ml gefiltertes Wasser, gekühlt (nach Bedarf mehr)

Füllungen:

- Linsen-Füllung (S. 210)
- Kartoffelpüree (S. 172) zum Bedecken der Füllung
- Lachs (S+) (siehe Lachs-Kichererbsen-Tarte, S. 217)
- mageres gewürfeltes oder gewolftes Lammfleisch mit Lauch und weißfleischigen Kartoffeln etc.

Hinweise:

- Wenn Sie die Füllung vollständig mit Teig bedecken, stechen Sie diesen ein paarmal ein, damit der Dampf beim Backen entweichen kann.
- Wenn Sie den Teig für Linsen im Schlafrock (S. 210) zubereiten, müssen Sie ihn nicht blindbacken.

Den Backofen auf 180 °C vorheizen. Mehl und Salz in der Küchenmaschine vermengen, dann bei laufendem Motor das Öl einträufeln lassen, bis die Mischung feinkrümelig ist. Anschließend das Wasser hinzugeben, bis der Teig leicht klebrig ist (wenn Sie mehr als 60 ml brauchen, geben Sie weiteres Wasser esslöffelweise hinzu).

Ein großes Schneidebrett mit Mehl bestauben. Den Teig flach und etwa 3 mm dick in der gewünschten Form ausrollen (z. B. runde Scheiben für Boden und Deckel einer Tarte oder ein Quadrat für Linsen im Schlafrock).

Für eine Tarte eine Tarteform mit dem Teig auslegen (den Teig nicht ziehen) und den Boden mehrfach mit der Gabel einstechen. Den Boden zunächst ohne Füllung blindbacken. Tipp: Decken Sie den Rand mit einem Streifen Alufolie ab, damit er nicht verbrennt. Dann den Boden 10–15 Minuten im heißen Ofen durchbacken, (ohne den Rand zu verbrennen). Aus dem Ofen nehmen, aber den Ofen nicht ausschalten.

Eine Füllung nach Wahl zubereiten, auf den Tarteboden geben und mit Kartoffelpüree oder einem Gitter aus dünnen Teigstreifen abdecken. Die Decke mit Reisdrink bepinseln.

Die Tarte 20 Minuten backen, bis die Teigdecke goldgelb und knusprig und die Füllung gar ist. Mit frischen Kräutern garnieren und nach Belieben mit einer Salat-Basen-Bombe (S. 163) servieren.

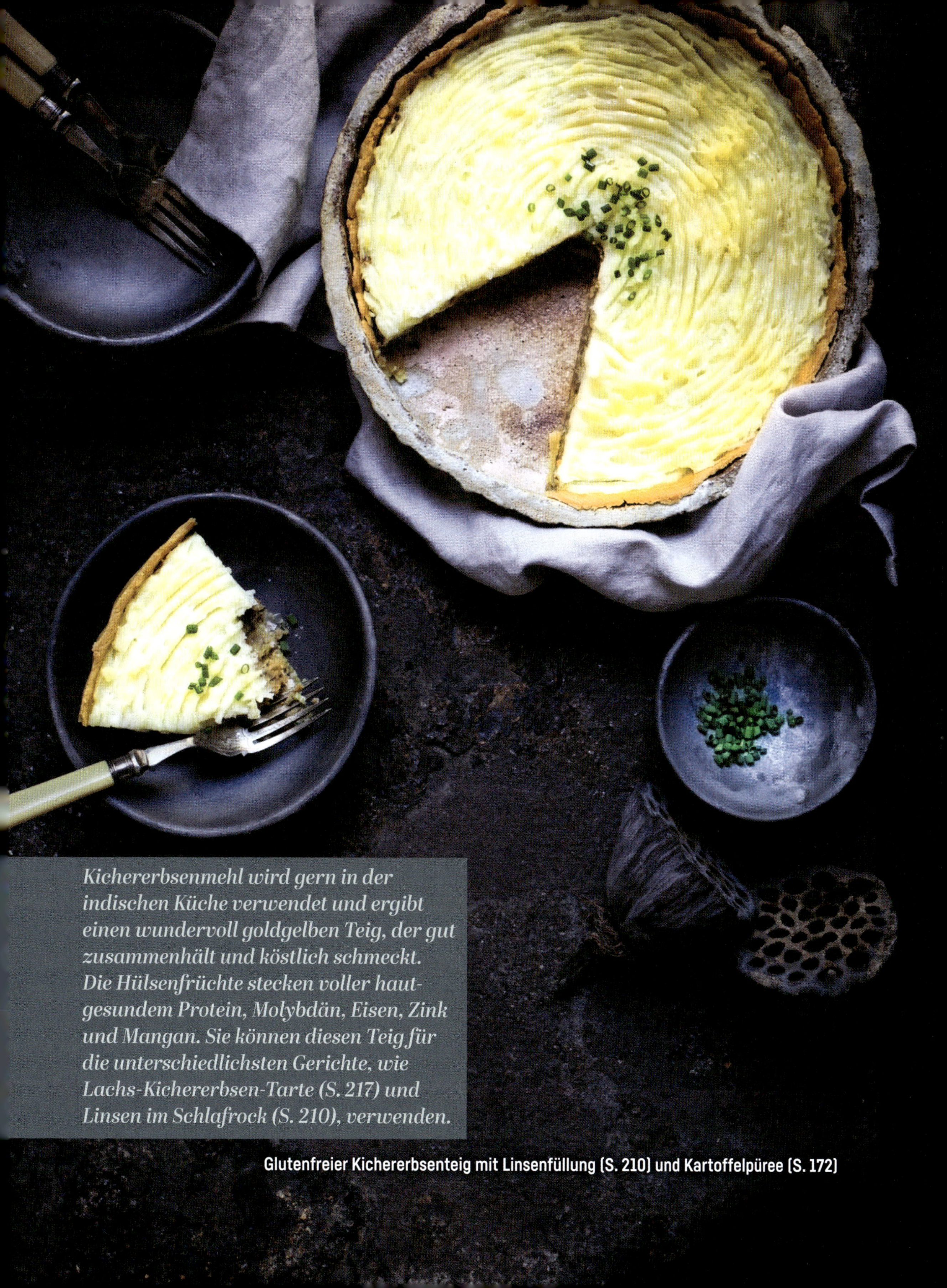

Kichererbsenmehl wird gern in der indischen Küche verwendet und ergibt einen wundervoll goldgelben Teig, der gut zusammenhält und köstlich schmeckt. Die Hülsenfrüchte stecken voller hautgesundem Protein, Molybdän, Eisen, Zink und Mangan. Sie können diesen Teig für die unterschiedlichsten Gerichte, wie Lachs-Kichererbsen-Tarte (S. 217) und Linsen im Schlafrock (S. 210), verwenden.

Glutenfreier Kichererbsenteig mit Linsenfüllung (S. 210) und Kartoffelpüree (S. 172)

detox GF VEG S

Linsen im Schlafrock (oder für die Tarte)

Ergibt 1 Tarte oder 12 kleine Teigpäckchen, Vorbereitung: 20 Min. (plus 30 Min. für den Teig), Zubereitung: 25 Min.

- 1 Teig für glutenfreien Kichererbsen-Tarteboden (S. 208)
- 1 kleine bis mittelgroße Lauchstange, geputzt, klein geschnitten
- 3 TL Petersilienöl (S. 144) oder gefiltertes Wasser
- 1 große Knoblauchzehe, klein gehackt
- 1 mittelgroße Möhre, geschält, klein gewürfelt (S) (siehe Hinweise)
- 1 Dose braune Linsen (400 g), gut abgespült, abgetropft (siehe Hinweise)
- ½ TL Knoblauchpulver
- ½ TL Meersalz (oder nach Geschmack)
- 2 EL getrockneter oder frischer Schnittlauch
- Chiasamen zum Bestreuen (optional)

Den Teig zubereiten, aber nicht blindbacken. Zwischen zwei Lagen Frischhaltefolie oder auf einer sauberen Arbeitsfläche zu 2 Quadraten à 25 cm, maximal 3 mm dick ausrollen. Mit Frischhaltefolie abdecken und kalt stellen.

Den Backofen auf 220 °C vorheizen und ein Backblech mit Backpapier auslegen. Das obere und das untere Ende des Lauchs abschneiden, den Lauch längs aufschneiden und unter fließendem kaltem Wasser abspülen, um allen Schmutz zu entfernen. Dann klein hacken.

Eine beschichtete Pfanne erhitzen und den Lauch mit wenig Öl oder Wasser, Knoblauch und Möhre (oder Staudensellerie) andünsten, bis der Lauch weich ist. Vom Herd nehmen und das Gemüse in die Küchenmaschine geben. Linsen, Knoblauchpulver, Salz und Schnittlauch hinzugeben und bei mittlerer Geschwindigkeit mixen, bis die Mischung zusammenhält. Mit Salz abschmecken.

Jedes Teigblatt halbieren, sodass 4 lange Streifen entstehen. Die Mischung in einer Rolle längs auf die Mitte jedes Teigstreifens verteilen. Den Teig darüberschlagen und auf der Oberseite zusammendrücken.

Die Rollen auf das Backblech legen und in die gewünschte Länge schneiden. Mit Wasser bepinseln und nach Belieben mit Chiasamen bestreuen (siehe die Hinweise). In 20–25 Minuten goldgelb und gar backen.

Hinweise:

- In Woche 1 und 2 des FID-Programms lassen Sie Chiasamen und Möhre weg und verwenden stattdessen etwa 60 g klein gewürfelten Staudensellerie.
- Wenn Sie keine Linsen verwenden, müssen Sie 2 Portionen Ei-Ersatz (S. 221) oder 2 Eier dazugeben (nachdem Sie im FID-Programm getestet haben, dass Sie nicht empfindlich sind gegen Ei).

Dieses Rezept ist eines der Leibgerichte meiner Familie. Sie können es nach Belieben anpassen, solange Sie Zutaten von der Einkaufsliste des Eczema-Detox-Programms (S. 102 f.) verwenden. Lassen Sie alles weg, worauf Sie allergisch reagieren. Sie können die Linsen gern durch frisch gegartes Fleisch ersetzen.

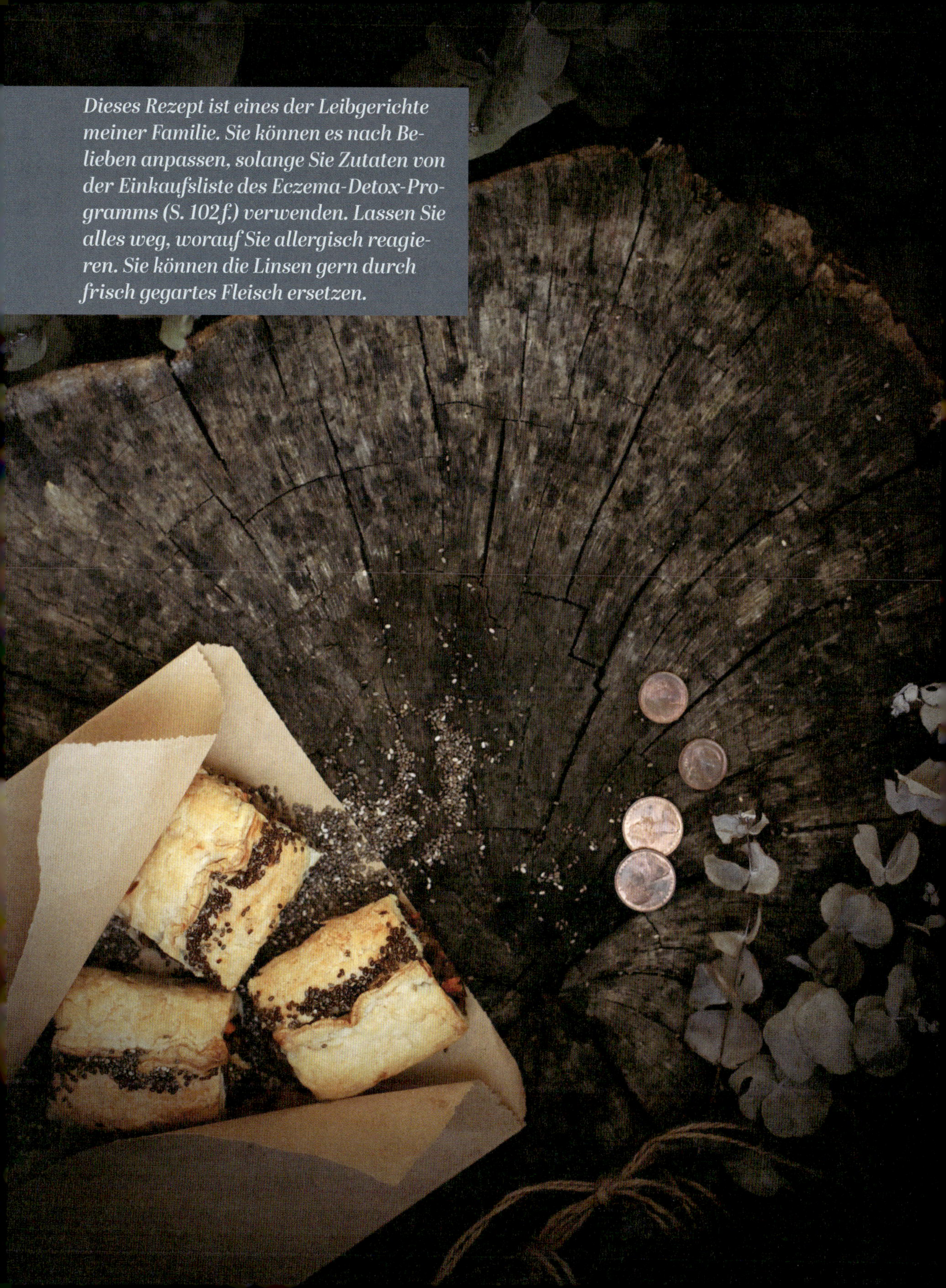

detox GF VEG S

Antioxidativer Krautsalat

Für 2 Personen als Beilage, Zubereitung: 15 Min.

Der Salat ist stark antioxidativ und passt zu jedem Protein, wie Fisch, magerem Lammfleisch, Linsenbratlingen (S. 170) oder Pasta mit knusprigem Hähnchen (S. 186).

- 2 Möhren, geschält (S)
- 1 mittelgroße Rote Bete, geschält (S)
- 100 g Rotkohl, fein gehobelt
- 2 EL Ahorn-Dressing (S. 145)
- 2 EL Cashewbutter (S. 199)

Möhren und Rote Bete fein raspeln. Alle Zutaten in einer großen Salatschüssel vermischen und beiseitestellen.

Ahorn-Dressing mit Cashewbutter zu einer cremigen Mayonnaise verrühren. Den Salat vor dem Servieren mit dem Dressing anmachen.

Hinweis: Nehmen Sie für eine FID-geeignete Variante Frühlingszwiebeln, Selleriestangen, Petersilie, Rotkohl und Ahorn-Dressing (S. 145).

detox GF VEG S

Süßkartoffelsalat

Für 1 Person (oder 2 als Beilage), Vorbereitung: 10 Min., Zubereitung: 30–40 Min.

Süßkartoffeln sind reich an Betacarotin, das vor UV-Strahlung schützen hilft, sowie an Vitamin C, Mangan, Kupfer, Vitamin B_5 und B_6 für Reparatur und Erhalt der Haut. Servieren Sie das Gericht mit gesundem Protein, wie Bohnen, Tofu, Hähnchen ohne Haut, frischem Fisch oder magerem Lammfleisch.

- 1 kleine Süßkartoffel, längs halbiert (S)
- ½ TL Petersilienöl (S. 144) oder Reiskeimöl
- feines Meersalz nach Geschmack
- Hummus ohne Sesam (S. 142) oder Ahorn-Dressing (S. 145) zum Servieren
- Romanasalatblätter (S) oder Eisbergsalat (nach Belieben)
- 1 Handvoll Mungbohnensprossen
- halbierte Cashewkerne zum Bestreuen (nach Belieben)

Den Backofen auf 200 °C vorheizen. Die Süßkartoffel auf einem flachen Backblech mit wenig Öl beträufeln (sie darf nicht im Öl schwimmen) und mit Meersalz bestreuen. 30 Minuten im heißen Ofen backen, bis sie innen sehr weich ist.

In der Zwischenzeit den Dip oder das Dressing zubereiten. Die Süßkartoffel mit Bohnensprossen und Cashews bestreuen und mit Salatblättern und einem Klecks Dip oder 1 TL Dressing servieren.

Hinweis: Damit dieses Gericht FID-tauglich wird, geschälte weißfleischige Kartoffeln statt der Süßkartoffel und Eisberg- statt Romanasalat verwenden.

detox GF VEG S A+

Süßkartoffelsuppe

Für 6 Personen, Vorbereitung: 20 Min., Zubereitung: 30 Min.

Die köstliche cremige Suppe ist eine Version der klassischen Kartoffelsuppe mit dem niedrigen glykämischen Index einer Kürbissuppe. Die Forschung hat gezeigt, dass das Garen von Süßkartoffeln mit etwa 5 g Öl die Aufnahme von Betacarotin verbessert und den Tagesbedarf an Vitamin A sowie die halbe empfohlene Tagesdosis an Vitamin C und Mangan abdeckt.

- 1 Lauchstange, nur der weiße Teil
- 3 Rosenkohlröschen, klein gehackt
- 1–2 TL Petersilienöl (S. 144) oder Reiskeimöl
- 1,2 kg Süßkartoffeln (orange Sorte; siehe Hinweis) (S)
- 2 Knoblauchzehen, zerdrückt
- 750 ml Wohltuende Brühe (S. 215) (A+), Basische Gemüsebrühe (S. 177) oder gefiltertes Wasser
- 1 l gefiltertes Wasser
- 100 g rote Linsen
- ½ TL Meersalz (oder nach Geschmack)
- Cashewbutter (S. 199) (optional)

Den Lauch gründlich waschen, alle Schmutzreste entfernen und klein hacken. Lauch und Rosenkohl 2 Minuten in einem großen Topf mit 1 TL Öl andünsten. Süßkartoffeln schälen und klein schneiden, dann mit Knoblauch und einem zusätzlichen Spritzer Öl in den Topf geben und weitere 5 Minuten anbraten. Brühe und Wasser hinzugießen, abdecken und zum Kochen bringen.

In der Zwischenzeit die Linsen gründlich in einer großen Schüssel mit Wasser waschen, abtropfen lassen und verfärbte Linsen entfernen. Die Linsen in den Topf geben, abdecken und 25–30 Minuten köcheln lassen. Bei Bedarf weitere 250 ml Wasser hinzugeben. Mit Salz abschmecken (etwas stärker salzen, wenn Sie mit Wasser kochen).

Den Topf vom Herd nehmen und die Suppe 5–10 Minuten abkühlen lassen. Dann in mehreren Portionen im Standmixer oder der Küchenmaschine glatt pürieren. Bei Bedarf weitere 125 ml oder mehr Wasser hinzugeben. In tiefen Tellern nach Belieben mit 1 Klecks Cashewbutter garnieren und servieren.

Hinweis: 1,2 kg entsprechen etwa 4 großen Süßkartoffeln. Wenn Sie weniger Salicylate wollen, nehmen Sie 3 Süßkartoffeln und 4 weißfleischige Kartoffeln (schälen und bei Bedarf alle grünen Teile entfernen).

detox GF S A+

Gedämpfter Lachs mit Ahorn-Dressing

Für 2 Personen, Vorbereitung: 15 Min., Zubereitung: 30 Min.

Essen Sie ein- bis zweimal die Woche Fisch, einen der besten Lieferanten für Vitamin D, Zink, Protein und Omega-3-Fettsäuren für gesunde Haut. Omega-3-Fettsäuren sind wichtig für die Hirnentwicklung und können das Risiko von Ekzemen und Asthma senken. Frühlingszwiebeln, Lauch und Weißkohl liefern wirkungsvolle Verbindungen, die die Leberfunktion unterstützen. Lesen Sie auch die Hinweise unten.

- 1 mittelgroße Süßkartoffel, geschält, längs halbiert (S)
- 1 TL Petersilienöl (S. 144) oder Reiskeimöl
- Meersalz nach Geschmack
- Knoblauchpulver nach Geschmack (optional)
- Ahorn-Dressing (S. 145)
- 1 großes frisches Lachsfilet, halbiert (oder siehe Fischliste, S. 102)
- 1 Möhre geschält, in dünne Stifte geschnitten (siehe Hinweise) (S)
- 1 Handvoll Zuckerschoten, geputzt (S)
- 50 g Rotkohl, fein gehobelt
- 1 Frühlingszwiebel, geputzt

Den Backofen auf 200 °C vorheizen und ein Backblech mit Backpapier auslegen. Die Süßkartoffel in Öl wenden und mit Salz und Knoblauchpulver würzen. Auf das Blech legen, 30 Minuten backen, bis sie weich und goldbraun ist.

In der Zwischenzeit das Ahorn-Dressing zubereiten. Den Fisch in 60 ml Dressing wenden, dann in einen dicht schließenden Behälter legen und 10 Minuten darin marinieren. Anschließend 500 ml Wasser zum Köcheln bringen und den Fisch in einem Dämpfeinsatz darüberstellen. Mit Knoblauchpulver bestreuen, abdecken und 5 Minuten dämpfen, bis der Fisch gerade gar ist (die Garzeit hängt ab von der Dicke des Filets). Wenn der Fisch weiße Klümpchen bildet, ist er bereits übergart. Rechtzeitig vom Herd nehmen und auf einem Teller abgedeckt beiseitestellen.

Den Dämpfeinsatz abwaschen und Möhre, Zuckerschoten sowie Rotkohl 2 Minuten dämpfen. die Frühlingszwiebel fein hacken und den Fisch damit bestreuen. Die Süßkartoffel und 1 Teelöffel Dressing pro Person dazu servieren.

Hinweise:

- Wenn Sie dem FID-Programm folgen, ersetzen Sie den Lachs durch kleinere frische weißfleischige Fische wie Plattkopf oder Petersfisch. Nehmen Sie statt Süßkartoffel, Möhre und Zuckerschoten besser weißfleischige Kartoffeln und grüne Bohnen.
- Die Möhrenstifte sollten wie dünne Streichhölzer aussehen.

detox GF A+

Wohltuende Brühe

Ergibt 1,5–2 l Brühe, Vorbereitung: 6 Min., Zubereitung: 5 Std. (am besten am Vortag zubereiten; siehe Hinweise)

- 2 große Rinder- oder Lammknochen (mit etwas Fleisch: Nacken, Gelenke, Mark)
- 3,5 l gefiltertes Wasser (zimmerwarm)
- 1 große Hühnerkarkasse
- ½ TL Ascorbinsäure oder 1 TL Malzessig (A)
- ½ großer Lauch, nur der weiße Teil
- 2 Frühlingszwiebeln, geputzt
- 3 Rosenkohlröschen
- 2 Selleriestangen
- 3 Knoblauchzehen, zerdrückt
- 1 TL Meersalz

Hinweise:

- Dieses Gericht enthält Amine.
- Waschen Sie alle Gemüse und verwenden Sie möglichst nur Biofleisch.
- Nehmen Sie keinen anderen Essig, da die meisten Essige mehr Amine enthalten.
- Die Brühe hält sich im Kühlschrank etwa 1 Woche und kann u. a. in Suppen verwendet werden.
- Füllen Sie übrig gebliebene Brühe in Schraubgläser oder andere Behälter und frieren Sie sie ein.
- Frieren Sie für Kindermahlzeiten Esslöffelportionen in Eiswürfeltabletts.

Den Backofen auf 200 °C vorheizen. Die Rinderknochen in einem Bräter 30 Minuten rösten.

Die Knochen aus dem Ofen nehmen und mit Wasser, Hühnerkarkasse und Ascorbinsäure oder Malzessig in einen großen Topf geben. Die Säure löst die Mineralien aus den Knochen. Die Knochen kalt einweichen, damit die Säure arbeiten kann. Währenddessen das Gemüse waschen und hacken (je kleiner, desto mehr Nährstoffe werden gelöst). Den Topf zum Kochen bringen, das Gemüse und die übrigen Zutaten hineingeben und abgedeckt 4–6 Stunden bei schwacher Hitze köcheln lassen.

Nach der ersten Stunde die Knochen mit einer Zange auseinanderbrechen, um noch mehr Mineralien zu gewinnen. Die Brühe bekommt mehr Geschmack, wenn sie auf die Hälfte einkocht. Falls noch mehr Wasser verkocht, geben Sie wieder ein wenig dazu.

Nach 4–6 Stunden die Knochen aus der Brühe heben (die Hühnerknochen sind jetzt weich und brüchig). Ein Sieb über eine große Schüssel stellen und die Brühe abseihen, um verbliebene Knochen und das Gemüse zu entfernen. So viel Flüssigkeit wie möglich aus den Resten im Sieb herauspressen.

Der nächste Schritt ist sehr wichtig: Die Brühe über Nacht in den Kühlschrank stellen, damit sich das Fett auf der Oberfläche absetzen kann. Am nächsten Tag vorsichtig die harte Fettschicht abheben (dieses gesättigte Fett ist schlecht für Ihr Ekzem). Wenn die Brühe dickflüssig ist, ist sie reich an Kollagen (Gelatine), voll von Glyzerin und anderen hautgesunden Nährstoffen.

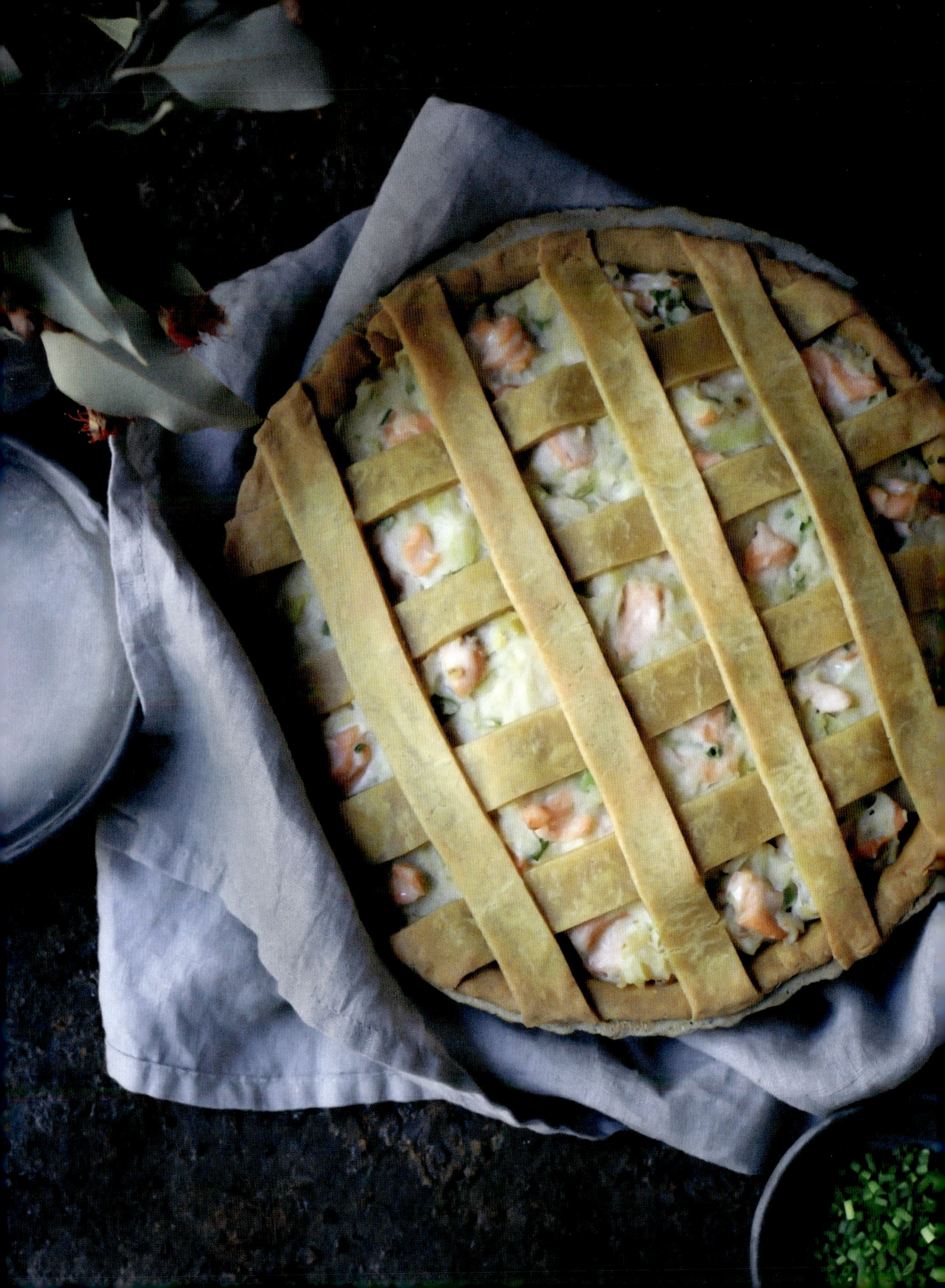

detox FID GF A+

Lachs-Kichererbsen-Tarte

Ergibt 1 große Tarte, Vorbereitung: 30 Min., Zubereitung: 35 Min.

Lachs ist ein wunderbarer Fisch voller Protein für gesunde Haare und Nägel und feuchtigkeitsspendender Omega-3-Fettsäuren gegen Hautentzündungen. Die Tarte mit frischem Schnittlauch garnieren und den Antioxidativen Krautsalat (S. 212) dazu servieren. Wenn Sie dem FID-Programm folgen, ersetzen Sie den Lachs durch frischen weißfleischigen Fisch und meiden Sie Nüsse.

- Glutenfreier Kichererbsen-Tarteboden (S. 208)
- 4 große weißfleischige Kartoffeln, geschält
- 125–175 ml Cashewdrink (S. 194) bzw. Reis- oder Biosojadrink
- 2 mittelgroße Lauchstangen, geputzt
- 2 TL Petersilienöl (S. 144) oder Reiskeimöl
- 2 frische Knoblauchzehen, zerdrückt
- 1 TL Knoblauchpulver
- 1 TL Meersalz
- 250–300 g Lachsfilet ohne Haut und Gräten (A+)
- 1 EL klein geschnittener Schnittlauch
- 1 EL klein gehackte Petersilie
- 1 EL klein gehackte Frühlingszwiebeln

Den Backofen auf 180 °C vorheizen. Den Tarteboden zubereiten und blindbacken. Das Gitter für den Deckel kann man bereits vorbereiten, damit die Zubereitung später schneller geht. Die Streifen etwa 2 cm breit und 3 mm dick schneiden, aber nicht blindbacken.

Die Kartoffeln würfeln und weich kochen, dann mit dem Cashewdrink zu leicht stückigem Püree stampfen.

Den Lauch gründlich waschen und in feine Streifen schneiden. Das Öl bei mittlerer Temperatur in einer Pfanne erhitzen. Den Lauch hineingeben und karamellisieren, dabei bei Bedarf etwas mehr Öl oder Wasser hinzugeben. In der letzten Minute den Knoblauch einrühren. Das Kartoffelpüree hinzugeben und mit Knoblauchpulver und Salz würzen.

Den Lachs in 1 cm große Würfel schneiden. Lachsstücke, Schnittlauch, Petersilie und Frühlingszwiebeln in die Kartoffelmischung rühren. In eine Tarteform füllen und mit dem vorbereiteten Teiggitter bedecken.

Die Tarte im heißen Ofen 20 Minuten backen, bis der Teigdeckel goldgelb und knusprig und die Füllung heiß ist.

detox GF VEG S A

Papaya-Röllchen

Ergibt etwa 20 Röllchen, Zubereitung: 40 Minuten

- 300 g Natur-Tofu oder Freiland-Hähnchenfleisch ohne Haut, in dünne Streifen geschnitten
- frisch gepresster Knoblauch oder Knoblauchpulver nach Geschmack
- Meersalz nach Geschmack
- 1 Pck. runde Reispapierblätter (20 Blätter oder 250 g)
- ½ reife Papaya (A), geschält, entkernt, in dünne Scheiben geschnitten
- 3 Handvoll fein gehobelter Romana- (S) oder Eisbergsalat
- 2 mittelgroße Möhren, geraspelt (S)
- Mungbohnensprossen (ganz frisch), gründlich gewaschen

Tofu oder Hähnchenfleisch mit je einer Prise Knoblauch und Salz würzen und in einem Dämpfeinsatz in 5 Minuten gar dämpfen (Hähnchenfleisch muss durchgegart werden). Aus dem Dampf nehmen und leicht abkühlen lassen.

Ein sauberes Küchenhandtuch befeuchten, auswringen und flach auslegen. Die Reispapierblätter einzeln je 10–20 Sekunden in eine große Schüssel mit warmem Wasser tauchen. Herausheben, bevor die Blätter zu weich werden, und flach auf dem feuchten Tuch auslegen. Tofu (oder Hähnchen), Papaya, Salat, Möhre und Sprossen auf dem unteren Rand verteilen, einrollen und dabei die seitlichen Ränder so einschlagen, dass geschlossene Röllchen entstehen (beachten Sie auch die Packungsangabe.

Hinweis: Auf dem Foto sehen Sie weitere hautfreundliche Füllungen, wie Petersilie, geraspelte Rote Bete (S) und Rotkohl sowie Ahorn-Dressing (S. 145) und Petersilien-Pesto (S. 199) als Dips.

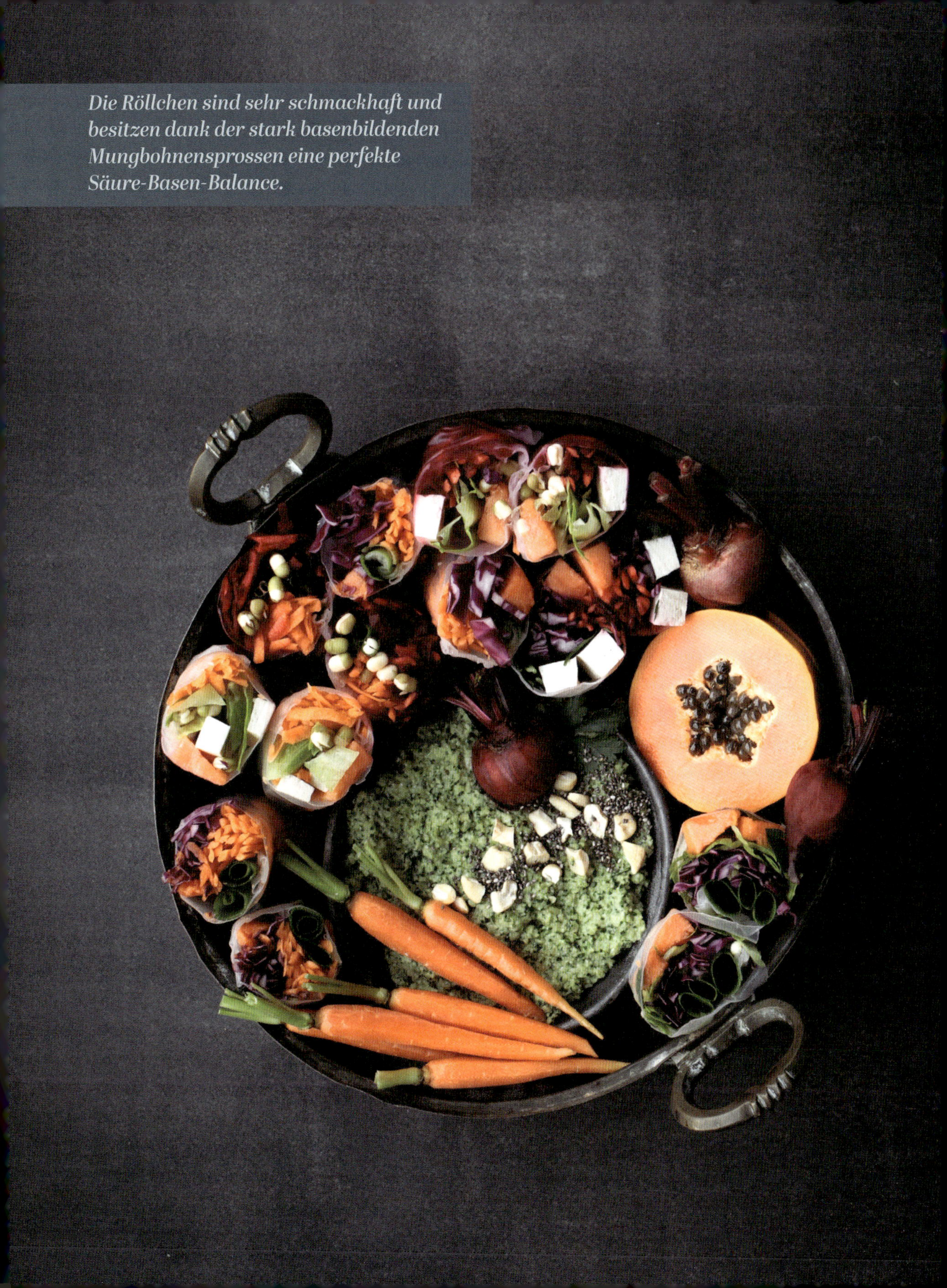

Die Röllchen sind sehr schmackhaft und besitzen dank der stark basenbildenden Mungbohnensprossen eine perfekte Säure-Basen-Balance.

detox FID GF VEG S

Einfache San Choy Bau

Für 2–4 Kinder, Vorbereitung: 10 Min., Zubereitung: 12 Min.

Eine kinderfreundliche, vereinfachte Version des chinesischen Klassikers – sie wird selbst den schwierigsten Esser überzeugen. Sie können das Lammhack durch Hähnchen- oder Putenhack, Tofu oder schwarze bzw. grüne Bohnen ersetzen. Wenn Sie dem FID-Programm folgen, nehmen Sie anstelle der Möhre Staudensellerie oder gehobelten Eisbergsalat.

- 100 g weißer Reis (kein Duft- oder Basmatireis)
- 1 TL Petersilienöl (S. 144)
- 250 g Biolammhackfleisch ohne Konservierungsstoffe
- 1 EL getrocknete oder frische Petersilie
- Meersalz nach Geschmack
- 4–6 mittelgroße ganze Blätter Eisbergsalat, gewaschen, zum Servieren
- 1 Möhre, geschält und geraspelt (S)
- Ahorn-Dressing (optional; S. 145) zum Servieren

Den Reis nach Packungsangabe in einem Topf mit kochendem Wasser gar kochen (etwa 10 Minuten). Abgießen und zum Abkühlen beiseitestellen.

Eine Pfanne auf starke Temperatur erhitzen und das Öl hineingeben. Das Hackfleisch in der Pfanne verteilen. Ab und zu umrühren, damit sich die Klumpen lösen und alles gut bräunt. Petersilie und Salz hinzugeben und die Temperatur auf schwache Hitze reduzieren. Weiterbraten, bis das Fleisch gar ist und keine rosa Stellen mehr zu sehen sind.

Die Salatblätter auf Tellern auslegen, abgekühlten Reis, Hackfleisch und geraspelte Möhre darauf anrichten. Alles mit Ahorn-Dressing beträufeln und servieren.

Snacks und Lunchpakete

Wählen Sie aus den folgenden Rezepten aus. Es sollten sich immer mindestens fünf Portionen basenbildende Gemüse darunter befinden. Weitere Snacks finden Sie im FID-Programm, wie etwa Kartoffel-Lauch-Waffeln (S. 157) und Haferwaffeln (S. 155).

detox GF VEG S A

Ei-Ersatz

Entspricht 1 Ei, Zubereitung: 15 Min.

Ersetzen Sie Eier in den Rezepten durch Leinsamen. Leinsamen sind entzündungshemmend und reich an Omega-3-Fettsäuren und Schleimstoffen, die den Verdauungstrakt beruhigen und die Hautheilung fördern. Sie enthalten aber auch Salicylate und Amine, was Sie beachten müssen, wenn Sie stark auf diese Verbindungen reagieren. Die doppelte Rezeptmenge ersetzt zwei Eier.

- 1 EL ganze Leinsamen (S, A)
- 2 EL gefiltertes Wasser

Die Leinsamen im Standmixer oder in einer passenden Mahlvorrichtung zu feinem Mehl mahlen. Das Mehl in einer kleinen Schüssel mit dem Wasser verrühren und 10 Minuten im Kühlschrank eindicken lassen.

detox GF VEG A

Bananenbrot

Ergibt 1 Laib, Vorbereitung: 20 Min., Zubereitung: 50 Min.

Das Bananenbrot schmeckt frisch getoastet noch besser. Sie können auch glutenfreies Mehl nehmen (achten Sie auf einen niedrigen Salicylatgehalt). Die Bananen müssen reif genug zum Zerdrücken sein. Wenn Sie empfindlich auf Eier oder Leinsamen reagieren, lassen Sie diese weg, die Banane bindet auch so.

- 2 Freiland-/Bioeier, verquirlt, oder 2 × Ei-Ersatz (S. 221) (nach Belieben)
- 150 g Vollkornreismehl
- 150 g Quinoamehl
- 1 Prise Meersalz
- 3 TL glutenfreies Backpulver
- 3 reife, sehr kleine bis mittelgroße Bananen, zerdrückt (ca. 250 g) (A)
- 125 ml echter Ahornsirup oder Reismalzsirup
- 2 EL Reiskeimöl
- 1 TL echter Vanilleextrakt (optional)

Den Ei-Ersatz, sofern verwendet, zubereiten und kalt stellen. Den Backofen auf 170 °C vorheizen.

Beide Mehlsorten, Salz und Backpulver in eine große Rührschüssel sieben und vermengen. In einer zweiten großen Schüssel die zerdrückten Bananen mit Ahornsirup, Ei-Ersatz oder Eier, Öl und Vanilleextrakt mithilfe einer Gabel vermengen. Die feuchte Mischung zu den trockenen Zutaten geben und vermischen, dabei aber nicht zu stark rühren.

Eine Kastenform (ca. 13 × 24 cm) mit Backpapier auslegen. Den Teig hineinfüllen und 40–50 Minuten backen, bis der Teig fest und auf der Oberseite goldgelb ist. Er wirkt beim Herausnehmen etwas zu kurz gebacken, wird aber beim Abkühlen fest.

Zum Servieren: Dieses Bananenbrot muss vor dem Servieren noch getoastet oder in einer Pfanne von beiden Seiten goldbraun gebacken werden. Dazu das Brot in etwa 2 cm dicke Scheiben schneiden. Reichen Sie dazu nach Belieben Rosa Birnenkonfitüre (S. 147), Cashewbutter (S. 199) oder eine der Eiscremes auf Seite 226.
Ein Rezept von Katie Layland.

Während die meisten anderen Früchte säurebildend und voller problematischer Stoffe sind, wirken Bananen dank ihres hohen Kaliumgehalts basenbildend. Sie enthalten keine Salicylate (mit Ausnahme von Kochbananen, die Sie im Rahmen dieses Programms meiden sollten).

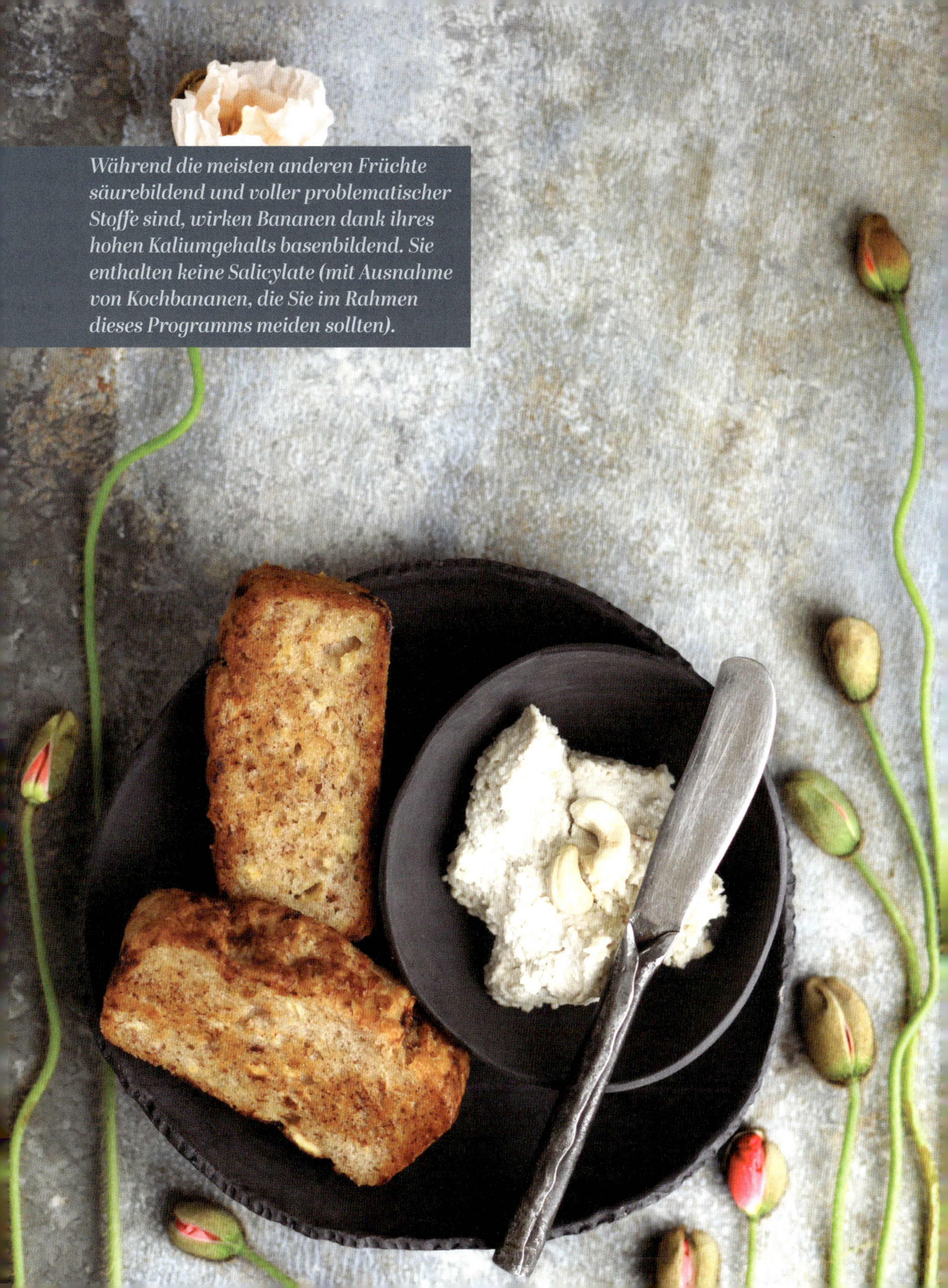

Desserts

Die Nachspeisen nach den folgenden Rezepten sind gesund, nahrhaft und stecken voller Antioxidantien.

detox *GF* *VEG* *A*

Karamellisierte Banane

Für 1 Person, Vorbereitung: 2 Min., Zubereitung: 4 Min.

- 1 mittelgroße Banane, geschält (A)
- echter Ahornsirup (oder Reismalzsirup)

Die Banane halbieren und längs in Scheiben schneiden. 2 Teelöffel Sirup in einer beschichteten Pfanne verteilen. Bei mittlerer Temperatur erhitzen und die Bananenscheiben hineinlegen. Die Bananen bei mittlerer bis schwacher Hitze in 2–3 Minuten goldgelb backen, dann wenden, nach 1 Minute die Hitzezufuhr weiter reduzieren und die Bananen sehr weich garen lassen.
Als Nachtisch oder auf Haferflocken servieren.
Ein Rezept von Charlie Rioux.

detox *GF* *VEG* *A*

Bananen-Carob-Stieleis

Für 5 Personen, Zubereitung: 5 Min. (plus Einfrieren über Nacht)

- 2–3 große reife Bananen, zerdrückt (A)
- 2 EL Carobpulver
- 2 TL echter Ahornsirup (optional)
- 60 ml Bioreis- oder Biosojadrink
- 3 g feines Kalziumpulver (optional)

Alle Zutaten mit einem Holzlöffel in einer großen Schüssel vermengen oder im Standmixer glatt pürieren. Bei Bedarf einen zusätzlichen Spritzer Drink dazugeben, bis die gewünschte Konsistenz erreicht ist. In Eis-am Stiel-Förmchen einfrieren und servieren, sobald sie fest sind (meist über Nacht).

detox GF VEG S A

Carob-Chia-Pudding

Für 4 Personen, Zubereitung: 10 Min (plus Setzen über Nacht)

Carob ist eine gesunde, koffeinfreie Alternative zu Schokolade. Es enthält keine Amine oder Salicylate und ist reich an dem antioxidativen Tannin Gallussäure mit ihrer entzündungshemmenden Wirkung. Chiasamen sind gute Lieferanten für hautfreundliche Omega-3-Fettsäuren, Faser- und Schleimstoffe, die gute Geliereigenschaften haben. Wenn Sie dem FID-Programm folgen, ersetzen Sie die Chiasamen durch Sagomehl, das Sie nach der Anleitung in den Hinweisen unten kochen.

- 350 ml Cashewdrink (S. 194) (oder Biosoja- oder -reisdrink)
- 60 g Carobpulver
- 3–4 EL echter Ahornsirup (oder Reismalzsirup)
- 3 g feines Kalziumpulver (optional; siehe Hinweise)
- 50 g Chiasamen (S, A) (oder Sago; siehe Hinweise)

Drink, Carobpulver, Sirup und Kalziumpulver im Standmixer oder in der Küchenmaschine glatt mixen. Die Süße dem eigenen Geschmack anpassen. Die Chiasamen einrühren (am besten ganz, Sie können sie aber auch mitmixen). In dekorative Behälter füllen, abdecken und im Kühlschrank gelieren lassen.

Hinweise:

- Sago-Pudding-Rezept für das FID-Programm: Sago und Drink bei schwacher Hitze in einem zugedeckten Topf 15 Minuten köcheln lassen, bis der Sago glasig wird. Das Carobpulver mit 1 EL kochend heißem Wasser verrühren und mit Sirup und Kalzium (ggf. mehr Flüssigkeit) in den Topf geben und gut umrühren. Im Kühlschrank gelieren lassen.
- Feines Kalziumpulver dient immer dann einer besseren Säure-Basen-Balance, wenn Süßstoff zum Einsatz kommt (siehe »Quellen«, S. 230).
- Verwenden Sie weder Schokolade noch Kakao oder Trinkschokolade, da diese viel Koffein und Fette enthalten und Ausschläge verschlimmern und die Haut austrocknen und reizen können.
- Trinken Sie ein Glas Wasser, wenn Sie Chiasamen essen, da diese viel Flüssigkeit ziehen.

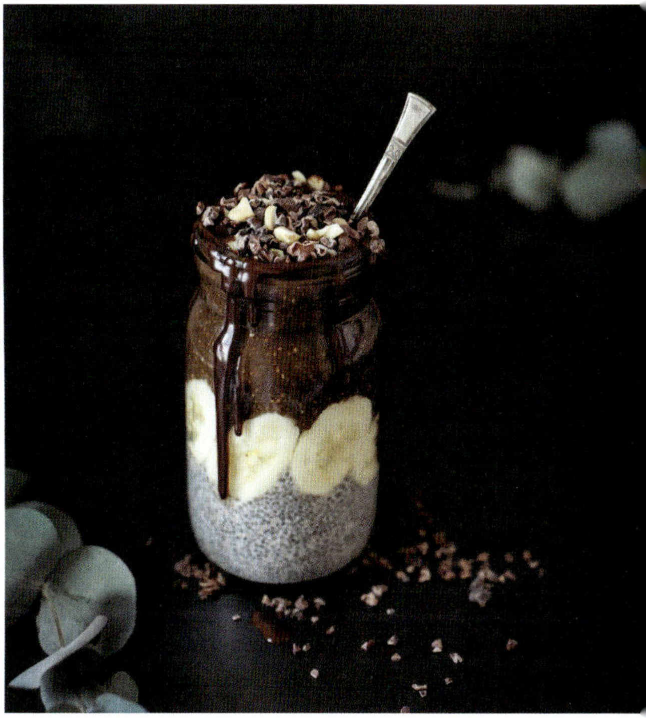

detox GF VEG A

Papaya-Eiscreme

Für 2 Personen, Zubereitung: 5 Min. (plus Einfrieren über Nacht)

Eine halbe Papaya liefert 100 % des Tagesbedarfs an Vitamin C sowie Folsäure, Betacarotin, Magnesium und Vitamin B_5 für eine reine Haut. Außerdem unterstützt sie die Verdauung und sorgt so für eine gesunde Darmflora. Dieses Eis hat die göttlich cremige Konsistenz eines aufgeschlagenen Sorbets.

- 1 mittelgroße Papaya (geschält, gehackt und über Nacht eingefroren) (A)
- 1 EL echter Ahornsirup (oder Reismalzsirup; optional)
- 1 EL Reis- oder Cashewdrink (S. 194)

Die gefrorenen Papayastücke mit Sirup und Drink in der Küchenmaschine bei mittlerer Geschwindigkeit pürieren. Die Wand des Mixbehälters abstreifen und noch mal mixen. Beim Mixen bei mittlerer Geschwindigkeit sollte keine zusätzliche Flüssigkeit nötig sein, aber Sie können bei Bedarf noch 1 Esslöffel Drink dazugeben. Die Konsistenz sollte wie die von Softeis sein (wenn Sie es fester mögen, 1 Stunde länger kühlen). Sofort servieren. Reste in Eisförmchen füllen und maximal 3 Tage im Gefrierfach aufbewahren.

detox GF VEG A

Bananen-Eiscreme

Für 2 Personen, Zubereitung: 5 Min. (plus Einfrieren über Nacht)

- 2 große reife Bananen, geschält, gehackt, über Nacht eingefroren (A)
- 1 EL Reis- oder Cashewdrink (S. 194)
- 1 EL echter Ahornsirup (oder Reismalzsirup; optional)

Die gefrorenen Bananenstücke mit Sirup und Milch in die Küchenmaschine geben und bei mittlerer Geschwindigkeit pürieren. Die Wand des Mixbehälters abstreifen und noch mal mixen. Beim Mixen bei mittlerer Geschwindigkeit sollte keine zusätzliche Flüssigkeit nötig sein, aber Sie können bei Bedarf noch 1 Esslöffel Drink dazugeben. Nicht zu viel Flüssigkeit zugeben, damit die Mischung nicht zu dünnflüssig wird. Dann die Eiscreme 20 Minuten ins Gefrierfach stellen. Die Konsistenz sollte wie die von Softeis sein (wenn Sie es fester mögen, 1 Stunde länger kühlen). Sofort servieren. Reste in Eisförmchen füllen und maximal 2 Tage im Gefrierfach aufbewahren.

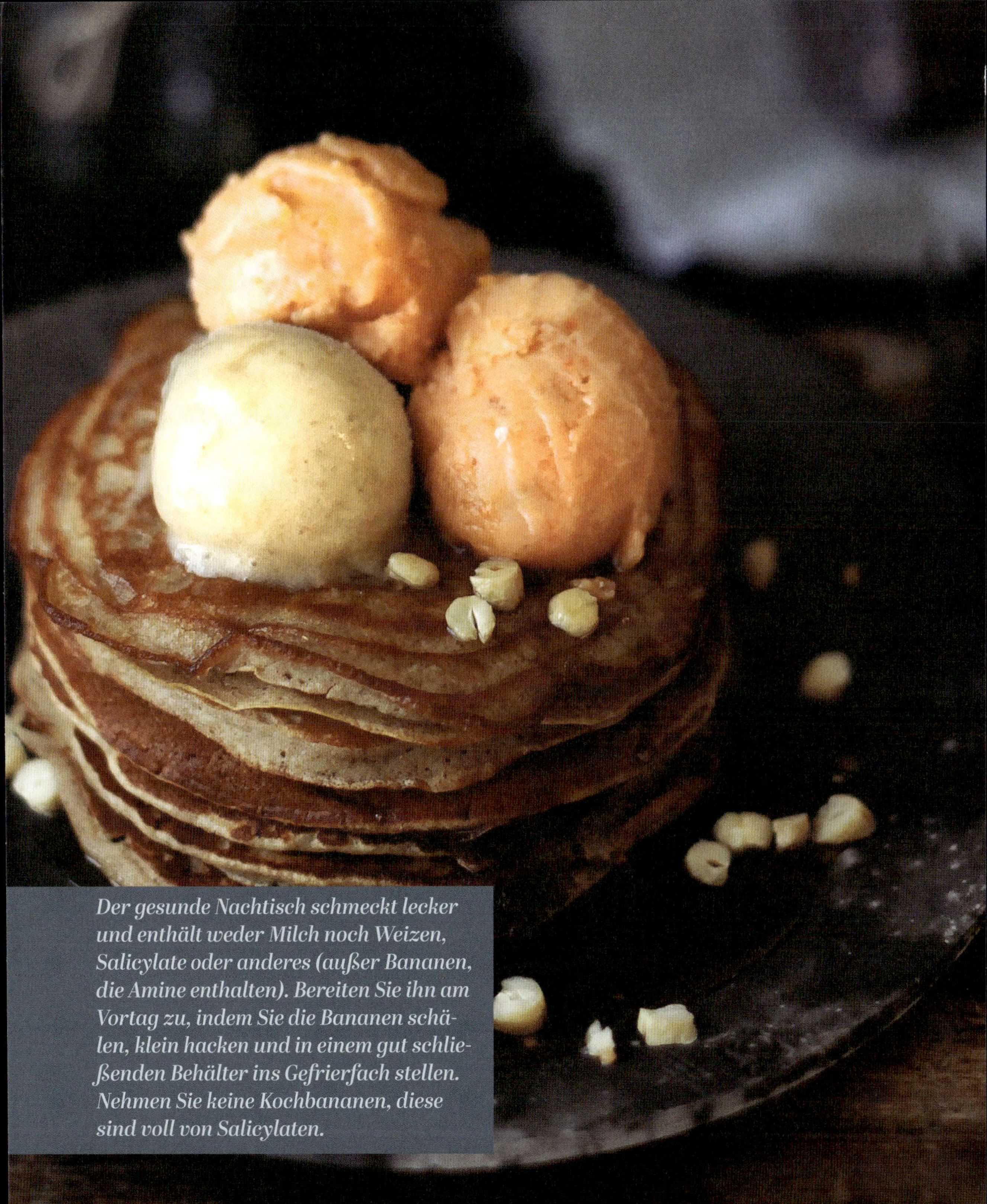

Der gesunde Nachtisch schmeckt lecker und enthält weder Milch noch Weizen, Salicylate oder anderes (außer Bananen, die Amine enthalten). Bereiten Sie ihn am Vortag zu, indem Sie die Bananen schälen, klein hacken und in einem gut schließenden Behälter ins Gefrierfach stellen. Nehmen Sie keine Kochbananen, diese sind voll von Salicylaten.

Das Rezept für Dinkel-Pfannkuchen finden Sie auf Seite 141.

Kapitel 15

Salicylattes: Rezept zum Testen von Nahrungsmitteln

Das folgende Rezept enthält hohe Mengen an Salicylaten, sodass Sie es zum Abklären einer Salicylatintoleranz anwenden können (siehe Woche 3–4 des FID-Programms), sowie eine Liste mit Lebensmitteln, die Sie testen können. Wenn Sie bereits wissen, dass Sie stark auf Salicylate reagieren, machen Sie diesen Test nicht.

Salicylatreiche Lebensmittel

Mit diesen salicylatreichen Lebensmitteln können Sie gezielt ausschließlich auf Salicylatintoleranz testen, da sie weder Amine noch Mononatriumglutamat (MNG) enthalten.

Salicylatreiches Obst	Salicylatreiche Gemüse	Salicylatreiche Kräuter und Gewürze
Apfel, Aprikose, Cantaloupe-Melone, Granatapfel, Guave, Heidelbeere, Kirsche, Litschi, Nektarine, Wassermelone	Alfalfasprossen, Artischocke, Brunnenkresse, Chicorée, Endivie, Gurke, Paprika, Wasserkastanie, Zucchini, Zwiebel	Anis, Fünf-Gewürze-Pulver, Gewürznelken, Ingwer, Kardamom, Koriander, Kümmel, Kurkuma, Lorbeer, Minze, Muskat, Muskatblüte, Paprikapulver, Pfeffer, Rosmarin (die meisten Kräuter), Zimt

Granatäpfel sorgfältig auswählen und entkernen

Beim Kauf von Granatäpfeln sollten Sie eine schwere und feste Frucht mit glatter Schale wählen, die keine dunklen oder weichen Stellen aufweist. Am besten lassen sich Granatäpfel im Wasser entkernen. Das verhindert, dass man seine ganze Umgebung rot einfärbt, und die Kerne sinken zu Boden, während die weiße Schale aufschwimmt:

1. Die Frucht in eine Schüssel mit Wasser legen und mit einem scharfen Messer rund um die Blüte (Krone) einen Deckel abschneiden. Dazu die Schale etwa ½ cm tief einschneiden. Alternativ mit vier geraden Schnitten ein Quadrat herausschneiden.
2. Den Deckel abheben und unter Wasser alle Kerne, die am Deckel hängen, ablösen.
3. Nun sollten die weißen Trennhäute sichtbar sein. Den Granatapfel entlang dieser Trennhäute leicht einschneiden. Ein Granatapfel hat meist fünf Spalten.
4. Den Granatapfel in Spalten brechen und die Kerne unter Wasser vorsichtig ablösen.
5. Die schwimmenden weißen Trennhäute abschöpfen und verfärbte oder farblose Kerne entsorgen. Die restlichen Kerne abseihen und gründlich abtropfen lassen.

GF VEG SS

Quinoa-Granatapfel-Salat

Für 2 Personen (für 4 Personen als Beilagensalat), Vorbereitung: 20 Min., Zubereitung: 15 Min.

Dieser Salat ist reich an Antioxidantien und wegen seines harmonischen Geschmacks ein beliebter Partysalat. Die Zutaten mit hohem Salicylatgehalt sind mit (S+) gekennzeichnet. Zum Anmachen können Sie Ahorn-Dressing (siehe S. 145) verwenden.

- 170 g rote oder weiße Quinoa, abgespült
- 375 ml gefiltertes Wasser
- 1 großer Granatapfel (S+), Kerne ausgelöst (siehe links)
- Meersalz nach Geschmack
- 2 TL natives Olivenöl extra (S+) oder Petersilienöl (S. 144)
- 130 g rohe Cashewkerne, gehackt
- 50 g Minzeblätter (S+), klein gehackt

Die Quinoa mit dem gefilterten Wasser in einen Topf geben, zudecken und zum Kochen bringen. Bei schwacher Hitze 12–15 Minuten köcheln lassen, bis die Quinoa weich ist.

Inzwischen die Kerne aus dem Granatapfel lösen.

Die Quinoa abseihen und abkühlen lassen. In einer Schüssel mit Öl beträufeln und vorsichtig unterrühren. Granatapfelkerne, Cashewkerne und Minze dazugeben und vorsichtig vermischen.

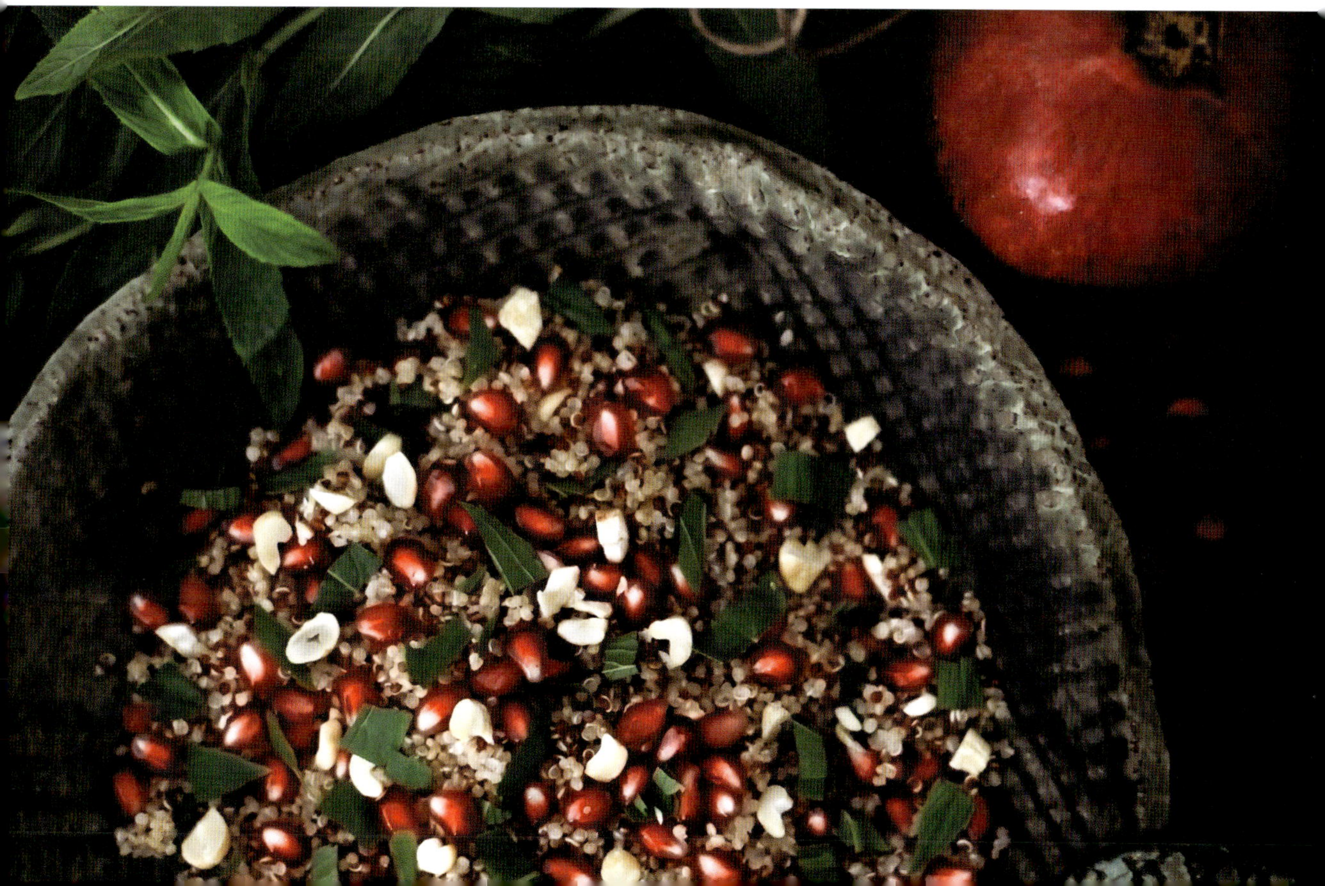

Ein Wort zum Schluss …

Ich hoffe, dieses Buch bringt Ihnen mehr Klarheit und dient Ihnen als Instrumentarium, Ihre Haut von innen zu heilen, damit Sie ein glücklicheres, gesünderes (und normaleres!) Leben führen können.

Quellen

Eczema Life

Ernährungsberatung
via Skype
www.eczemalife.com

Nahrungsergänzungsmittel: Vitamine und Mineralien

Skin Friend AM
Enthält Magnesium, Zink, Vitamin B_6, Biotin, Vitamin B_{12} (und andere B-Vitamine), Taurin, Cholin, Inosit, Vitamin C und Molybdän u. a.

Skin Friend PM
Kalziumpulver (mit Magnesium und Glycin)
www.skinfriend.com

Weitere Nahrungsergänzungsmittel
Für hautheilende Supplements lassen Sie sich auch von Ihrem Arzt oder in der Apotheke beraten.

pH-Test

Testen Sie Ihren Säure-Basen-Haushalt
Teststreifen sind in Apotheken erhältlich.

Ekzeminformationen für Schwangere und Stillende

www.skinfriend.com (Suchbegriffe »pregnancy« und »breastfeeding«)

Facebook

The Eczema Diet page
www.facebook.com/TheEczemaDiet

Eczema-Diet-Selbsthilfegruppe

www.facebook.com/groups/EczemaDietSupport/

Bundesverband Neurodermitis e. V.
http://www.neurodermitis.net/verband/selbsthilfe-vor-ort/

Instagram

@eczema.life
@laneandspoon

Hautpflegeprodukte für Ekzempatienten

www.skinfriend.com

Gruppen und Verbände

European Federation of Allergy and Airways Diseases Patients Association
www.efanet.org

Für Deutschland:

Bundesministerium für Gesundheit
www.bmg.bund.de

Bundesvereinigung Prävention und Gesundheitsförderung e. V. (BVPG)
www.bvpraevention.de/cms/index.asp?bvpg

Bundeszentrale für gesundheitliche Aufklärung (BZgA)
www.bzga.de

Deutscher Psoriasis Bund e. V.
www.psoriasis-bund.de

Für Österreich:

Bundesministerium für Arbeit, Soziales, Gesundheit und Konsumentenschutz
www.sozialministerium.at

Österreichisches Bundesinstitut für Gesundheitswesen
www.goeg.at

Für die Schweiz:

Bundesamt für Gesundheit
www.bag.admin.ch

Weitere Rezepte

- Fischer, Karen, *The Eczema Diet: Eczema-safe food to stop the itch and prevent eczema for life*, 2012, Exisle Publishing, New South Wales.
- Swain, A. R. und Loblay, R. H., *Friendly Food: The essential guide to avoiding allergies, additives and problem chemicals*, 2002, Murdoch Books, Sydney.

Sweet Salty Spicy
Charlie Rioux' Blog
www.sweetsaltyspicy.net
(auf den Reiter »dietary needs« klicken und zu »The Eczema Diet« gehen)

Eczema Life
Karen Fischers Blog
www.eczemalife.com

Wenn Kinder schwierige Esser sind

Fischer, Karen, *Healthy Family, Happy Family: The complete guide to feeding your family*, 2010, Exisle Publishing, New South Wales.

Salicylatfreie Zahnpasta

Online finden Sie unter diesem Suchbegriff verschiedene Produkte.

Allergietests

Besprechen Sie mit Ihrem Arzt, welche Allergietests in Ihrer Situation sinnvoll und notwendig sind.

Spezielle Zutaten

Bio-, Naturkost- und andere spezielle Nahrungsmittel erhalten Sie in Reformhäusern, Naturkostläden, Drogeriemärkten und in vielen (Bio-)Supermärkten.

Anbieter in Ihrer Nähe können Sie auch im Internet recherchieren.

Weitere Einkaufslisten sind über die Produktseite von skinfriend.com/collections/shopping-guides erhältlich.

Mit dem Code DETOX101 können Sie diese auf der Website kostenlos herunterladen.

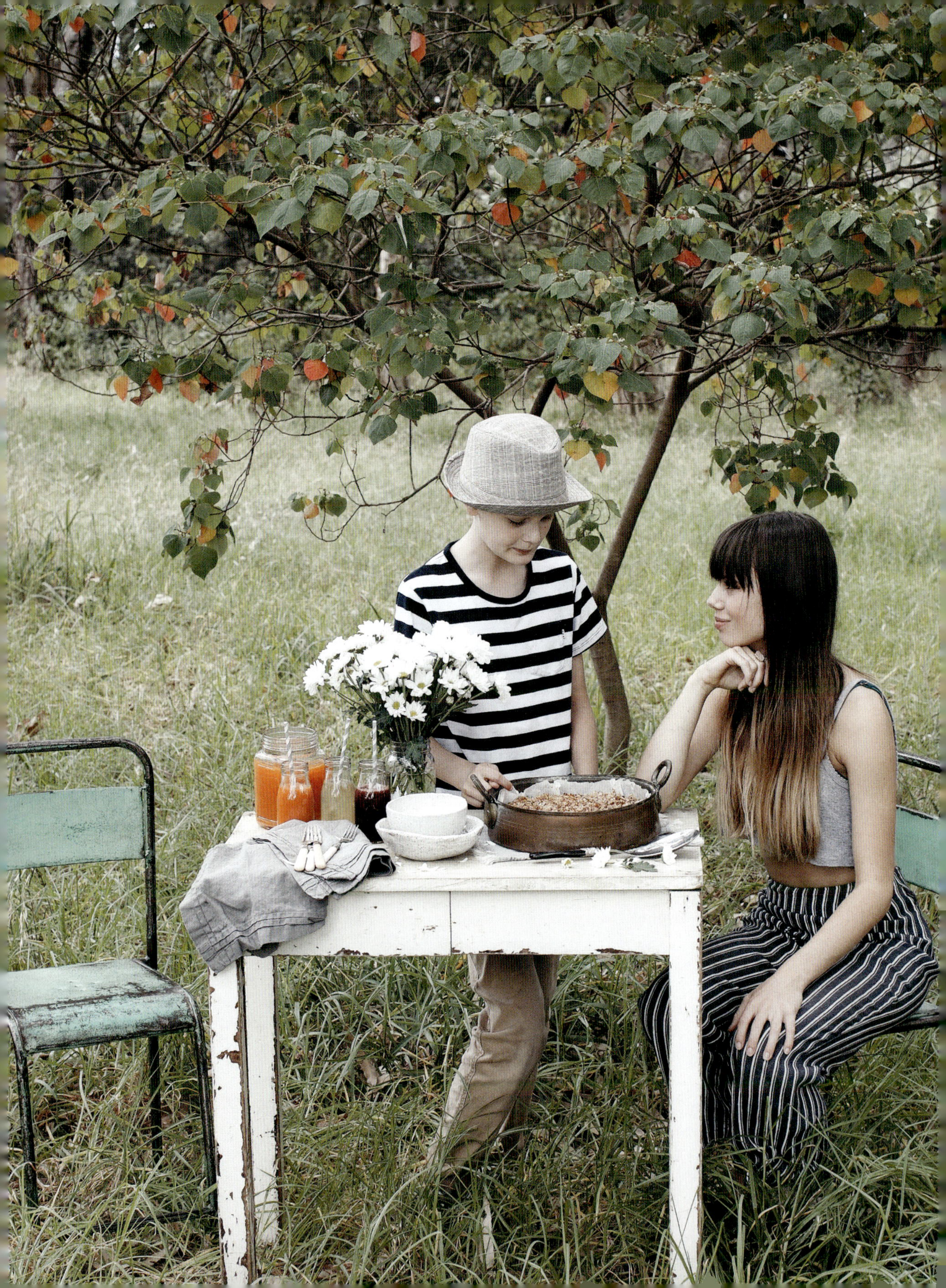

Dank

Viele Menschen haben einen Beitrag zu diesem Buch geleistet, und dafür möchte ich mich bedanken. Zunächst meiner Tochter Ayva, derentwegen ich anfing, mich intensiv mit dem Thema Hautgesundheit zu befassen. Ayva und Jack sind beide hervorragende (und brutal ehrliche) Rezepttester. Was sie nicht mögen, hat es nicht ins Buch geschafft. Meine Mutter ist meine größte Stütze, und ich kann ihr für ihre Liebe und ihre Kochratschläge nicht genug danken. Meinem Vater danke ich für die handwerkliche Unterstützung bei der Holz-Deko, die wir für die Fotos benutzt haben. Es war toll, dich kennenzulernen.

Ich wünschte, ich hätte dieses Buch vor zehn Jahren schreiben können, aber ich musste erst so viel lernen. Ich danke meinen Ekzempatienten, ohne die ich es nie hätte schreiben können. Die Patienten, die immer wieder kamen, bis wir »den Code geknackt« und die Lebensmittel identifiziert hatten, auf die sie reagierten, haben mir geholfen, das FID-Programm auszuarbeiten. Der Kampf gegen Ekzeme ist extrem hart und oft entmutigend. Daher danke ich allen, die mir per Mail oder über die sozialen Medien mitgeteilt haben, dass ihre Ekzeme verschwunden sind. Ihre Geschichten haben mich oft zu Tränen gerührt. Ich kann hier nicht alle namentlich nennen, aber mein besonderer Dank gilt Charlie Rioux, die ihre Krankengeschichte in diesem Buch teilt und andere in unserer Facebook-Gruppe unterstützt. Danke auch für ihre wunderbaren Rezepte (die Kartoffel-Lauch-Waffeln sind göttlich!). Ebenso Dank an Jenny Watson, Lizzie Hunter, Georgie Broos (mit Keith und Miryan), Jana und an alle, die ihre Erfolgsgeschichten teilen, und an Anna, dass sie ihre Vorher-Nachher-Fotos in diesem Buch zeigt.

Ich danke unserem wunderbaren Team in der Eczema Life Clinic: Sasha und Adrian Paul, Katie und Deb. Ich danke Katie Layland für ihre Rezepte und Gerichte (Sie müssen ihr Bananenbrot probieren!), Sara Molden für das Testen der Rezepte mit ihrer kleinen Test-Crew (hallo, Ava und Lily!) und Deb Wiseman für ihre Rezeptbeiträge (testen Sie ihre San Choy Bau).

Selwa Anthony danke ich dafür, dass sie an mich und mein Buch geglaubt hat, und Benny und Gareth St John Thomas und ihrem Team bei Exisle Publishing, dass sie es verlegt haben. Tracy Gibbs hat das Buch wunderbar gestaltet, und ich danke meinen Lektorinnen Anouska Jones und Karen Gee – ich schätze mich glücklich, glutenintolerante Lektorinnen zu haben, die Ahnung von Gesundheit haben!

Ein herzliches Danke an Professor Gary Leong vom Lady Cilento Children's Hospital in Queensland. Danke für Ihre Referenzen und Ihre jahrelange Unterstützung.

Ich möchte auch den Forschern der RPA Hospital Allergy Unit in Sydney meine tiefe Dankbarkeit aussprechen. Mein Dank gilt besonders Dr. Soutter, Dr. Swain und Dr. Loblay für ihre Forschung zu Salicylaten und Aminen *(Friendly Food)* sowie Sue Dengate für ihre Forschung zu Zusatzstoffen *(Fed Up)*.

Lieber Leser, ich fühle mich geehrt, dass Sie mein Buch lesen, und danke Ihnen für Ihr Vertrauen. Ich hoffe, Ihre Ekzeme heilen bald! Wenn dem so ist, erzählen Sie anderen davon, dass es auch ohne Medikamente Hilfe bei Ekzemen gibt.

Alles Liebe,
Karen

Endnoten

1. Bissige Lebensmittel

1 Price, W., 2010, »Plants bite back: The surprising, all-natural antinutrients and toxins in plant foods«, Sign of the Times, unter: www.sott.net
2 Loblay, R. H. und Swain, A. R., 2006, »Food Intolerance«, Recent Advances in Clinical Nutrition, unter: www.slhd.nsw.gov.au/rpa/Allergy/research/foodintolerance_racn.pdf
3 ebda.
4 Settipane, G. A., 1990, »History of Aspirin Intolerance«, in: Allergy and Asthma Proceedings, Bd. 11, Nr. 5, S. 251–252.
5 ebda.
6 Feingold, B. F., 1975, »Hyperkinesis and learning disabilities linked to artificial food flavors and colors«, in: American Journal of Nursing, Bd. 75, Nr. 2. 5, S. 797–803.
7 Loblay, R. H. und Swain, A. R., 2006, »Food Intolerance«, Recent Advances in Clinical Nutrition, unter: www.slhd.nsw.gov.au/rpa/Allergy/research/foodintolerance_racn.pdf
8 ebda.
9 Warin, R. P. und Smith, R. J., 1976, »Challenge test battery in chronic urticaria«, in: British Journal of Dermatology, Bd. 94, Nr. 4, S. 401–406.
10 Price, W., 2010, »Plants bite back: The surprising, all-natural antinutrients and toxins in plant foods«, Sign of the Times, unter: www.sott.net
11 Williams, G. D. et al., 2011, »Salicylate intoxication from teething gel in infancy«, in: Medical Journal of Australia, 194(3), S. 146–148.
12 ebda.
13 Loblay, R. H. und Swain, A. R., 2006.
14 ebda.
15 Onyema, O. O. et al., 2006, »Effect of vitamin E on monosodium glutamate induced hepatotoxicity and oxidative stress in rats«, in: Indian Journal of Biochemistry and Biophysics, Bd. 43, S. 20–24.
16 Loblay, R. H. und Swain, A. R., 2006.
17 Cordain, L., et al., 2005, »Origins and evolution of the western diet: Health implications for the 21st century«, in: American Journal of Clinical Nutrition, Bd. 81, S. 341–354.
18 Loblay, R. H. und Swain, A. R., 2006.
19 Dengate, S., 2007, »Dangers of dried fruit«, Food Intolerance Network Factsheet, unter: fedup.com.au
20 Loblay, R. H. und Swain, A. R., 2006.
21 Gupta, C., et al., 2010, »Antioxidant and antimutagenic effect of quercetin against DEN induced hepatotoxicity in rat«, in: Phytotherapy Research, Bd. 24, Nr. 1, S. 119–128.
22 Garc Roché, M. O., 2006, »Effect of ascorbic acid on the hepatotoxicity due to the daily intake of nitrate, nitrite and dimethylamine«, in: Food/Nahrung, Bd. 31, Nr. 2, S. 99–104.
23 Jerome, J. J. et al., 1976, »Inhibition of amine-nitrite hepatotoxicity by α-toco-pherol«, in: Toxicology and Applied Pharmacology, Bd. 41, Nr. 3, S. 575–583.
24 Choi, H., Schmidbauer, N., Sundell, J., Hasselgren, M., Spengler, J. und Bornehag, C. G., 2010, »Common household chemicals and the allergy risks in pre-school age children«, in: PLoS One, 5(10): e13423.
25 ebda.
26 Chung, Y. M., Kim, B. S., Kim, N. I., Lee, E. Y. und Choue, R., 2005, »Study of nutritional status, dietary patterns, and dietary quality of atopic dermatitis patients«, in: Korean Journal of Nutrition, 38(6), S. 419–431.
27 ebda.
28 Sydenstricker, V. P., et al., 1942, »Observations on the ›egg white injury‹ in man and its cure with a biotin concentrate«, in: Journal of the American Medical Association, Bd. 118, Nr. 14, S. 1199–1200.
29 Pasmans, S. G., Preesman, A. H. und Van Vloten, W. A., 1998. »Pellagra (deficiency of vitamin B_3 or of the amino acid tryptophan): A disease still extant in the Netherlands«, in: Nederlands Tijdschrift Vor Geneeskunde, Bd. 142, Nr. 33, S. 1880–1882.
30 Swain, A. R., Dutton, S. P. und Truswell, A. S., 1985, »Salicylates in foods«, in: Journal of the American Dietetic Association, 85(8), S. 950–960, unter: http://www.slhd.nsw.gov.au/rpa/allergy/research/salicylatesinfoods.pdf
31 ebda.
32 ebda.
33 Uenishi, T., Sugiura, H. und Uehara, M., 2003, »Role of foods in irregular aggravation of atopic dermatitis«, in: Journal of Dermatology, Bd. 30, S. 91–97.
34 Swain, A. R., Dutton, S. P. und Truswell, A. S., 1985.
35 ebda.
36 ebda.
37 ebda.
38 Micha, R., Michas, G. und Mozaffarian, D., 2012, »Unprocessed red and processed meats and risk of coronary artery disease and type 2 diabetes: An updated review of the evidence«, in: Current atherosclerosis reports, 14(6), S. 515–524.
39 Sydenstricker, V. P., et al., 1942, »Observations on the ›egg white injury‹ in man and its cure with a biotin concentrate«, in: Journal of the American Medical Association, Bd. 118, Nr. 14, S. 1199–1200.
40 Oracz, J. und Nebesny, E., 2014, »Influence of roasting conditions on the biogenic amine content in cocoa beans of different Theobroma cacao cultivars«, in: Food Research International, Bd. 55, S. 1–10.
41 Isolauri, E. und Turjanmaa, K.,

1996, »Combined skin prick and patch testing enhances identification of food allergy in infants with atopic dermatitis«, in: Journal of Allergy and Clinical Immunology, 97(1), S. 9–15.

3. Bevor Sie loslegen

1 Maintz, L. und Novak, N., 2007, »Histamine and histamine intolerance«, in: American Journal of Clinical Nutrition, Bd. 85, Nr. 5, S. 1185–1196.
2 ebda.

4. Wählen Sie Ihr Programm

1 Beath, S.V., 2003, »Hepatic function and physiology in the newborn«, in: Seminars in Neonatology, Bd. 8, Nr. 5, S. 337–346.
2 Kimata, H., 2005, »Prevalence of fatty liver in non-obese Japanese children with atopic dermatitis«, in: Indian Pediatrics, Bd. 42, Nr. 6, S. 587.
3 Loblay, R.H. und Swain, A.R., 2006.
4 »Fibrous degeneration of connective tissue caused by excessive acidity in the body«, in: Mosby's Medical Dictionary, 10. Aufl., 2017.
5 Brocard, A., Quereux, G., Moyse, D. und Dreno, B., 2010, »Localized scleroderma and zinc: A pilot study«, in: European Journal of Dermatology, 20(2), S. 172–174.
6 Namazi, M.R. und Leok, G.C., 2009, »Vitiligo and diet: A theoretical molecular approach with practical implications«, in: Indian Journal of Dermatology, Venereology, and Leprology, 75(2), S. 116.

5. Die Top-12-Lebensmittel gegen Ekzeme

1 Zeisel, S.H. et al., 2003, »Concentrations of cholinecontaining compounds and betaine in common foods«, in: Journal of Nutrition, 133(5), S. 1302–1307.
2 Hix, L. et al., 2004, »Bioactive carotenoids: Potent antioxidants and regulators of gene expression«, in: Redox Report, Bd. 9, Nr. 4, S. 181–191.
3 Khazdair, M.R. et al., 2015, »The effects of Crocus sativus (saffron) and its constituents on nervous system: A review«, in: Avicenna Journal of Phytomedicine, Bd. 5, Nr. 5, S. 376.

6. Andere hilfreiche Zutaten

1 Sausenthaler, S. et al., 2006, »Margarine and butter consumption, eczema and allergic sensitization in children«, in: Pediatric Allergy and Immunology, Bd. 17, Nr. 2, S. 85–93.
2 Bolte, G, et al., 2001, »Margarine consumption and allergy in children«, in: American Journal of Respiratory and Critical Care Medicine, Bd. 163, S. 277– 279.
3 Sausenthaler, S., et al., 2007, »Maternal diet during pregnancy in relation to eczema and allergic sensitization in the offspring at 2 years of age«, in: American Journal of Clinical Nutrition, Bd. 85, S. 530–537.

7. Skin-Supplement-Programm

1 Cabrini, L., Bergami, R., Fiorentini, D., Marchetti, M., Landi, L. und Tolomelli, B., 1998, »Vitamin B_6 deficiency affects antioxidant defences in rat liver and heart«, in: IUBMB Life, 46(4), S. 689–697.
2 Marone, G. et al., 1986, »Physiological concentrations of zinc inhibit the release of histamine from human basophils and lung mast cells«, in: Agents and Actions, 18(1–2), S. 103–106.
3 De Spirt, S. et al., 2009, »Intervention with flaxseed and borage oil supplements modulates skin condition in women«, in: British Journal of Nutrition, Bd. 101, S. 440–445.
4 Simopoulos, A.P., 2002, »The importance of the ratio of omega-6/omega-3 essential fatty acids«, in: Biomedicine & Pharmacotherapy, 56(8), S. 365–379.
5 Zhang, C.G. und Kim, S.J., 2007, »Taurine induces anti-anxiety by activating strychnine-sensitive glycine receptor in vivo«, in: Annals of Nutrition and Metabolism, Bd. 51, Nr. 4, S. 379–386.
6 National Center for Biotechnology Information. PubChem compound database; CID=1123, https://pubchem.ncbi.nlm.nih.gov/compound/1123.
7 ebda.
8 Liu, Y. et al., 1998, »Taurine chloramine inhibits production of nitric oxide and prostaglandin E2 in activated C6 glioma cells by suppressing inducible nitric oxide synthase and cyclooxygenase-2 expression«, in: Molecular Brain Research, Bd. 59, Nr. 2, S. 189–195.
9 Gentile, C.L. et al., 2011, »Experimental evidence for therapeutic potential of taurine in the treatment of non-alcoholic fatty liver disease«, in: American Journal of Physiology-Regulatory, Integrative and Comparative Physiology, Bd. 301, Nr. 6, S. R1710–1722.
10 Kimata, H., 2005, »Prevalence of fatty liver in non-obese Japanese children with atopic dermatitis«, in: Indian Pediatrics, Bd. 42, Nr. 6, S. 587.
11 Papaioannou, R. und Pfeiffer, C.C., 1984, »Sulfite sensitivity-unrecognized threat: Is molybdenum deficiency the cause?«, in: Journal of Orthomolecular Psychiatry, 13(2), S. 105–110.
12 Abumrad, N.N., 1984, »Molybdenum – is it an essential trace metal?« in: Bulletin of the New York Academy of Medicine, 60(2), S. 163.
13 ebda.
14 Papaioannou, R. und Pfeiffer, C.C., 1984.
15 Abumrad, N.N., 1984.

8. FID-Programm

1 Loblay, R.H. und Swain, A.R., 2006.

2 Manach, C. et al., 2004, »Polyphenols: Food sources and bioavailability«, in: American Journal of Clinical Nutrition, 79(5), S. 727–747.
3 Serrano, J. et al., 2009, »Tannins: Current knowledge of food sources, intake, bioavailability and biological effects«, in: Molecular Nutrition & Food Research, 53(S2), S. S310–S329.
4 Swain, A. R., Dutton, S. P. und Truswell, A. S., 1985, »Salicylates in foods«, in: Journal of the American Dietetic Association, 85(8), S. 950–960.
5 Loblay, R. H. und Swain, A. R., 2006.
6 ebda.

9. Das Eczema-Detox-Programm und Speisepläne

1 Loblay, R. H. und Swain, A. R., 2006, »Food Intolerance«, Recent Advances in Clinical Nutrition, unter: www.nsw.gov.au. (abgerufen am 22.7.2019)
2 Swain, A. R., Dutton, S. P. und Truswell, A. S., 1985.
3 Manach, C. et al., 2004.
4 Serrano, J. et al., 2009, »Tannins: Current knowledge of food sources, intake, bioavailability and biological effects«, in: Molecular Nutrition & Food Research, 53(S2), S. S310–S329.

11. Babys mit Ekzemen

1 Williams, G. D. et al., 2011, »Salicylate intoxication from teething gel in infancy«, in: Medical Journal of Australia, 194(3), S. 146–148.

12. FAQs und Problemlösungen

1 Isolauri, E. und Turjanmaa, K., 1996, »Combined skin prick and patch testing enhances identification of food allergy in infants with atopic dermatitis«, in: Journal of Allergy and Clinical Immunology, 97(1), S. 9–15.
2 Loblay, R. H. und Swain, A. R., 2006.
3 Dengate, S., 2016, »What's wrong with potatoes?« Food Intolerance Network, unter: www.fedup.com.au
4 Quelle: Swain, A. R., Dutton, S. P. und Truswell, A. S. 1985, »Salicylates in foods«, in: Journal of the American Dietetic Association, Bd. 85, Nr. 8, S. 950–960.

Rezeptregister

Register